恶性肿瘤合并感染的诊断与治疗

名誉主编　徐珊玲
主　　编　王久惠　赵　倩　王　鉴
副 主 编　陈　晨　彭　欢　蒋迎春　薛海仪

科学出版社

北京

内容简介

本书由11章组成，详细介绍了恶性肿瘤合并感染的流行病学、特殊性、诊治现状，恶性肿瘤好发感染的宿主因素和药物因素，恶性肿瘤合并感染的诊断及鉴别诊断，恶性肿瘤合并感染的抗感染策略，恶性肿瘤易感特殊病原体的特点和治疗，恶性肿瘤合并脓毒症/脓毒性休克的诊断和治疗，恶性肿瘤合并感染的支持治疗及中医药治疗，恶性肿瘤合并感染的预防等。

本书内容翔实，重点突出，条理清楚，理论联系临床，实用性强，可作为肿瘤科、感染科、急诊科和重症医学科医护人员常备用书。

图书在版编目（CIP）数据

恶性肿瘤合并感染的诊断与治疗/王久惠，赵倩，王鉴主编. -- 北京：科学出版社，2025. 3. -- ISBN 978-7-03-081440-1

Ⅰ. R730.6

中国国家版本馆 CIP 数据核字第 2025D4M766 号

责任编辑：程晓红 / 责任校对：张　娟
责任印制：师艳茹 / 封面设计：吴朝洪

科学出版社 出版
北京东黄城根北街 16 号
邮政编码：100717
http://www.sciencep.com

三河市春园印刷有限公司印刷

科学出版社发行　各地新华书店经销

*

2025 年 3 月第 一 版　开本：787×1092　1/16
2025 年 3 月第一次印刷　印张：16 1/4
字数：385 000

定价：128.00 元
（如有印装质量问题，我社负责调换）

编委名单

名誉主编　徐珊玲

主　　编　王久惠　赵　倩　王　鉴

副 主 编　陈　晨　彭　欢　蒋迎春　薛海仪

编　　委　（按姓氏笔画排序）

万　芊　四川省肿瘤医院

马　雪　四川省肿瘤医院

王　鉴　四川省肿瘤医院

王久惠　四川省肿瘤医院

王天宝　四川省肿瘤医院

王晓东　四川省肿瘤医院

毕红霞　四川大学华西医院

刘　杨　成都市第一人民医院

李　懿　四川省肿瘤医院

余　薇　四川省肿瘤医院

张玉萍　四川省肿瘤医院

陈　娅　四川省肿瘤医院

陈　晨　四川省肿瘤医院

青浩渺　四川省肿瘤医院

赵　陈　盐亭县肿瘤医院

赵　佩　四川省肿瘤医院

赵　倩　四川省肿瘤医院

赵丽丽　四川省肿瘤医院

胡　琏　成都中医药大学附属医院

胥萍瑶　四川省肿瘤医院

贺光明　四川省肿瘤医院

凌　晗　四川省肿瘤医院

彭　欢　四川省肿瘤医院

蒋迎春　四川省肿瘤医院

薛海仪　四川省肿瘤医院

序

近年来，随着恶性肿瘤发病率的持续上升，如何有效管理肿瘤患者的共病已成为医学界日益关注的课题。在肿瘤患者的共病中，肿瘤合并感染的问题尤为突出。恶性肿瘤患者由于肿瘤本身及治疗过程中引起的免疫功能低下，极易发生感染，且这些感染多由条件致病菌、侵袭性真菌及病毒引起，诊断复杂、病情进展迅速、治疗费用高昂，成为影响患者预后及生存质量的重要因素。遗憾的是，在国内，对于恶性肿瘤合并感染的诊疗现状与发展趋势尚缺乏系统的梳理与总结，相关的临床参考书籍亦寥寥无几。《恶性肿瘤合并感染的诊断与治疗》应运而生，旨在通过详细阐述恶性肿瘤合并感染的流行病学特点、诊断及鉴别诊断、感染防治策略等内容，为临床实践提供科学依据，填补国内学术空白。

本书由在四川省肿瘤医院从事恶性肿瘤相关共病诊治工作达30多年的王久惠主任医师领衔主编。王主任不仅具有丰富的临床经验，还在学术研究和团队管理方面具备卓越能力。在她的领导下，重症医学科、肿瘤内科、综合内科、影像科、检验科微生物室及中医科的多位专家通力合作，组成了一支跨学科、多专业背景的高水平编写团队。团队成员严格按照专业方向分工，查阅大量文献及最新指南，结合临床实践撰写内容，并经过反复修改，确保书稿的科学性、前沿性与实用性。本书共11章，涵盖了恶性肿瘤合并感染的流行病学、患者特殊性、感染好发因素、诊断与鉴别诊断、抗感染策略及特殊病原体治疗、支持治疗和中医药治疗等多个方面，全面梳理了近年来国内外发表的权威指南和高水平文献，系统总结了恶性肿瘤合并感染诊治的特殊性及优化策略。本书的出版，无疑为广大临床医务工作者提供了一本实用的工具书。无论是肿瘤科医师需要解决复杂感染问题，还是感染科医师面临肿瘤患者感染难题，这本书都能为其提供全面且权威的参考。

作为医院管理者及长期从事感染领域的研究者，我深知肿瘤患者合并感染诊治的重要性与复杂性。在此，我向从事恶性肿瘤及感染诊治工作的同仁们推荐本书。相信通过本书，广大医务人员能进一步提升对恶性肿瘤合并感染的认识与处理能力，造福更多患者。

最后，向参与本书编写的所有专家学者致以最诚挚的敬意，他们大多不仅要忙于临床工作，还要开展科学研究，甚至要兼顾教学、管理等工作，在百忙中抽出时间撰写本书实属可贵。希望本书的出版，能为恶性肿瘤患者感染的综合管理带来新的曙光，也为该领域的学术研究注入新的活力。

四川省抗癌协会肿瘤血栓专业委员会主任委员 易 群

前言

　　恶性肿瘤患者因存在肿瘤本身及不同治疗手段所导致的免疫缺陷，易好发各类感染。恶性肿瘤患者不同于普通患者，一旦合并感染，其主要病原体常为条件致病菌、侵袭性真菌及病毒等，同时，还具有诊断困难、进展快、花费高、死亡率高的特点，造成极大的健康和经济负担。目前，针对成人恶性肿瘤合并感染这一领域，国内没有专门的书籍进行归纳总结，本书将从恶性肿瘤合并感染的流行病学、特殊性、诊断和鉴别诊断，以及经验性治疗方面进行详细阐述，以填补国内这一空白，并期待给予肿瘤科、感染科，以及急诊和重症医学科室医护人员参考。

　　笔者在三级肿瘤专科医院从事恶性肿瘤相关共病诊治工作30余年，组织重症医学科、综合科、影像科、检验科微生物室、中医科等医务人员共同编写本书，根据每位编者的专业方向进行分工，查找了大量恶性肿瘤合并感染的最新指南及相关文献，结合临床资料撰写相关内容，再经过交叉核对、反复修改，最终成文。

　　本书全面阐述了成人恶性肿瘤合并感染的特殊性及诊治策略，是一本内容丰富、体现新理论、新技术的专著，将为肿瘤科、感染科、急诊科和重症医学科医护人员提供临床参考，以期尽早识别感染，并给予患者及时、有效的治疗。通过早期识别、及时和正确诊治，可改善恶性肿瘤合并感染患者的预后。

　　本书的撰写得到了四川省肿瘤医院党委书记、四川省抗癌协会肿瘤血栓专业委员会主任委员、呼吸科知名专家易群教授和四川省肿瘤医院重症医学科徐珊玲教授的大力支持，在此对支持编写的各位专家和参与编写的各位编委的辛勤付出深表谢意。因时间紧迫、信息量大，虽经多次审校，书中仍不免存在不足之处，恳请广大读者批评指正。

四川省肿瘤医院综合（特需）科主任　王久惠

目录

第一节　恶性肿瘤合并感染的流行病学

恶性肿瘤患者存在合并感染的多种危险因素，包括肿瘤本身所致的坏死、梗阻和营养不良，以及复杂的抗肿瘤治疗方式所致的黏膜屏障破坏、中性粒细胞减少、体液和（或）细胞免疫功能障碍等。感染是恶性肿瘤患者死亡的第二大原因。目前国内报道的恶性肿瘤患者院内感染发生率为 8%～20%，远高于同期全院平均水平。在所有的恶性肿瘤中，血液系统恶性肿瘤患者感染发病率最高，感染和肿瘤几乎同时存在，其次是肺癌，感染发病率约占 17%。在一项恶性肿瘤患者入住重症监护病房（intensive care unit，ICU）的分析中，血液病患者的感染率高达 74%，实体瘤患者的感染率高达 53%。除了感染发病率高以外，感染并发症是恶性肿瘤患者死亡的重要原因。据报道，感染占血液恶性肿瘤患者直接死亡原因的 75%，实体器官恶性肿瘤患者感染相关的死亡率也高达 50%。因此，恶性肿瘤合并感染已成为一个重要的健康和经济负担，临床医师必须深入了解感染流行病学，以期降低感染的发病率，改善患者的生存。

恶性肿瘤患者全身各系统均可发生感染，但总体以呼吸系统为主，占 48%～76%，其次为消化系统、泌尿生殖系统、血液系统等。病原菌以革兰阴性杆菌为主，主要为肺炎克雷伯菌、铜绿假单胞菌和大肠埃希菌；真菌约占 30%，主要为白念珠菌和热带念珠菌；革兰阳性球菌约占 20%，主要为金黄色葡萄球菌和表皮葡萄球菌。病毒、寄生虫等也可引起恶性肿瘤患者的感染。此外，由于免疫功能低下、长期反复住院，以及长期反复使用抗菌药物等，恶性肿瘤患者还易感染机会性病原体和多重耐药菌。本章将详细描述恶性肿瘤患者的感染特点和病原学特征。

一、恶性肿瘤切除术手术部位感染

手术切除是恶性肿瘤的主要治疗方式。多项研究显示，恶性肿瘤切除术后易发生手术部位感染（surgical site infection，SSI）。有研究显示头颈部恶性肿瘤切除术后 SSI 的发生率为 19%～29%，胃癌术后 SSI 的发生率高达 14%～30%，其中大部分感染均为深部器官/间隙 SSI。食管癌根治术后 SSI 发生率为 10%～22%，最常见的病原菌为甲氧西林敏感的金黄色葡萄球菌（32%）、白念珠菌（29%）、大肠埃希菌（14%）和屎肠球菌（11%）。肺癌切除术后 SSI 发生率为 11%～14%，其中以全肺切除术后 SSI 发生率最高，高达 35%。据统计，腹部恶性肿瘤手术（包括食管癌、胃癌、小肠癌、结直肠癌、肝癌、膀胱恶性肿瘤等的开放性手术和腹腔镜手术）术后 SSI 发生率约为

9%，其中以结直肠恶性肿瘤发生率最高，为 4% ～ 13%。开放性肝癌术后 SSI 发生率为 3.5% ～ 11%，腹腔镜下肝癌术后 SSI 发生率为 3.6% ～ 15%。胰十二指肠切除术后 SSI 高发，有研究报道发病率高达 39% ～ 46%，主要病原菌为肠杆菌属和肠球菌属，且多重耐药菌高发，易进展至脓毒症，使住院时间和入住 ICU 时间延长，再入院率升高。卵巢癌术后 SSI 的发生率为 6% ～ 10%，其中 2/3 以上为深部器官或间隙 SSI。根治性膀胱癌手术（包括开放性手术和机器人手术）术后 SSI 发生率为 20%，发生 SSI 的患者中，约 15% 为深部 SSI。颅脑肿瘤术后 SSI 发生率为 2% ～ 6%，其中后颅窝肿瘤手术发生率最高，约占 10%，术后 30d 内和 90d 内因 SSI 再入院率分别约为 14% 和 16%。骨肿瘤切除及人工材料植入患者术后 SSI 的总体发生率为 9% ～ 20%，其中骨盆肿瘤术后 SSI 发生率最高，约占 40%；脊柱转移肿瘤手术 SSI 的发生率约为 5%，其中表浅切口 SSI 发生率为 3.4%，深部切口 SSI 发生率为 1.7%。一旦患者发生 SSI，将延长住院时间，增加死亡率及经济负担。

二、中性粒细胞减少性发热

中性粒细胞缺乏（粒缺）是指中性粒细胞计数 $< 0.50 \times 10^9/L$，是恶性肿瘤患者化疗后最常见的不良反应。粒缺的程度和持续时间与化疗药物的种类、剂量、患者自身因素及是否联合用药有关。中性粒细胞减少性发热（febrile neutropenia，FN）是指粒缺伴随口腔温度 $> 38.3℃$，或持续 38℃超过 1h，粒缺会增加侵袭性感染的风险，引起治疗费用增加、住院时间延长、化疗药物减量或延迟，严重者可导致脓毒症 / 感染性休克等危及生命的并发症，甚至导致患者死亡。粒缺伴发热，尤其是粒缺 > 7d 的患者，其感染易加重，甚至进展为脓毒症 / 感染性休克。在美国，药物导致的中性粒细胞减少症发生率为（2.4 ～ 15.4）/ 百万，FN 的发生率为 7.8‰；在欧洲，中性粒细胞减少症的发生率为（1.6 ～ 9.2）/ 百万，FN 的发生率约为 8‰，高龄、晚期疾病、体能状态不佳、中性粒细胞减少或 FN 病史、感染、近期手术或开放伤口、既往化疗史、骨髓受累和存在肺、肾、肝或心血管疾病是发生粒缺 /FN 的危险因素。恶性肿瘤相关的住院中，FN 约占 5.2%；在成人急性粒细胞白血病 / 骨髓增生异常综合征、弥漫性大 B 细胞淋巴瘤患者中，FN 分别可导致约 66% 和 35% 的住院率。超过 60% 的 FN 可能合并感染或隐性感染，菌血症的发病率超过 20%。FN 所致的感染性休克发生率为 3.2% ～ 13.4%，粒缺伴血流感染死亡率在高收入和中低收入国家分别为 24% 和 33%。实体肿瘤化疗后 FN 发生率为 13% ～ 21%，其中化疗第一个周期 FN 发生率较高（23% ～ 36%）。成人实体瘤合并 FN 的住院死亡率为 2.6% ～ 7.0%，死亡相关危险因素包括年龄（≥ 65 岁）、肺癌、存在合并症、感染、脓毒症或肺炎，以及入住 ICU。成人血液恶性肿瘤合并 FN 的住院死亡率约为 7.4%，死亡相关的危险因素包括脓毒症和胆红素升高。因此，化疗导致的粒缺和 FN 仍然是恶性肿瘤患者较大的疾病和经济负担，绝大多数到急诊科就诊的粒缺 /FN 患者都需收住入院进一步治疗。

三、导管相关性血流感染

恶性肿瘤患者因输注营养液、化疗药物等通常需要置入血管内导管。常见的血管内导管包括中心静脉置管（central venous catheter，CVC）、经外周静脉穿刺的中心静脉导管（peripherally inserted central venous catheter，PICC）、经外周静脉置入的中等长度导管（也叫中线导管，medial venous catheter，MC）、置入全植入式血管通路（静脉输液港，venous infusion port）。导管相关性血流感染约占恶性肿瘤患者所有血流感染的 25%，为 3.49～3.66/千日，其中 PICC 发生率低于 CVC 发生率，有研究显示 PICC 导管相关性血流感染发生率为 5.2%，约为 2.31/千日，化疗、使用抗生素和双腔导管是发生感染的危险因素。中心静脉导管相关性血流感染发生率约为 10.6/千日，其中，多根中心静脉导管置入、造血干细胞移植、急性白血病、粒细胞减少、使用碳青霉烯类抗生素和肺部基础疾病是导管相关性血流感染（catheter related blood stream infection，CRBSI）的危险因素。CRBSI 的病原菌主要来源于皮肤定植菌群在导管上的定植或置管过程中的污染，因此，革兰阳性菌，如凝固酶阴性葡萄球菌、金黄色葡萄球菌和屎肠球菌等，曾经是 CRBSI 最常见的病原体。但近年来，随着对革兰阳性菌的防控加强及抗感染中心静脉导管的广泛运用，目前恶性肿瘤患者的 CRBSI 病原体以革兰阴性杆菌为主，其中最常见的是大肠埃希菌和肺炎克雷伯菌，其次是铜绿假单胞菌。此外，恶性肿瘤患者 CRBSI 耐药菌多见，超过 50% 的革兰阴性菌产超广谱 β- 内酰胺酶，约 17% 的革兰阴性菌产碳青霉烯酶。

四、肺部感染

肺部是恶性肿瘤患者最常见的感染部位，肺部感染也是导致病情加重和死亡的主要原因。中性粒细胞减少是最重要的危险因素，长时间重度粒缺（中性粒细胞计数 < 0.1×10^9 持续 7d 以上）尤为明显，约 10% 的入住 ICU 的恶性肿瘤合并肺炎患者存在粒缺。其他易感因素还包括免疫缺陷、全身虚弱、恶性肿瘤所致的高分解代谢、基础肺部疾病、功能或解剖异常和上皮屏障破坏等。此外，还包括肿瘤梗阻、支气管阻塞所致的肺实质感染，40%～50% 的肺癌患者以阻塞性肺炎为初始表现。肺部感染常导致低氧型呼吸衰竭，这也是恶性肿瘤患者入住 ICU 的重要原因。约 75% 的恶性肿瘤合并重症肺炎患者将进展为脓毒性休克，其住院死亡率约为 65%。

恶性肿瘤合并肺部感染的患者中，肺癌最常见（约 19%），其次是结肠癌（约 16%）、乳腺癌（约 12%）、胃食管癌（约 11%）。病原学阳性率不高，仅有 1/3 的患者能获得阳性病原体结果。病原体以肺炎链球菌（25%）和金黄色葡萄球菌（10%）为主，流感病毒约 10%，支原体约 10%，多种病原菌合并感染为 10%。有超过 50% 的患者存在初始抗菌药物使用不恰当问题。一旦合并肺部感染，约 10% 的患者需入住 ICU 进一步治疗，其 30d 死亡率约为 46%。即便好转出院，超过 10% 的患者在一年内将再次发生肺部感染。

细菌性肺炎是恶性肿瘤患者入 ICU 的主要原因，约占 1/3。细菌性肺炎的类型取决于潜在的免疫缺陷及其持续时间，以及感染是社区获得性还是医院获得性。免疫功能低下患者的社区获得性肺炎（community-acquired pneumonia，CAP）与免疫功能正常宿主具有相同的病原体。医院获得性肺炎 / 呼吸机相关性肺炎（hospital-acquired pneumonia/ventilator-associated pneumonia，HAP/VAP）的病原体多为多重耐药菌，包括 ESKAPE 病原体（屎肠球菌、金黄色葡萄球菌、克雷伯菌、不动杆菌、铜绿假单胞菌和肠杆菌）等。其他常见的细菌包括柠檬酸杆菌属、变形杆菌属、黏质沙雷菌和嗜麦芽窄食单胞菌等。

有研究总结了恶性肿瘤患者合并重症肺炎的病原学特征，总体以革兰阴性菌为主，接近60%。但最常见的为甲氧西林敏感的金黄色葡萄球菌（约25%），其次为铜绿假单胞菌（约24%）、肺炎链球菌（约12%）。

病毒是重症肺炎的第二大主要病原体，呼吸道病毒是CAP的常见病原体，常见的病毒包括流感病毒、副流感病毒、呼吸道合胞病毒、鼻病毒、偏肺病毒等，通常具有季节性变化特点，以冬春季为主。其危险因素包括糖皮质激素、化疗、血液系统恶性肿瘤、淋巴细胞减少、造血干细胞移植、老龄等。病毒性肺炎临床表现轻重不一，从无症状到急性呼吸窘迫。在重症流感病毒感染患者中，约12.5%都是免疫抑制人群，其死亡率是非免疫抑制患者的2.5倍，呼吸道合胞病毒见于12.5%造血干细胞移植患者，具有季节性，其临床表现和流感相似，约1/3的患者进展为下呼吸道感染，死亡率可高达30%。副流感病毒和呼吸道合胞病毒类似，分别见于11%和2.5%重症血液系统恶性肿瘤患者的鼻咽拭子中。人类偏肺病毒易导致老龄或有免疫抑制患者发生重症肺炎且需要进行机械通气，目前尚无有效抗病毒药物。鼻病毒和肠道病毒是入住ICU的重症血液病患者检出率最高的病毒，高达56%。导致肺炎的疱疹病毒包括单纯疱疹病毒1（herpes simplex virus type 1，HSV-1）和2（herpes simplex virus type1，HSVHSV-2）、水痘-带状疱疹病毒（varicella-zoster virus，VZV）和巨细胞病毒（cytomegalovirus，CMV），其中巨细胞病毒性肺炎，通常伴有病毒血症，可发生于同种异体造血干细胞移植受体和接受化疗药物（如阿仑单抗、利妥昔单抗和氟达拉滨）的患者。新型冠状病毒感染常导致恶性肿瘤患者进展为重症肺炎，并且有更高的入住ICU率、有创机械通气率和死亡率。此外，重症病毒性肺炎常合并细菌感染，应注意鉴别。

侵袭性肺部真菌感染好发于免疫低下的宿主。其中，曲霉菌属常易导致肺部和鼻窦感染，感染的危险因素主要包括严重和长期中性粒细胞减少、急性髓性白血病、造血干细胞移植、大剂量糖皮质激素和药物或慢性T细胞损害等。有研究显示，血液系统恶性肿瘤合并侵袭性曲霉肺炎并进展为急性呼吸衰竭的患者，其一年内死亡率为72%，异基因造血干细胞移植受者死亡率约为57%。隐球菌导致免疫功能受损患者发生中枢神经系统和肺部感染，最常见的是格特隐球菌和新型隐球菌。肺部隐球菌感染的危险因素包括恶性肿瘤、异基因造血干细胞移植及实体器官移植等。毛霉菌和镰刀菌易在血液系统恶性肿瘤和异基因造血干细胞移植受体导致侵袭性肺部真菌感染。肺部毛霉菌病死亡率高达66%。恶性肿瘤合并侵袭性真菌感染的患者大多（约2/3）存在长时间粒缺（中位时间16d），CT阳性率占62.9%，血半乳甘露聚糖（galactomannan，GM）试验阳性率约为11%，支气管肺泡灌洗液GM阳性率约为25%，30d死亡率约为25%，其中，低蛋白血症、休克、不恰当的抗真菌治疗与死亡相关。血液恶性肿瘤合并FN患者中，约13%考虑存在侵袭性真菌感染，其中GM试验阳性约20%，CT阳性率约85%；培养阳性约33%，其中念珠菌属70%，曲霉菌属25%，总体死亡率约为20%。

恶性肿瘤患者因免疫功能低下易发生机会性感染。嗜麦芽窄食单胞菌在恶性肿瘤患者中检出率越来越高，常发生于长时间入住ICU、气管切开、机械通气＞7d或长时间暴露于广谱抗生素的患者。军团菌也容易引起免疫低下患者的医院获得性肺炎。诺卡菌属易在细胞免疫受损患者中引起局灶性或全身性感染，肺部是诺卡菌感染的主要部位，但应注意有无远处播散。分枝杆菌感染（包括结核分枝杆菌和非结核分枝杆菌）

也可见于恶性肿瘤患者，对于高龄、存在免疫功能低下及肺部浸润性改变的患者，应考虑分枝杆菌感染的可能性。耶氏肺孢子菌是恶性肿瘤患者肺部感染的另一重要的机会性病原体。其危险因素包括长期使用糖皮质激素、免疫抑制治疗及造血干细胞移植等。对于出现发热、干咳、静息或劳力时低氧血症及弥漫性双侧肺间质浸润的患者，应高度警惕耶氏肺孢子菌肺炎，血清真菌 G 试验可作为辅助诊断性检测，阴性结果可基本排除。

对于部分血液系统恶性肿瘤或异基因造血干细胞移植患者，还可能发生寄生虫（如刚地弓形虫）感染。有研究报道，异基因造血干细胞移植受体其弓形虫血清学阳性，有 6% 会进展为侵袭性感染。

五、消化系统感染

（一）胆道感染

肝胆或胰腺恶性肿瘤引起的胆道梗阻常导致逆行性胆管炎，如梗阻未能及时解除，还可能导致单个或多个肝脓肿。逆行性胆管炎可能是肝胆或胰腺恶性肿瘤的首要表现。肝脓肿可能发生于肝细胞癌的侵入治疗后，如肝动脉内化疗等。感染的病原体可能是多种病原微生物，但以革兰阴性肠杆菌、肠球菌或厌氧菌为主，治疗上需要使用广谱抗生素和经皮穿刺引流。肝细胞癌和胰头肿瘤常发展为阻塞性黄疸，可进展为肝衰竭，常需经皮肝穿刺胆管引流以解除梗阻，内镜下胆道支架植入是另一种治疗选择，但内引流会增加微生物的定植和胆泥形成，反而可能导致胆管炎发病率增加和感染迁延不愈。

（二）中性粒细胞减少性小肠结肠炎

中性粒细胞减少性小肠结肠炎（neutropenic enterocolitis，NE）是一种化疗相关的危及生命的炎性肠病，其诊断困难、病原学通常不明确，且临床进展迅速，常快速进展为肠道缺血、坏死、出血、穿孔、脓毒症和多器官衰竭等。NE 发生率为 3.5% ～ 5.3%，死亡率高达 30% ～ 50%，主要诊断依据包括粒缺伴腹痛、腹泻、发热，最常见于急性白血病，但也可见于其他血液系统恶性肿瘤和接受大剂量化疗的实体瘤，还可见于骨髓增生异常综合征和再生障碍性贫血，尤其是使用紫杉烷类（紫杉醇、多西他赛等）和长春瑞滨化疗药物的患者。发病机制主要是化疗或放疗引起肠黏膜损伤，同时由于严重的中性粒细胞减少和宿主防御能力受损，导致肠黏膜出现炎性损伤、溃疡、出血、坏死、肠道细菌移位等。肠壁组织病理提示肠壁水肿、血管肿胀和黏膜表面破裂、溃疡、出血等。由于盲肠血供和扩张性有限，NE 好发于盲肠，ICU 死亡率和住院死亡率分别约为 32% 和 39%，主要死亡原因包括肠壁坏死、穿孔和败血症。革兰阴性杆菌、革兰阳性球菌、肠球菌、真菌和病毒均可导致 NE，最常见的病原体包括铜绿假单胞菌、大肠埃希菌、蜡样芽孢杆菌、克雷伯菌属、肠球菌、艰难梭菌和念珠菌等。常见临床表现包括发热、腹泻、腹痛、黏膜炎、恶心和呕吐等，也可表现为胃肠道出血或梗阻，甚至伴有血流动力学不稳定。并发症包括脓毒症、肠穿孔、腹腔脓肿等。

（三）艰难梭菌肠炎

艰难梭菌感染（clostridioides difficile infection，CDI）是由艰难梭菌引起的肠道感染，与艰难梭菌定植和疾病相关的危险因素包括抗生素使用、质子泵抑制剂或 H_2 受体阻滞剂、既往住院史和化疗等。据报道，约 6% 接受顺铂化疗的卵巢恶性肿瘤患者会发展为艰难梭菌肠炎。主要临床症状为发热、腹痛、水样便、腹泻。轻者仅表现为腹泻，严重者可发生假膜性肠炎，且常伴有中毒性巨结肠、肠穿孔、感染性休克等并发症，甚至可能死亡。东亚地区的 CDI 患病率最高，约 20%。中国大陆地区进行的一项系统评价结果显示，腹泻患者中产毒素 CDI 的总患病率为 14%。由于频繁和长期住院、免疫抑制剂及广谱抗菌药物使用，恶性肿瘤患者 CDI 的风险增加。CDI 的诊断建议分步骤进行：第一步，采用灵敏度高的方法如核酸扩增试验（nucleic acid amplification test，NAAT）、谷氨酸脱氢酶（glutamate-dehydrogenase，GDH）进行初步检测；第二步，对 GDH 或 NAAT 阳性标本采用特异度高的方法进行检测（艰难梭菌毒素 A 和 B 检测），毒素 A 或 B 中任一检测结果阳性即为确诊病例并应进行治疗。一线治疗药物为口服万古霉素或去甲万古霉素、替考拉宁或甲硝唑等。粪便微生物菌群移植已被证明对多次复发患者有效。外科适应证包括并发肠穿孔、脓毒性休克和相关器官衰竭等。

（四）病毒性肠炎

诺如病毒、巨细胞病毒、轮状病毒、腺病毒等是病毒胃肠炎的主要病原体，且通常与血液科 / 移植病房的暴发感染有关。巨细胞病毒是移植受体常见的机会性病原体，其感染率可高达 50%，诺如病毒流行率约为 20%。同种异体造血干细胞移植受者病毒性肠炎的死亡率高达 25%。腺病毒引起的结肠炎可见于细胞免疫功能受损的患者，在肝移植和肾移植受体中发病率分别为 4.1% ～ 6.5%，可能危及生命。

六、中枢神经系统感染

恶性肿瘤患者中枢神经系统感染（central nervous system infection，CNSI）的风险较小，其中约 1/6 发生在原发性中枢神经系统肿瘤切除术后患者中。白血病或淋巴瘤患者占恶性肿瘤 CNSI 患者的 1/4 以上，造血干细胞移植患者是一个特别高危的群体。其他高危人群还包括接受过神经外科手术或接受过放疗的原发性或继发性脑肿瘤患者，因其存在血脑屏障破坏等因素。

（一）脑膜炎和脑炎

有研究显示，大多数脑膜炎发生在既往接受过神经外科手术的患者中，常见病原菌主要包括凝固酶阴性的葡萄球菌、金黄色葡萄球菌、痤疮丙酸杆菌和杰氏棒状杆菌。在免疫抑制人群中，还应注意李斯特菌。

病毒是感染性脑炎的常见病原体。据报道，人疱疹病毒 6 型、EB 病毒、单纯疱疹病毒、JC 病毒、水痘 - 带状疱疹病毒、巨细胞病毒和腺病毒等均可导致同种异体造血干细胞移植受者的脑炎。

一旦怀疑中枢神经系统感染，应尽快进行 CT 或 MRI 检查，其中 CT 检查可快速进行，但 MRI 可以更好地区分肿瘤和感染。在排除颅内压增高后，应尽快进行腰椎穿刺以明确诊断，获得可能的病原体。

（二）局灶性脑占位

局灶性脑占位性病变包括多种微生物（如细菌、诺卡菌病、弓形虫病和侵袭性真菌感染等）所致脓肿或占位。据报道，自体和异体造血干细胞移植受者发生率约为 4.2%（15/361），其中弓形虫和真菌是主要病原体。

真菌性脑脓肿可表现为局灶性神经系统异常、头痛和（或）由于邻近脑组织的局部破坏或压迫引起的癫痫发作，伴或不伴血管浸润。其病原体包括酵母菌（如念珠菌、隐球菌）、霉菌（如曲霉菌属、根霉属、毛霉属、假镰刀菌属、镰刀菌属）和双相型真菌（如组织胞浆菌、球孢子菌）。

七、泌尿生殖道感染

（一）与尿流改道手术相关的感染

对于膀胱恶性肿瘤患者而言，根治性膀胱切除术联合尿流改道术（如回肠代膀胱、原位新膀胱）是重要的外科手术方式，手术会导致生理尿路的改变，易发生尿路感染，且约有 20% 可能会进展为脓毒症。大肠埃希菌、肠球菌属、克雷伯菌属和金黄色葡萄球菌是最常分离的细菌。

（二）与置入输尿管支架、经皮肾造瘘管相关的感染

部分晚期实体瘤易导致泌尿道梗阻，主要包括泌尿生殖道肿瘤，腹膜后或妇科肿瘤等，临床表现为急性梗阻性尿路病，患者可能有腰痛、耻骨上痛、尿量减少或血压升高。梗阻常导致输尿管积水或肾积水，临床常通过放置输尿管支架或超声引导下经皮肾造瘘以解除梗阻。由于置入物的长期存在，这类患者也容易反复发生复杂性尿路感染和尿源性脓毒症，其发病机制主要是细菌黏附在置入物表面并形成生物膜。据报道，经皮肾造瘘相关肾盂肾炎的发生率为 19%，危险因素是既往泌尿道感染和中性粒细胞减少症。引起这些感染的病原体包括葡萄球菌属、肠球菌属、大肠埃希菌、铜绿假单胞菌、克雷伯菌属和念珠菌属等，由于无法彻底清除感染灶，这类感染常易反复，很难彻底治愈，对于频繁发作的尿源性脓毒症患者，可能需要长期使用抗生素治疗。

八、皮肤软组织感染

皮肤软组织感染（skin and soft tissue infection，SSTI）包括皮肤、皮下组织、筋膜和肌肉的感染。SSTI 普遍存在于恶性肿瘤患者中。感染轻重程度不一，从轻度（如脓疱病）到危及生命（如坏死性筋膜炎）不等，可发生在任何部位的皮肤。7%～10% 的恶性肿瘤住院患者发生过 SSTI，在某些报道中甚至高达 27%～69%。恶性肿瘤患者 SSTI 大多由细菌感染引起，约 47%，真菌感染约 29%，病毒感染约 22%，寄生虫感染约 1.7%，非典型分枝杆菌感染约 0.4%。大部分（约 63%）侵袭性或播散性 SSTI 与血液系统恶性肿瘤相关，其次是肺癌和乳腺癌。一项纳入 164 例恶性肿瘤并发细菌性 SSTI 患者（其

中 53% 为实体肿瘤，47% 为血液系统恶性肿瘤）的研究显示，革兰阴性菌 SSTI 约为 45.5%，其中约 37.8% 为铜绿假单胞菌，而多重耐药菌为 16%。在这些患者中，经验性抗菌治疗不充分约 18%，如果病原体为耐药菌，该比例将进一步上升至约 35%。该研究进一步显示革兰阴性菌 SSTI 的危险因素是使用糖皮质激素和皮肤坏死，患者早期病死率和总体病死率分别为 12% 和 21%。早期死亡的危险因素是高龄、感染性休克和经验性抗菌治疗不充分。总死亡率与高龄、感染性休克和耐药菌感染有关。另一项为期 5 年的沙特阿拉伯的研究显示，恶性肿瘤患者 SSTI 的发生率为 1.6%。其中乳腺恶性肿瘤发生率最高（约 39%），其次是结直肠癌（约 16%）、淋巴瘤（约 10%）。发生 SSTI 的患者中，约 80% 伴有发热，约 25% 伴有胰岛素抵抗，约 75% 有近期化疗和有创操作史，约 10% 有近期输血或放疗史。在恶性肿瘤患者 SSTI 中，肿瘤破溃感染是最常见的感染类型（约 41%），其次是切口感染（约 35.5%）、蜂窝织炎（约 21.5%）、脓肿（约 2%）。在所有 SSTI 中，约 67% 的患者细菌培养阳性，金黄色葡萄球菌是最常见的病原微生物（约 17%），其次是大肠埃希菌（约 12%）和铜绿假单胞菌（约 9%）。在细胞免疫受损的恶性肿瘤患者中，可能会发生 HSV 或 VZV 再激活，并可能继发细菌感染。

综上所述，恶性肿瘤患者感染发病率高，感染可能涉及全身多个部位及脏器，需要临床医师高度重视，对疑似患者早评估、早识别、早诊治。

第二节　恶性肿瘤合并感染的特殊性

与非肿瘤患者相比，恶性肿瘤患者由于存在宿主免疫缺陷、置入导管或装置、长期反复住院和使用抗菌药物、感染灶难以清除等多种因素，其感染具有一定的特殊性，包括宿主特殊性、病原体特殊性及治疗特殊性等。

一、恶性肿瘤患者的宿主特殊性

（一）恶性肿瘤患者存在不同程度的免疫缺陷

有研究显示原发免疫缺陷与恶性肿瘤的发生有相关性，免疫缺陷患者恶性肿瘤风险升高。除了肿瘤本身导致免疫缺陷之外，抗肿瘤治疗如全身化疗、放疗等会导致继发性免疫缺陷。肿瘤治疗相关的免疫缺陷主要包括以下 3 个方面。

1. 粒细胞减少或粒缺　恶性肿瘤放化疗会抑制骨髓造血、出现粒细胞减少或粒缺。

2. 细胞免疫缺陷　细胞免疫是指 T 淋巴细胞免疫。环磷酰胺、环孢素和甲氨蝶呤或放疗均可诱导淋巴细胞减少症，尤其是用于移植前和治疗移植物抗宿主病时。对复发性血液系统恶性肿瘤患者进行长时间的高剂量细胞毒性化疗可能会影响辅助性和自然杀伤性 T 淋巴细胞的恢复。T 淋巴细胞数量减少将增加感染机会。病毒（水痘 – 带状疱疹病毒、单纯疱疹病毒、巨细胞病毒、流感病毒）、寄生虫、真菌和细菌病原体（分枝杆菌属、诺卡菌、李斯特菌、沙门菌属和军团菌属）均好发于细胞免疫缺陷患者。

3. 体液免疫缺陷　肿瘤相关的治疗也会诱导体液免疫缺陷，体液免疫涉及 B 淋巴细胞及其产生的免疫球蛋白或抗体。体液免疫缺陷相关的感染最常见的原因是细菌（如肺炎链球菌、流感嗜血杆菌和脑膜炎奈瑟菌）、寄生虫（如蓝氏贾第鞭毛虫）或病毒（如水痘 - 带状疱疹）等。

由于淋巴细胞亚群是反映机体细胞免疫状态的敏感指标，通过对恶性肿瘤患者淋巴细胞亚群的检测显示，恶性肿瘤患者外周血淋巴细胞亚群 CD3$^+$、CD4$^+$、CD19$^+$ 及 NK 细胞减少，CD8$^+$ 细胞明显增加，CD4$^+$/CD8$^+$ 比值显著降低。随着肿瘤临床分期的增加，患者外周血淋巴细胞亚群受抑制程度逐渐增强，机体的免疫受损愈发明显，易于发生各类感染，常表现为感染频率增加、感染严重、感染不常见的病原菌、感染难以恢复或需要长期抗菌药物治疗等。

（二）恶性肿瘤存在不同程度的生理结构或解剖屏障的突破

对于实体肿瘤患者而言，自然通道阻塞可导致鼻窦、支气管、胆管、泌尿系或肠道等的分泌物或排泄液引流不畅，从而使患者易受感染。支气管内肿瘤可引起复发性梗阻性肺炎。腹膜后肿瘤和妇科肿瘤可能阻塞泌尿生殖道，导致肾盂肾炎，甚至尿源性脓毒症，肝胆胰系统肿瘤可能阻塞胆道导致梗阻性化脓性胆管炎等。

恶性肿瘤由于生长迅速、侵袭性强，一旦形成器官或组织突破可在邻近器官或无菌空间中形成瘘或窦道，增加感染的机会。例如纵隔肿瘤侵及食管所致的穿孔；食管恶性肿瘤突破食管、气管或胸膜所形成的或食管纵隔瘘、食管气管瘘或食管胸膜瘘；下消化道肿瘤侵犯肠壁形成穿孔、侵袭性妇科恶性肿瘤形成的盆腔局部脓肿、盆腔恶性肿瘤侵及直肠或膀胱形成的直肠瘘、膀胱瘘及女性患者的阴道瘘等。

（三）恶性肿瘤相关治疗导致黏膜屏障受损

恶性肿瘤相关的治疗如化疗、放疗、免疫治疗、靶向治疗等可能引起黏膜屏障损伤，使黏膜正常定植菌群成为致病菌。其机制主要包括以下几方面。

1. 直接影响黏膜上皮细胞屏障　由于化疗药物难以区分肿瘤细胞和正常细胞，化疗药物如甲氨蝶呤、环磷酰胺、多柔比星和氟尿嘧啶等在杀灭肿瘤细胞的同时可直接损伤口咽部及胃肠道黏膜上皮细胞，使上皮细胞更新减慢，导致组织充血、水肿、糜烂、溃疡等。针对颈胸腹部肿瘤放疗也可能导致口咽部、肠道黏膜细胞损伤，从而影响胃肠道黏膜的结构和功能。

2. 影响肠道免疫屏障　化疗药物可导致免疫细胞数量及调控异常，扰乱细胞免疫及体液免疫，促进炎症因子大量释放，从而破坏胃肠道黏膜免疫屏障。例如，环磷酰胺可减少肠固有层中淋巴细胞的数量，抑制免疫细胞因子的分泌，损害肠黏膜的功能完整性。

3. 影响肠道微生态　肠道菌群与人体处于平衡与共生状态，一旦失衡，会导致肠黏膜屏障受损、慢性炎症、肠道微生态失调。化疗可降低肠道内益生菌群的丰度，增加肠杆菌、拟杆菌等菌群的丰度，导致肠道菌群失调、菌群从肠道向全身易位，并改变肠黏膜物理屏障和免疫屏障、破坏肠黏膜修复机制，从而使肠黏膜损伤和功能障碍，甚至引起全身感染和多器官衰竭。

（四）恶性肿瘤患者常需要置入导管或装置

恶性肿瘤患者常因化疗、营养支持、解除梗阻或引流等需要置入导管及装置等，会导致正常定植菌群移位从而使感染机会增加，恶性肿瘤患者常见的置入导管和装置包括以下几方面。

1. 中心静脉通路　恶性肿瘤患者在接受化疗和营养支持治疗时，常需要长期中心静脉通路或装置，如 CVC、PICC 和输液港。这些通路或装置可以为患者提供必要的药物治疗和营养支持，减少反复穿刺带来的痛苦，但因导管末端位于上腔或下腔静脉，且导管留置时间较长，可能导致皮肤定植菌群经导管形成导管相关性血流感染的风险，其中，中心静脉导管的感染风险最高，输液港感染风险最低。

2. 各类支架和引流管　恶性肿瘤患者常因肿瘤导致的压迫、梗阻、穿孔等需要进行支架置入，包括气道支架、食管支架、胆道支架、肠道支架和输尿管双 J 管等。

（1）气道支架：对于恶性肿瘤患者气道狭窄在 70% 以上或存在气管瘘者可选择支架置入。预计生存期较长者建议首选覆膜支架，生存期较短者也可以放置裸支架。对气管瘘患者也建议装覆膜支架以封堵瘘口。

（2）食管支架：主要用于中晚期食管癌以缓解吞咽梗阻、改善患者营养状态，已被欧洲胃肠内镜学会（ESGE）推荐为恶性食管梗阻姑息治疗的最佳选择。但食管支架置入也会产生一些并发症，如支架压迫气管导致刺激性咳嗽，影响排痰功能，继发肺部感染等。

（3）胆道支架和经皮经肝胆管引流（percutaneous transhepatic cholangial drainage, PTCD）：对于恶性肿瘤所致的胆道狭窄或闭塞，如胆管癌、胰头癌、十二指肠癌、肝癌侵犯或压迫胆管，或胆管内癌栓形成，可导致胆汁淤积，进一步引起皮肤巩膜黄染、瘙痒、肝功能障碍、胆管炎及胆道感染，甚至休克等临床表现，可通过胆道支架置入术将金属支架置入胆道梗阻部位进行胆汁内引流，或通过 PTCD 进行胆汁外引流的方式以缓解胆道梗阻，改善临床症状。但如果引流管或支架留置时间过长，或因血块、感染灶、肿瘤生长堵塞导致胆汁引流不充分、胆汁淤积、肠内容物反流入胆道等易造成胆道滋生细菌引发感染。

（4）肠道支架：肠道支架置入术是一种用于缓解恶性肿瘤患者肠梗阻的微创手术。其通过在肠镜引导下将支架置入狭窄的肠道，解除梗阻，使患者能够恢复肠道功能，改善患者的生活质量，为后续治疗创造条件。

（5）输尿管双 J 管和经皮肾穿刺造瘘管：恶性肿瘤常可因肿瘤、转移、淋巴结肿大等导致输尿管梗阻，既可发生于泌尿生殖系统恶性肿瘤，如膀胱癌或前列腺癌，也可发生于非泌尿生殖系统肿瘤，如结直肠癌、淋巴瘤、宫颈癌、卵巢癌等。如不及时治疗，可导致肾衰竭，并可能影响预后生存，中位生存期约为 5 个月。临床上常可通过放置输尿管支架或进行经皮肾穿刺造瘘术来解除梗阻。但其留置时间过长易发生细菌、真菌等各类感染。

（五）恶性肿瘤患者存在直接或间接的器官功能受损

恶性肿瘤外科切除术会直接损伤恶性肿瘤患者的器官功能，放射治疗所产生的放射性肺炎、免疫治疗产生的免疫性肺炎等，这些打击均会直接影响受损器官功能从而使恶性肿瘤患者易于发生感染。

部分恶性肿瘤还会导致正常器官生理功能下降，如中枢神经系统原发或继发的恶性肿瘤所致的脊髓压迫、副肿瘤性神经病变和意识障碍等会引起咳嗽和吞咽能力下降，膀胱排空不完全等从而增加感染的机会。

（六）恶性肿瘤本身可因缺血坏死形成感染灶

恶性肿瘤如果因生长迅速可能会出现供血不足而发生缺血坏死，也会形成感染病灶，且感染灶往往难以清除、感染迁延不愈。

（七）恶性肿瘤患者存在不同程度的营养不良或恶病质

80% 以上的恶性肿瘤患者存在不同程度的营养不良，尤以消化系统肿瘤如食管癌、胃癌、胰腺癌等最为突出。营养不良会导致维生素、微量元素、蛋白质和能量摄入不足、从而诱导分解代谢状态，危及宿主防御功能，且与恶性肿瘤患者的生存呈负相关。厌食、化疗引起的恶心和呕吐、胃肠道阻塞及代谢紊乱会进一步加剧恶病质，这些均可导致组织愈合延迟、黏膜萎缩伴溶菌酶和分泌型 IgA 分泌减少，以及经典和替代补体途径的损害，对免疫系统造成负面影响，从而增加感染的频率和严重程度。有研究发现营养不良的小鼠出现胸腺萎缩、胸腺细胞凋亡、分泌型 IgA 水平降低以及脾脏和淋巴细胞减少。锌缺乏常发生于全胃肠外营养过程中，会导致胸腺凋亡、淋巴细胞减少症、TH1 细胞因子分泌减少、吞噬作用受损、黏膜屏障功能受损；硒缺乏会导致 $CD4^+T$ 淋巴细胞增殖和功能降低、T 淋巴细胞活化减少；缺铁会抑制中性粒细胞的体外杀菌能力和 T 细胞功能。铁过载是多种病原微生物感染的危险因素，易发生于造血干细胞移植受体中。磷酸盐缺乏主要发生于饥饿和肠外营养不足的患者中，其与体外粒细胞的趋化、吞噬和杀菌能力下降有关。维生素 A 缺乏会导致上皮屏障功能受损，$CD4^+T$ 和 $CD8^+T$ 细胞数量减少；维生素 C 缺乏会促进炎症反应发生等。

（八）恶性肿瘤患者常存在心理应激

恶性肿瘤患者多存在不同程度的心理应激。心理应激会抑制宿主防御机制，对 T 细胞和 NK 细胞功能产生负面影响。长期的情绪低落和消极心理状态会导致内分泌紊乱，影响体液调节，进而降低免疫力，增加感染的概率。据报道，压力可能导致急性病毒性呼吸系统疾病的风险增加。

二、病原体的特殊性

恶性肿瘤合并感染的病原体仍以细菌为主，其中 60% ～ 65% 为革兰阴性杆菌，主要为肠杆科细菌和假单胞菌，也存在侵袭性真菌、病毒感染的可能性。但总的说来，仍具有一定特殊性。

（一）易发生多重耐药菌感染

恶性肿瘤患者多有免疫功能低下，以及长期、反复住院和抗菌药物使用史，因此容易筛选出耐药菌。在一项恶性肿瘤院内感染发生率的研究中，共纳入 14 695 例恶性肿瘤患者，其中约 7% 的患者发生了院内感染，多重耐药菌约 25.5%。入住 ICU 的恶性肿瘤患者中，约 20% 的患者存在耐碳青霉烯革兰阴性菌和耐万古霉素肠球菌定植，约 20% 的患者将由定植转为感染，且具有更高的非计划入 ICU 概率和死亡率。在一项为期 25 年的实体恶性肿瘤患者多重耐药菌（特指产超广谱 β- 内酰胺酶或碳青霉烯酶的肠杆科细菌或非发酵革兰阴性细菌、甲氧西林耐药的金黄色葡萄球菌或万古霉素耐药的肠球菌）血流感染研究中，约 12.4% 为多重耐药菌感染，其流行率持续上升。其中，多重耐药革兰阴性菌约 85%，主要为产超广谱 β- 内酰胺酶（extended spectrum beta-lactamase，ESBL）的肠杆科细菌菌株（产 ESBL 的肺炎克雷伯菌为 29.7%，产 ESBL 的大肠埃希菌为 36.2%），约 71%，多重耐药的铜绿假单胞菌约占 11.5%。多重耐药菌发生的危险因素主要包括不合理的抗菌药物使用（如对非感染患者使用抗菌药物）、在抗感染治疗期间发生血流感染、胆源性感染、尿源性感染，以及长期住院等。在另一项研究中也显示产超广谱 β- 内酰胺酶的肠杆科细菌是恶性肿瘤患者最常见的多重耐药菌（约 72.8%），其次是鲍曼不动杆菌（约 11.7%）、嗜麦芽窄食假单胞菌（约 6.2%）。而在另一项血液系统恶性肿瘤合并感染的病原微生物分析中，革兰阴性菌约 45.8%，且对大多数抗生素耐药，超过一半（51.5%）的革兰阴性菌分离株是多重耐药微生物。铜绿假单胞菌对环丙沙星（60%）和亚胺培南（59.3%）表现出高度耐药，16.7% 为难治性耐药（DTR）。革兰阳性菌约 39.6%，且对苯唑西林（91.1%）和阿米卡星（88.8%）高度耐药，约 68.4% 的革兰阳性菌是多重耐药革兰阳性菌。葡萄球菌（凝固酶阴性葡萄球菌和金黄色葡萄球菌）对苯唑西林耐药的比例为 91.7%，肠球菌对万古霉素耐药的比例为 88.6%。

一项来自 ICU 恶性肿瘤患者多重耐药菌的研究中，革兰阴性菌占所有分离株的 61.4%，约 10% 是革兰阳性菌，约 28.6% 是真菌病原体。最常见的病原体是肺炎克雷伯菌，其中约 58.5% 是碳青霉烯耐药肺炎克雷伯菌，约 34% 是产超广谱 β- 内酰胺酶肺炎克雷伯菌。其次是大肠埃希菌（共 136 株），其中 17 株是碳青霉烯耐药，100 株是产生 ESBL 的菌株。鲍曼不动杆菌约 36.6%，约 94% 为碳青霉烯耐药鲍曼不动杆菌。耐甲氧西林金黄色葡萄球菌约 54.6%。肠球菌约 33.3%，但对万古霉素或利奈唑胺均敏感。多重耐药菌感染的预测因素包括粒缺、近期使用抗生素和化疗等。

（二）易发生机会致病菌感染

部分病原微生物寄居于人体，在正常情况下并不致病，与人体形成动态平衡。但在某些特殊条件下，这种平衡可能被打破，原来不致病的正常菌群中的细菌可成为致病菌，这类细菌被称为机会致病菌或条件致病菌。常见的机会致病菌包括耐甲氧西林金黄色葡萄球菌、铜绿假单胞菌、鲍曼不动杆菌、大肠埃希菌、念珠菌、曲霉菌及巨细胞病毒、EB 病毒，以及一些好发于免疫抑制人群的特殊病原菌，如耶氏肺孢子菌、诺卡菌、结核分枝杆菌及非结核分枝杆菌等。恶性肿瘤患者由于以下多种因素，对条件致病菌的易感性增加，主要包括以下几个方面。

1. 定居部位改变　某些细菌离开正常寄居部位，进入其他部位，脱离原来的制约因素而生长繁殖，进而感染致病。恶性肿瘤肿瘤患者常由于肿瘤本身因素或治疗因素导致肠道黏膜屏障受损，使肠道正常定植菌群移位入血引发肠源性败血症；另外，恶性肿瘤患者常需要进行各类侵入性操作如置入导管或装置，或肿瘤切除手术等原因，可使皮肤表面的葡萄球菌，经由穿刺部位或手术切口处进入人体组织，引发局部炎症甚至全身感染。

2. 机体免疫功能低下　恶性肿瘤患者由于存在免疫缺陷，且需长期反复接受放化疗、免疫治疗、靶向治疗等，尤其是粒缺患者，患者免疫功能受到抑制，使得正常定植菌群与机体之间的平衡被打破，正常定植菌群中的某些细菌成为致病菌引发感染。例如：机体免疫功能低下时常易发生耶氏肺孢子菌、诺卡菌、结核分枝杆菌及非结核分枝杆菌感染等。

3. 菌群失调　恶性肿瘤患者大多存在长期反复使用广谱抗生素，可能会导致机体正常定植菌群失衡。比如长期使用头孢类抗生素，可能会抑制肠道双歧杆菌、乳杆菌等益生菌，而使肠球菌、艰难梭菌等原本被抑制的细菌大量繁殖，从而引发肠炎甚至肠源性败血症等。

（三）易发生侵袭性真菌感染

侵袭性真菌病（invasive fungal disease，IFD）是指真菌侵入人体，在组织、器官或血液中生长、繁殖，并导致炎症反应及组织损伤的感染性疾病。国内前瞻性、多中心流行病学研究（CAESAR 研究）显示，在接受化疗的血液系统恶性肿瘤患者中，IFD（包括确诊和临床诊断）总体发生率为 2.1%，其中骨髓增生异常综合征 / 急性髓细胞白血病患者 IFD 发生率最高，尤其在诱导化疗期间。接受造血干细胞移植患者，IFD 发生率约为 7.7%，IFD 拟诊率为 19.0%。IFD 是血液系统恶性肿瘤重要死亡原因之一。造血干细胞移植后 IFD 相关病死率可高达 50%。IFD 感染以念珠菌和曲霉菌较为常见，目前毛霉的检出率也逐渐增多，此外耶氏肺孢子菌也好发于恶性肿瘤患者，尤其是细胞免疫受损患者的外周 $CD4^+$ 细胞计数 < 200 个 /μl 时，发生率显著升高。

（四）易发生病毒感染

恶性肿瘤患者易感染呼吸道病毒，多为社区获得性感染，具有季节性，病情严重程度不等，从鼻炎、咽炎、气管支气管炎到肺炎，也可能发展为呼吸衰竭和致死性疾病。常见的是流感病毒、副流感病毒、呼吸道合胞病毒、腺病毒、偏肺病毒和鼻病毒等。巨细胞病毒是免疫功能受损患者最常见的病毒感染。临床表现包括低热、呼吸急促、干咳和肺功能异常，但无特异性。影像学呈多种表现形式。但应注意病毒感染多与细菌感染合并存在。

三、治疗的特殊性

（一）感染灶难以清除

感染灶清除和控制感染源是抗感染治疗过程中非常重要的环节，如及时移除可疑的导管或支架、更换或拔除引流管，对脓肿、堵塞部位进行穿刺、引流或外科手术等。但恶性肿瘤患者大多存在血管内导管、引流管、支架等的置入，同时也可能存在生理通道的堵塞或解剖屏障的破裂穿孔，如泌尿系梗阻时所采用的肾造瘘管和输尿管支架、恶性肿瘤梗阻时的 PTCD 引流管，以及盆腔肿瘤所致的直肠膀胱瘘、阴道膀胱瘘等，此外，恶性肿瘤如生长迅速，易出现肿瘤细胞血供不足从而发生缺血坏死。上述各种情况的出现，使得患者的感染灶难以彻底清除，抗感染治疗效果十分有限。

（二）感染易反复、迁延不愈

恶性肿瘤患者常需要接受周期性多疗程抗肿瘤治疗，不仅使患者长期处于免疫抑制状态，而且因反复抗肿瘤治疗所需要的导管置入，以及其所带来的黏膜屏障损害等，易导致恶性肿瘤患者反复出现感染。有研究显示，10% ～ 11% 的患者会出现感染复发，而反复使用抗菌药物又将难以避免地不断筛选出耐药菌，使感染逐渐加重、治疗难度增大、死亡率升高。

（三）需要营养支持、修复黏膜屏障、免疫调节等综合治疗

恶性肿瘤并发感染的患者多存在营养不良，因此，在抗感染的同时应注意摄入高能量、高蛋白、富含维生素和矿物质的膳食，对进食受限或无法进食的患者及时给予肠内或肠外营养支持。此外，恶性肿瘤患者常存在免疫功能受损甚至免疫缺陷，常需要使用胸腺肽等进行免疫调节治疗；而放、化疗所导致的骨髓抑制和黏膜屏障受损等，需要使用粒细胞集落刺激因子和黏膜修复剂等进行辅助治疗。

综上所述，恶性肿瘤患者的多种特殊性使其感染更复杂，诊治更困难，在积极抗感染的同时，还需要进行营养支持、黏膜屏障修复、清除感染灶等多种治疗手段结合以达到满意疗效。

第三节　恶性肿瘤合并感染的诊治现状

恶性肿瘤患者的多种特殊性使其感染复杂、诊治困难，本节将进一步从诊断、治疗及预后等方面进一步阐述恶性肿瘤合并感染的诊治现状。

一、临床症状不典型，诊断困难

由于肿瘤患者自身的特点及受各种治疗的影响，恶性肿瘤合并感染的诊断较一般患者难度增加，仅按照体温、白细胞计数和分类往往难以诊断和排除感染。肿瘤患者尤其是合并粒缺的患者，其起病更隐匿、临床表现不典型，发热常为唯一表现，难以进行感染定位。某些非感染性炎症，如放射性肺炎、免疫性肺炎等与感染性肺炎临床及影像学表现类似，鉴别较为困难。

肿瘤患者合并重症感染时，往往因并发症多、免疫功能受损，使得临床表现缺乏特异性。而肿瘤患者原发病或基础病又常导致器官功能障碍，使判断器官功能障碍是否是由感染引起或加重更为困难，也使严重感染的诊断面临困境。

因此，恶性肿瘤合并感染的诊断应充分完善血常规、CRP、PCT、真菌 G/GM 试验、细胞因子等炎症指标、血培养、各疑似感染部位病原学筛查及影像学检查，同时完善患者营养状态、免疫功能如淋巴细胞亚群等综合评估。如果患者出现血流动力学指标、器

官功能状态、组织灌注情况等改变，应及时评估感染的严重程度，警惕患者出现重症感染、脓毒症甚至感染性休克的可能性，尽早进行临床干预。

二、感染灶难以清除，起始抗感染不充分

恶性肿瘤患者因为肿瘤缺血坏死、破溃或梗阻导致感染时，感染灶常难以彻底清除，使抗感染难度大、效果差。同时恶性肿瘤患者由于长期、反复住院和使用抗菌药物，耐药菌高发，使其存在起始抗感染治疗不足的现象。有研究显示，恶性肿瘤合并感染的患者中，起始抗感染不充分约 25%，主要是多重耐药革兰阴性杆菌，约 15%（其中产超广谱 β- 内酰胺酶约 42%，产碳青霉烯酶约 51%）。约 31% 的铜绿假单胞菌进行了不恰当的初始治疗，其中多重耐药铜绿假单胞菌为 58%，泛耐药铜绿假单胞菌约 63%。这部分患者也同时具有更高的入住 ICU 率和死亡率，其 30d 整体死亡率为 16%。

三、感染重，治疗效果差，死亡率高

恶性肿瘤患者脓毒症的风险比一般人群高出 10 倍。对于存在化疗后中性粒细胞缺乏的恶性肿瘤患者来说，一旦发生感染，易快速进展为脓毒症 / 脓毒性休克等，其预后差、死亡率高，会造成较重的社会经济负担。在美国，恶性肿瘤患者发生脓毒症的概率为 1.5% ~ 6%，死亡率高达 15%。在法国的一项研究中，约 13% 的脓毒症患者存在恶性肿瘤基础。有研究分析了 176 例恶性肿瘤合并脓毒症或脓毒性休克的临床特征，结果显示最常发生的是肺部感染，约为 37.5%，其次是泌尿系统感染，约为 26.7%，感染部位不明确的感染为 13.6%，消化道感染为 13%，其他感染为 9%，总体死亡率约为 47.7%，其中胃肠道感染死亡率最高，约 78.2%，其次是肺部感染，约 62%，泌尿系感染死亡率最低。实体肿瘤和血液系统恶性肿瘤情况类似。在另一项针对恶性肿瘤合并脓毒症的研究中，呼吸道（37.5%）和泌尿系感染（26.7%）最为常见。恶性肿瘤组脓毒症死亡率约为非恶性肿瘤组的 2.3 倍。恶性肿瘤合并重症肺炎患者中，约 75% 存在感染性休克，约 81% 的患者需要进行有创机械通气。

感染是恶性肿瘤患者死亡的重要原因。有研究显示，恶性肿瘤的死亡原因中，接近 40% 为感染所致。感染占血液肿瘤患者直接死亡原因的 75%。恶性肿瘤患者合并感染后，ICU 死亡率和医院死亡率分别约为 46% 和 66%。如发生脓毒性休克，血液恶性肿瘤和实体瘤 180d 死亡率分别为 51% 和 68%，而同期非恶性肿瘤患者脓毒性休克死亡率约为 44%，患者体能状态评分、Charlson 合并症指数、APACHE Ⅱ 评分、SOFA 评分及是否选择生命支持是患者死亡的独立预测因素。在一项恶性肿瘤合并院内获得性真菌感染的研究中，共纳入 216 例患者，其中有 57 例发生院内死亡，死亡率高达 26%，白念珠菌是最常见的真菌，约 68%。呼吸道感染占真菌感染的 59%，腹腔感染约占 9%，患者体能状态评分、肺转移、血小板减少、低蛋白血症和机械通气是院内死亡的独立预测因素。

综上所述，恶性肿瘤患者合并感染后临床表现不典型，诊断和鉴别诊断困难，且感染重、预后差，需临床医师详细结合病史，尽可能清除感染源，及时启动抗菌药物治疗，以避免病情进展及不良预后。

参考文献

[1] Wang Y, Wang MY, Hou LL, et al.Incidence and risk factors of surgical site infection in patients with head and neck cancer: A meta-analysis.Head Neck, 2023, 45(11):2925-2944.

[2] Qiao YQ, Zheng L, Jia B, et al. Risk factors for surgical-site infections after radical gastrectomy for gastric cancer: a study in China.Chin Med J (Engl), 2020, 133(13):1540-1545.

[3] Matsuda A, Maruyama H, Akagi S, et al. Survival impact of surgical site infection in esophageal cancer surgery: A multicenter retrospective cohort study.Ann Gastroenterol Surg, 2023, 7(4):603-614.

[4] Li SY, Lin J, Ye LJ, et al.Surgical site infection following open lobectomy in patients with lung cancer: A prospective study.J Evid Based Med, 2023, 16(2):194-199.

[5] Guo YC, Li KX, He L, et al.Surgical site infection after intracorporeal and extracorporeal anastomosis in laparoscopic left colectomy for colon cancer: a multicenter propensity score-matched cohort study.Surg Endosc, 2023, 37(8):6208-6219.

[6] Pu JL, Xu X, Chen LL, et al. Postoperative infectious complications following laparoscopic versus open hepatectomy for hepatocellular carcinoma: a multicenter propensity score analysis of 3876 patients.Int J Surg, 2023,109(8):2267-2275.

[7] Jiang AM, Shi X, Liu N, et al. Nosocomial infections due to multidrug-resistant bacteria in cancer patients: a six-year retrospective study of an oncology Center in Western China. BMC Infectious Diseases, 2020, 20:452-464.

[8] Rodrigo VE, Javier MR, Mercedes AA, et al. Surgical site infection following pancreaticoduodenectomy in a referral cancer center in Mexico.Hepatobiliary Pancreat Dis Int，2024，23(5):502-508.

[9] Manjappachar NK, Cuenca JA, Ram í rez CM, et al. Outcomes and predictors of 28-day mortality in patients with hematologic malignancies and septic shock defined by sepsis-3 criteria.J Natl Compr Canc Netw, 2022, 20(1):45-53.

[10] Nobuhara H, Matsugu Y, Tanaka J, et al.The preventive effects of perioperative oral care on surgical site infections after pancreatic cancer surgery: a retrospective study.Support Care Cancer, 2022, 30(4):3337-3344.

[11] Tran CW, McGree ME, Weaver AL, et al.Surgical site infection after primary surgery for epithelial ovarian cancer: predictors and impact on survival.Gynecol Oncol, 2015, 136(2):278-284.

[12] Baier C, Linke L, Eder M, et al. Incidence, risk factors and healthcare costs of central lineassociated nosocomial bloodstream infections in hematologic and oncologic patients. PLoS ONE, 2020, 15 (1):1-11.

[13] Lokeshwar SD, Choksi AU, Smani S, et al. Classification and risk factors for surgical site infections in radical cystectomy: A 16-year analysis.Surg Infect (Larchmt), 2024, 25(8):580-585.

[14] Amanati A, Sajedianfard S, Khajeh S, et al. Bloodstream infections in adult patients with malignancy, epidemiology, microbiology, and risk factors associated with mortality and multi-drug resistance. BMC Infectious Diseases, 2021, 21:636-650

[15] Mert D, Ceken S, Lskender G, et al. Epidemiology and mortality in bacterial bloodstream infections in patients with hematologic malignancies. J Infect Dev Ctries, 2019, 13 (8): 727-735.

[16] Wolters M, Oelke M, Lutze B, et al.Deep surgical site infections after open radical cystectomy and urinary diversion significantly increase hospitalisation time and total treatment costs.Urol Int, 2017, 98(3):268-273.

[17] Mourad DF, Radwan S, Hamdy R, et al. Identification of lower respiratory tract pathogens in cancer patients:

Insights into fatal outcomes. Microorganisms, 2024, 12:1686–1700.

[18] Lee KS, Borbas B, Plaha P,et al.Incidence and risk factors of surgical site infection after cranial surgery for patients with brain tumors: A systematic review and meta–analysis.World Neurosurg, 2024, 185:e800–e819.

[19] Worku M, Belay G, Tigabu A. Bacterial profile and antimicrobial susceptibility patterns in cancer patients. PLoS ONE, 2022, 17(4): e0266919.

[20] Miwa S, Yamamoto N, Hayashi K, et al.Surgical site infection after bone tumor surgery: Risk factors and new preventive techniques.Cancers (Basel), 2022, 14(18):4527.

[21] Sebaaly A, Shedid D, Boubez G, et al.Surgical site infection in spinal metastasis: incidence and risk factors. Spine J, 2018, 18(8):1382–1387.

[22] Boccia R, Glaspy J, Crawford J, et al.Chemotherapy–induced neutropenia and febrile neutropenia in the US: A beast of burden that needs to be tamed?.Oncologist, 2022, 27(8):625–636.

[23] Singh P, Nayernama A, Jones SC, et al. Fatal neutropenic enterocolitis associated with docetaxel use: A review of cases reported to the united states food and drug administration adverse event reporting system. J Oncol Pharm Pract, 2020, 26(4):923–928.

[24] Mollee P, Okano S, Abro E, et al.Catheter–associated bloodstream infections in adults with cancer: a prospective randomized controlled trial.J Hosp Infect, 2020, 106(2):335–342.

[25] Lee JH, Kim MU, Kim ET,et al.Prevalence and predictors of peripherally inserted central venous catheter associated bloodstream infections in cancer patients: A multicentre cohort study.Medicine (Baltimore), 2020, 99(6): e19056.

[26] Fern á ndez–Cruz A, Ortega L, Garc í a G, et al.Etiology and prognosis of pneumonia in patients with solid tumors: A prospective cohort of hospitalized cases.Oncologist, 2020, 25(5):e861–e869.

[27] Pineda–Ben í tez S, Islas–Muñoz BD, Alatorre–Fern á ndez P, et al.Fungal–associated pneumonia in patients with hematological malignancies.Indian J Med Microbiol, 2024, 50:100654.

[28] Bertozzi G, Maiese A, Passaro G, et al.Neutropenic enterocolitis and sepsis: towards the definition of a pathologic profile.Medicina (Kaunas), 2021, 57(6):638–647.

[29] Borren NZ，Ghadermarzi S，Hutfless S，et al. The emergence of Clostridium difficile infection in Asia: a systematic review and meta–analysis of incidence and impact. PLoS One, 2017, 12(5): e0176797.

[30] 中华医学会外科学分会中国研究型医院学会感染性疾病循证与转化专业委员会.中国艰难梭菌感染诊治及预防指南（2024）.中华外科杂志，2024,62.

[31] Pruitt AA.Central nervous system infections in immunocompromised patients.Curr Neurol Neurosci Rep, 2021, 21(7):37–47.

[32] Rolston KVI. Infections in cancer patients with solid tumors: A review. Infect Dis Ther, 2017, 6(1):69–83.

[33] Mert D, Iskender G, Kolgelier S, et al. Evaluation of risk factors, causative pathogens, and treatment in recurrent percutaneous nephrostomy catheter–related urinary tract infections in cancer patients. Medicine (Baltimore), 2023, 102(14):e33002.

[34] Lipe DN, Mann PB, Babakhanlou R, et al.Evaluation and management of genitourinary emergencies in patients with cancer .Emerg Med Int, 2021, 2021:4511968.

[35] Castelli V, Sastre–Escol à E, Puerta–Alcalde P, et al. The etiology, antibiotic therapy and outcomes of bacteremic skin and soft–tissue infections in onco–hematological patients. Antibiotics (Basel), 2023, 12(12):1722–1733.

[36] Al–Mutairi HM, Egunsola O, Almutairi A, et al. Skin and soft tissue infections in hospitalized cancer

patients.Saudi Med J, 2021, 42(12):1333–1340.

[37] Pach JJ, Nelson CA, Leventhal JS, et al.Characterizing skin and soft tissue infections in patients with cancer on systemic oncologic therapy: A single institution retrospective analysis from the outpatient and inpatient oncodermatology service. JAAD Int. 2024, 15: 21‐23.

[38] Mair F, Erickson JR, Frutoso M, et al. Extricating human tumour immune alterations from tissue inflammation. Nature, 2022, 605(7911):728–735.

[39] Herman KE, Tuttle KL.Overview of secondary immunodeficiency.Allergy Asthma Proc, 2024, 45(5):347–354.

[40] Ballow M, Sa′nchez–Ramo′nS, Walter JE. Secondary immune deficiency and primary immune deficiency crossovers: hematological malignancies and autoimmune diseases. Front Immunol, 2022, 13:928062.

[41] 宋春，王昆华，郭增清，等 . 中国常见恶性肿瘤患者营养状况调查 . 中国科学：生命科学 , 2020, 50(12):1437–1452.

[42] 王鹏，王征，张力川，等 . 恶性肿瘤同步放化疗患者的营养状况及其影响因素 . 精准医学杂志 , 2024, 39(1):74–77.

[43] Pedersen A, Zachariae R, Bovbjerg DH.Influence of psychological stress on upper respiratory infection––a meta–analysis of prospective studies.Psychosom Med, 2010, 72(8):823–832.

[44] 中国抗癌协会肿瘤临床化疗专业委员会，中国抗癌协会肿瘤支持治疗专业委员会 . 肿瘤化疗导致的中性粒细胞减少诊治 中国专家共识（2023 版）. 中华肿瘤杂志，2023, 45(7): 575–583.

[45] Junior APN, Missier GMD, Praça APA, et al.In–hospital mortality and one–year survival of critically ill patients with cancer colonized or not with carbapenem–resistant gram–negative bacteria or vancomycin–resistant enterococci: an observational study.Antimicrob Resist Infect Control, 2023, 12(1):8–15.

[46] Tabib C, Nethala D, Kozel Z, et al. Management and treatment options when facing malignant ureteral obstruction.Int J Urol, 2020, 27(7):591–598.

[47] 中国医师协会血液科医师分会，中国侵袭性真菌感染工作组 . 血液病 / 恶性肿瘤患者侵袭性真菌病的诊断标准与治疗原则（第六次修订版），中华内科杂志 ,2020,59 (10):754–763.

[48] Lopera C, Monzó P, Aiello TF, et al.Prevalence and impact of multidrug–resistant bacteria in solid cancer patients with bloodstream infection: a 25–year trend analysis.Microbiol Spectr, 2024, 12(10): e0296123.

[49] Jiang AM, Li YM, Zhao N, et al. A novel risk classifier to predict the in–hospital death risk of nosocomialinfections in elderly cancer patients.Front Cell Infect Microbiol, 2023, 13:1179958.

[50] Chen YL, Huang JH, Xu JS, et al.Association between site of infection and mortality in patients with cancer with sepsis or septic shock: A retrospective cohort study. Exp Ther Med, 2022, 25(1):33.

[51] Arman G, Zeyad M, Qindah B, et al.Frequency of microbial isolates and pattern of antimicrobial resistance in patients with hematological malignancies: a cross–sectional study from Palestine. BMC Infect Dis, 2022, 22(1):146–158.

[52] Mohamed N, Ghazal A, Ahmed AAH, et al. Prevalence and determinants of antimicrobial resistance of pathogens isolated from cancer patients in an intensive care unit in Alexandria, Egypt. J Egypt Public Health Assoc, 2023, 98(1):9.

第2章

恶性肿瘤好发感染的宿主因素

第一节 恶性肿瘤相关的免疫缺陷

一、原因

（一）恶性肿瘤好发于原发免疫缺陷患者

有研究显示原发免疫缺陷与恶性肿瘤的发生有相关性，恶性肿瘤是继感染之后原发性免疫缺陷患者的第二大死因。与一般人群相比，原发免疫缺陷患恶性肿瘤的风险增加了 1.4～5 倍，恶性肿瘤总体发病率约为 8.6%，其中淋巴瘤的发病率最高，约 4%，胃腺癌的患病率为 1.5%。血液系统恶性肿瘤和淋巴组织增生性疾病中有高达 18% 的患者存在原发性免疫缺陷。弥漫大 B 细胞淋巴瘤是最常见的血液系统恶性肿瘤，其 1/3 的基因突变都与免疫缺陷相关。因此，在开始恶性肿瘤治疗之前，需完善免疫学检查。

（二）恶性肿瘤发生、发展过程中会发生免疫缺陷

血液系统恶性肿瘤如急慢性淋巴细胞白血病、非霍奇金淋巴瘤、多发性骨髓瘤、骨髓增生异常综合征等，常因肿瘤细胞浸润骨髓或骨髓功能障碍从而导致白细胞减少或功能障碍，因此这类患者常易继发感染，感染也是这类疾病常见的死亡原因。慢性淋巴细胞白血病患者经常出现低丙种球蛋白血症，导致对荚膜细菌（主要是肺炎链球菌）的易感性增加。多发性骨髓瘤患者通常为功能性低丙种球蛋白血症，免疫球蛋白总水平可能升高，但抗体的功能受到限制。有研究显示多发性骨髓瘤患者呈双相感染模式。肺炎链球菌和流感嗜血杆菌感染发生在疾病早期和对化疗有反应的患者中，而金黄色葡萄球菌和革兰阴性病原体更常见于疾病晚期和中性粒细胞减少期间。

（三）恶性肿瘤相关治疗会导致患者产生继发性免疫缺陷

恶性肿瘤相关的化疗、放疗、免疫治疗和靶向治疗等各项肿瘤治疗措施会消耗免疫系统细胞并产生继发性免疫缺陷。化疗药物将导致细胞介导的免疫缺陷，并导致中性粒细胞减少症和抗体缺乏症，从而导致感染风险增加。恶性胸腺瘤患者因行胸腺切除术常继发免疫缺陷。晚期或难治性恶性肿瘤患者发生感染并发症的风险高于接受早期治疗的患者。难治性血液系统恶性肿瘤可能因潜在疾病或既往细胞毒治疗或免疫抑制治疗等引起的骨髓衰竭。接受多种化疗方案的慢性淋巴细胞白血病患者发生严重感染的风险显著增加。一项回顾性研究表明，近 90% 接受大量氟达拉滨预处理治疗难治性慢性淋巴细

胞白血病患者均出现了需要住院治疗的严重感染并发症。

泼尼松和地塞米松是血液系统恶性肿瘤常用的两种药物。它们的免疫抑制作用由多种分子机制介导，例如通过抑制 NF-κB 通路，抑制促炎细胞因子如 IL-1、IL-2、IL-6、肿瘤坏死因子（TNF）-α 以及干扰素 γ 和前列腺素等。糖皮质激素诱导淋巴细胞无反应和凋亡，增加中性粒细胞从内皮脱离到外周血，以及从骨髓释放未成熟的中性粒细胞，这些会导致淋巴细胞减少和中性粒细胞增多。在长期使用糖皮质激素的患者中，细菌、真菌、病毒感染的概率都大大增加。

生物制剂最常见的是 CD20 单抗和 TNF-α 抑制剂。CD20 单抗最常用的是利妥昔单抗，常用于治疗淋巴组织恶性肿瘤。有研究报道了使用利妥昔单抗后出现低丙种球蛋白血症和感染风险增加。约48%的患者在使用利妥昔单抗后将发生感染，在117例患者中，16例（13.7%）血清 IgG 水平较低，95例患者中有48例（51%）在停用利妥昔单抗1年后 B 细胞计数持续偏低。

由于手术类型（如食管切除术、肝胆重建）、肿瘤负荷的程度、术前体能状态及恶性肿瘤相关的营养不良也会导致患者产生继发性免疫缺陷。继发性免疫缺陷常表现为感染频率增加、需要长期抗生素治疗、感染重且难以控制，以及感染不常见的病原菌等。

（四）恶性肿瘤细胞通过抗肿瘤免疫产生 T 细胞抑制甚至 T 细胞耗竭

恶性肿瘤细胞通过各种机制逃避机体免疫系统的监视和清除，在其抗肿瘤免疫中，将导致免疫系统功能下降。一方面，肿瘤细胞通过分泌免疫抑制因子以抑制免疫效应细胞的功能。有研究显示，肿瘤微环境中存在高浓度的转化生长因子 β，其浓度可高达1000pg/ml，这会抑制 CD4$^+$T 细胞的活化和增殖，此外，肿瘤细胞通过诱导调节性 T 细胞和髓源性抑制细胞的聚集，形成具有免疫抑制功能的微环境，进一步抑制抗肿瘤免疫反应。另一方面，肿瘤细胞通过直接破坏免疫细胞或诱导其凋亡来损害免疫系统。肿瘤细胞可通过上调抗凋亡蛋白（如 BCL-2 和 MCL-1）的表达，增强自身的存活能力，有效抵御 CD8$^+$T 细胞和自然杀伤细胞的攻击。

机体的抗肿瘤免疫主要是细胞免疫，T 淋巴细胞在肿瘤细胞免疫中起中心调控作用。T 淋巴细胞亚群是具有特殊标志的人胸腺输出细胞，负责执行细胞免疫功能及免疫调节功能，能很好地反映机体的免疫状态。其主要包括 CD3$^+$、CD4$^+$、CD8$^+$ 等淋巴细胞。其中 CD3$^+$ 细胞代表成熟淋巴细胞，是细胞免疫中主要的活性细胞。它按 CD 表型分为 CD4$^+$ 和 CD8$^+$ 两大亚群。CD4$^+$ 又称辅助性 T 细胞，能协助 B 细胞分泌抗体和调节其他 T 细胞的免疫应答。CD8$^+$ 细胞又称杀伤性 T 细胞，常表现细胞毒活性，是主要的细胞毒效应细胞。在 T 淋巴细胞网络中 CD4$^+$ 和 CD8$^+$ 细胞处于调节枢纽地位，其数量和比值变化反映机体免疫功能状态，是评估机体内免疫平衡最有意义的参数。

有研究显示，恶性肿瘤患者外周血淋巴细胞亚群 CD3$^+$、CD4$^+$、CD19$^+$ 及 CD8$^+$ 细胞明显增加，CD4$^+$/CD8$^+$ 比值显著降低，细胞免疫功能处于免疫抑制状态。恶性肿瘤患者 NK 细胞明显减少，机体对识别和杀伤恶性肿瘤细胞的能力下降。随着肿瘤临床分期的增加，外周血淋巴细胞亚群受抑制程度逐渐增强。由于淋巴细胞亚群是反映机体细胞免疫状态的敏感指标，因此，随着肿瘤的进展，机体的免疫受损愈发明显，从而易发生各类感染。白血病患者骨髓造血细胞的增殖、分化障碍也与 T 细胞亚群异常突变有关。

食管癌、肺癌患者血液中 CD4$^+$ 细胞下降显著，CD8$^+$ 细胞异常增多，其 CD4$^+$/CD8$^+$ 比值严重倒置；而早期乳腺癌患者的 CD4$^+$ 细胞与 CD8$^+$ 细胞的绝对数及其比值正常，但当恶性肿瘤扩散后，上述比值显著下降，造成机体免疫抑制状态。当乳腺癌、鼻咽癌及其他患者放疗、化疗或手术治疗后，其外周血 T 淋巴细胞亚群的数量及比值随病情的好转而逐渐升高，在完全缓解的患者中会逐渐升至正常水平。因此，恶性肿瘤患者外周血 T 淋巴细胞亚群的细胞数及比值的变化，对指导恶性肿瘤的治疗和疗效观察有一定临床意义。

二、恶性肿瘤免疫状态的常用指标

1. 血常规　通过白细胞计数及淋巴细胞数量可粗略判断免疫力状况。

2. 淋巴细胞功能　免疫细胞的活性检测，如淋巴细胞转化试验，可根据淋巴细胞转化程度测定免疫应答功能，结果较可靠。

3. 淋巴细胞亚群　免疫细胞的定量检测，如 CD3、CD4、CD8、CD19、CD16/56 等的检测，通过精确计数免疫细胞数值，能更好地评估免疫状态（表 2-1）。

表 2-1　淋巴细胞亚群免疫细胞定量检测

淋巴细胞亚群	意义	正常值（成人）	增高	降低
CD4$^+$	辅助/诱导 T 淋巴细胞	500～1600 个/μl	提示机体免疫力好，肿瘤患者的预后较好	见于恶性肿瘤、遗传性免疫缺陷病、艾滋病、应用免疫抑制剂患者
CD4$^+$/CD8$^+$	辅助性 T 细胞与抑制性 T 细胞比值	1.4～2.0	表示辅助性 T 细胞高于抑制性 T 细胞，说明免疫力好。过高则表明细胞免疫功能处于"过度活跃"状态，容易出现自身免疫反应，见于自身免疫病，如类风湿关节炎、系统性红斑狼疮、1 型糖尿病	提示免疫力较差。见于病毒感染（如 EB 病毒感染）、免疫缺陷疾病（如艾滋病）、肿瘤性疾病和再生障碍性贫血
CD16$^+$CD56$^+$（NK 细胞）	可对肿瘤细胞产生非特异性杀伤作用，并且这种肿瘤杀伤作用不需要特异性致敏源	7%～40%	病毒感染的早期	提示机体免疫对肿瘤的杀伤、攻击作用明显减弱。见于肿瘤、感染性疾病、急慢性多发性硬化症、系统性红斑狼疮

4. 免疫球蛋白、补体　免疫球蛋白是反映体液免疫功能的一项重要指标，免疫球蛋白、补体的检测可以反映机体的免疫力。

5. 细胞因子　细胞因子是由免疫细胞（如单核巨噬细胞、T 细胞、B 细胞、NK 细胞等）和一些非免疫细胞（如内皮细胞、表皮细胞、纤维母细胞等）经刺激而合成、分泌的一类具有广泛生物学活性的小分子蛋白质，调控免疫应答。常见的细胞因子包括 IL-2、IL-4、IL-6、IL-10、IL-17、TNF-α、IFN-γ。其中 IL-2、TNF-α、IFN-γ 由 Th1 细胞分泌，介导细胞免疫应答和迟发型过敏反应；IL-4、IL-6、IL-10 由 Th2 细胞分泌，辅助 B 细胞活化分化为浆细胞并产生抗体，参与体液免疫应答。

通过对恶性肿瘤患者上述指标的检测，临床医师可以准确评估患者免疫状态，对免疫缺陷患者及早进行相应干预，以降低后续并发感染的可能。

第二节　恶性肿瘤治疗相关的免疫抑制

一、中性粒细胞减少症

（一）中性粒细胞减少症的概述

中性粒细胞减少症是指血液中中性粒细胞的绝对计数低于正常范围的状态。通常，中性粒细胞占白细胞总数的 50% ～ 70%，其主要功能是通过吞噬和杀灭病原体来防御感染。当中性粒细胞计数下降到一定程度，尤其是低于 500 个 /μl 时，患者感染的风险显著增加。

中性粒细胞减少症可以是短暂的（急性）或长期的（慢性），根据持续时间和病因有所不同。对于恶性肿瘤患者而言，中性粒细胞减少症通常是由化疗或放疗引起，因为这些治疗手段会损伤骨髓，抑制造血功能，从而导致中性粒细胞的生成减少。

（二）中性粒细胞减少症的病因

中性粒细胞是人体免疫系统的重要组成部分，主要功能是通过吞噬病原体和释放抗菌酶来抵御感染。中性粒细胞的减少通常是由于骨髓抑制，即骨髓中白细胞生成的减少。导致骨髓抑制的主要因素包括：① 多种抗癌药物对快速增殖的细胞具有毒性，包括肿瘤细胞和骨髓造血细胞。常见药物如紫杉醇、铂类药物、蒽环类药物和烷化剂等都可引起骨髓抑制。② 放射治疗，尤其是骨髓或大范围的照射，也会导致骨髓造血功能受损，进而导致中性粒细胞减少。③ 某些血液系统恶性肿瘤，如白血病和淋巴瘤，直接浸润骨髓，也可引起中性粒细胞减少。④ 其他因素包括病毒（如 EB 病毒、乙型肝炎病毒）感染和细菌感染直接或间接抑制骨髓造血功能；营养不良导致缺乏维生素 B_{12}、叶酸等关键营养素会影响血细胞生成；自身免疫病如系统性红斑狼疮（SLE）等，可能通过免疫介导的机制导致中性粒细胞减少。某些抗生素、抗病毒药物和抗癫痫药物的副作用也可能导致中性粒细胞减少。

（三）中性粒细胞减少症与感染的关系

中性粒细胞减少症与感染风险之间的关系密切。中性粒细胞是人体防御系统的重要组成部分，负责识别和清除病原体。一旦中性粒细胞数量显著减少，机体的免疫防线就会削弱，容易受到各种病原体的侵袭。

常见的感染的类型有：①细菌感染。中性粒细胞减少的患者特别容易发生革兰阴性菌（如大肠埃希菌、克雷伯菌）感染和革兰阳性菌（如金黄色葡萄球菌、链球菌）感染。这些细菌可引发严重的败血症、肺炎、尿路感染等。②真菌感染。如白念珠菌和曲霉菌感染，尤其在长期中性粒细胞减少的患者中更为常见。这类感染常表现为难治性，并且具有高死亡率。③病毒感染。虽然中性粒细胞对病毒的直接抗病毒作用有限，但中性粒细胞减少可伴随 T 细胞功能的抑制，使得患者对病毒性感染（如巨细胞病毒感染、单纯疱疹病毒感染）更易感。④寄生虫感染。在免疫功能严重受损的情况下，某些寄生虫（如弓形虫）感染也可能发生。

感染的好发部位包括：①血流感染。由于免疫力下降，中性粒细胞减少的患者容易发生血流感染，病原体可能通过破损的皮肤或黏膜进入血液循环，引发败血症。②呼吸道感染。肺炎是中性粒细胞减少患者常见的感染形式。肺部的防御机制包括黏膜纤毛系统和巨噬细胞，中性粒细胞减少会使这些防御机制失效。③胃肠道感染。肠道黏膜屏障在中性粒细胞减少时也变得脆弱，容易引起腹泻和肠炎，尤其是革兰阴性菌感染。④皮肤和软组织感染。化疗引起的皮肤破损、静脉置管等操作都可能成为感染的入口，导致蜂窝织炎、脓肿等。

中性粒细胞减少症患者的感染通常症状隐匿、进展迅速，难以早期识别。患者可能出现低热或无热，缺乏局部感染的典型症状，感染一旦被发现，往往已经发展为严重的全身性疾病，如败血症或感染性休克。

（四）预防和管理中性粒细胞减少症相关感染

预防中性粒细胞减少症相关感染是恶性肿瘤治疗中的重要环节。以下措施在临床中被广泛应用：①对于中性粒细胞计数极低（通常指中性粒细胞计数＜ 500 个 /μl）的患者，预防性使用抗生素（如氟喹诺酮类药物）可以减少细菌感染的发生率。然而，抗生素的长期使用可能导致耐药菌株的产生，因此需要谨慎评估和使用。②重组人粒细胞集落刺激因子（granulocyte colony-stimulating factor，G-CSF）被广泛用于预防和治疗化疗相关中性粒细胞减少症。G-CSF 可以刺激骨髓生成中性粒细胞，缩短中性粒细胞减少症持续时间，降低感染风险。③减少接触感染源对于中性粒细胞减少症患者至关重要。例如限制访问、保持病房清洁、避免食用生食等措施都有助于减少感染风险。④对于已发生感染的中性粒细胞减少症患者，早期使用广谱抗生素是关键。治疗通常在等待病原体培养结果前就开始，以尽早控制感染。⑤让患者和家属了解中性粒细胞减少症及其感染风险，强调自我保护和早期就医的重要性，有助于提高感染防控效果。

（五）小结与展望

中性粒细胞减少症是恶性肿瘤患者特别是接受化疗的患者中的常见并发症，显著增加了感染的风险。中性粒细胞的减少不仅使患者更易受到细菌、真菌和病毒感染的侵袭，还使这些感染的进展更加迅速和严重。因此，及时预防和管理中性粒细胞减少症相关感染对于改善恶性肿瘤患者的预后至关重要。

尽管当前在中性粒细胞减少症的管理方面已经取得了显著进展，未来的研究仍然需要解决一些关键问题，以进一步改善患者的预后。①除了中性粒细胞的数量外，其功能状态也直接影响感染的防御能力，应更加关注中性粒细胞的功能性评估，以便更准确地预测感染风险。②在肿瘤微环境中，中性粒细胞不仅参与感染防御，还可能影响肿瘤的进展和转移。深入研究肿瘤相关中性粒细胞的功能及其与免疫系统其他成分的相互作用，有助于开发新的治疗策略。③随着免疫治疗的普及，研究免疫调节剂与中性粒细胞减少症之间的关系变得尤为重要。特别是在免疫检查点抑制剂相关的中性粒细胞减少症中，探索如何在不影响抗肿瘤免疫反应的情况下改善中性粒细胞数量和功能可能是未来的研究重点。④随着多重耐药菌的增加，开发新型抗菌药物和替代疗法如抗菌肽、细菌噬菌体治疗等成为必要。此外，个性化抗菌治疗策略，根据患者的微生物谱和免疫状态制订针对性抗感染方案。⑤探索与中性粒细胞减少症和感染风险相关的基因和分子标志物，有助于识别高风险患者群体，并为他们提供个体化的预防和治疗方案。

中性粒细胞减少症作为恶性肿瘤患者感染的主要风险因素，已成为肿瘤治疗中不可忽视的重要问题。通过深入研究其发病机制、改善预防策略、开发新型治疗手段，有望进一步降低感染相关的死亡率，提高恶性肿瘤患者的总体生存率。

二、黏膜屏障破坏

（一）恶性肿瘤与黏膜屏障破坏

恶性肿瘤的发生与发展对机体的多个系统产生深远的影响，尤其是对皮肤和黏膜屏障的破坏尤为显著。黏膜屏障包括消化道、呼吸道、生殖泌尿道及其他器官的内壁，是身体抵御外界病原体入侵的第一道防线。黏膜屏障由紧密连接的上皮细胞、黏膜液层和基底膜组成，其结构完整性对维持正常生理功能至关重要。然而，恶性肿瘤及其治疗手段常导致这些屏障的结构和功能受损，使病原体更容易进入机体，从而增加感染的风险。

黏膜屏障不仅起到物理屏障的作用，还通过分泌黏膜液、抗菌肽及免疫球蛋白A（IgA）等物质，对抗潜在的病原体。屏障的完整性依赖于上皮细胞的严密连接，以及黏膜蛋白的分泌，这些成分共同形成了一个复杂的防御网络。然而，当屏障受到损害时，免疫系统需要付出更多的努力来抵御感染，这可能导致慢性炎症和组织损伤，进而影响患者的预后。

恶性肿瘤对黏膜屏障的影响包括肿瘤直接破坏和微环境改变。肿瘤的浸润性生长不仅侵蚀正常组织，还通过破坏紧密连接和上皮细胞层，使黏膜屏障的防御功能大大减弱。特别是在消化道肿瘤（如食管癌、胃癌）中，肿瘤细胞通过分泌蛋白酶降解细胞外基质，直接破坏上皮细胞之间的连接，导致黏膜下层暴露。这一过程使局部微环境变得易于细菌、病毒及真菌的入侵，并导致局部或系统性感染。另一方面，肿瘤微环境（tumor microenvironment，TME）是由肿瘤细胞、基质细胞、血管、免疫细胞及细胞外基质组成的复杂系统。TME 中的免疫抑制因素（如肿瘤相关巨噬细胞、髓系抑制细胞）及促炎细胞因子（如 IL-6、TNF-α）可以破坏黏膜屏障的稳态。例如，肿瘤细胞通过分泌血管内皮生长因子（VEGF）促进异常血管生成，导致局部缺氧和营养不足，进而损害上皮细胞的增殖与修复功能。这些变化使得黏膜屏障的功能进一步恶化，为病原体的入侵创造了有利条件。

（二）抗肿瘤治疗对黏膜屏障的影响

化疗和放疗是恶性肿瘤治疗的重要手段，但这些治疗方式会对正常组织造成严重的损害，尤其是对快速增殖的黏膜上皮细胞。化疗药物如甲氨蝶呤、顺铂和多柔比星通过抑制 DNA 合成和细胞分裂，导致上皮细胞大面积凋亡和黏膜屏障的结构破坏。放疗则通过电离辐射直接损伤细胞 DNA，引发炎症反应和血管损伤，进一步削弱黏膜屏障的完整性。例如，口腔膜炎是化疗和放疗的常见毒副作用，表现为口腔黏膜的广泛炎症、溃疡及疼痛，严重影响患者的生活质量。其发生机制包括黏膜上皮细胞的损伤、微生物群落的失调及免疫系统的激活。研究表明，恶性肿瘤患者中 60% 以上在接受高剂量化疗后会出现口腔黏膜炎，而这些患者往往更易发生系统性感染。

随着免疫检查点抑制剂（如 PD-1/PD-L1 抑制剂、CTLA-4 抑制剂）的广泛应用，免疫治疗相关的不良反应也逐渐受到关注。虽然这些药物通过增强免疫系统对抗肿瘤，但它们也可能引发免疫系统对正常组织的攻击，导致黏膜炎症和屏障功能受损。例如，免疫检查点抑制剂引起的结肠炎、胃炎和肺炎往往伴随着黏膜屏障的广泛破坏，并可能导致严重的感染。

（三）黏膜屏障破坏与感染的关系

当黏膜屏障受损时，机体对感染的防御能力显著下降。黏膜屏障的破坏不仅增加了病原体的入侵途径，还导致正常菌群失衡，进一步加剧了感染的风险。尤其是在免疫功能低下的恶性肿瘤患者中，这种风险更为突出。这些患者往往需要长期使用抗生素进行预防性治疗，但抗生素的广泛使用可能导致耐药菌株的出现，使感染更难控制。恶性肿瘤患者中常见的感染类型包括细菌感染（如革兰阳性菌、革兰阴性菌引起的败血症）、真菌感染（如念珠菌病、曲霉病）及病毒感染（如 CMV、HSV 感染）。这些感染的发生往往与特定的肿瘤类型和治疗方式有关。例如，鼻咽癌患者在放疗后常见的复发性感染主要包括细菌性鼻窦炎和真菌性鼻咽炎。在一项关于鼻咽癌患者的研究中，研究者发现，接受放疗的患者中有超过 30% 在治疗后出现了慢性鼻窦炎，而其中约 15% 进一步发展为真菌感染。这些感染不仅影响患者的生活质量，还显著增加了死亡率。

（四）预防和管理策略

第一是黏膜屏障功能的维护，为了预防和减轻黏膜屏障破坏带来的不良影响，维持黏膜屏障功能的策略显得尤为重要。这些策略包括使用屏障保护剂（如口腔凝胶、保护膜）、营养支持（如补充维生素 A、E 及锌）及对症治疗。研究表明，局部应用口腔凝胶可以有效减少口腔黏膜炎的发生率，并显著缓解患者的疼痛。第二是预防感染，抗生素的预防性使用在高危患者中十分普遍，但需要谨慎选择药物以避免耐药菌株的出现。

第三是早期识别和治疗感染，减少黏膜屏障破坏导致的不良后果。另外，益生菌的应用逐渐受到关注。研究表明益生菌可以通过恢复肠道微生态平衡，减少抗生素相关性腹泻和结肠炎的发生。生物工程皮肤和人工器官的研究也为黏膜屏障的修复提供了新的希望，通过重建受损的黏膜组织，恢复其结构和功能，从而有效预防感染的发生。

（五）小结与展望

黏膜屏障的破坏在肿瘤及其治疗过程中扮演着关键角色。理解其破坏机制、感染风险及预防和管理策略，对改善恶性肿瘤患者的预后至关重要。随着对黏膜屏障破坏机制的深入研究，新的治疗靶点和保护策略不断涌现。未来的研究方向可能包括黏膜屏障相关基因的靶向治疗、微生物群落的精准调控及新型生物材料的开发。这些研究不仅有助于改善恶性肿瘤患者的生活质量，还可能提高整体治疗效果。随着新兴技术和治疗手段的不断发展，未来将有更多有效的手段来保护和修复黏膜屏障，从而减少感染并提高患者的生存率。

三、免疫抑制剂的使用

（一）免疫抑制剂的使用概述

随着恶性肿瘤免疫治疗的广泛应用，免疫抑制剂在恶性肿瘤治疗中的重要性日益增加。免疫抑制剂通过调节患者的免疫系统，阻断或抑制免疫反应，帮助身体抵御肿瘤的生长和扩散。然而，这些药物在抑制异常免疫反应的同时，也可能削弱机体的正常免疫防御功能，导致感染风险的增加。理解免疫抑制剂的作用机制及其对感染的潜在影响，对于优化肿瘤治疗和提高患者的生存率具有重要意义。

免疫抑制剂包括多种药物类别，如抗体类药物（如 CTLA-4 和 PD-1/PD-L1 抑制剂）、细胞因子抑制剂（如 IL-6 受体抑制剂和 TNF-α 抑制剂）、糖皮质激素（如泼尼松龙、地塞米松）等。这些药物通过不同的机制抑制免疫反应，其在恶性肿瘤治疗中的应用日益广泛，但也伴随着不同程度的感染风险。

（二）免疫抑制剂在肿瘤治疗中的应用

1. 免疫检查点抑制剂（immune checkpoint inhibitor, ICI） 通过阻断免疫系统的"刹车"分子（如 CTLA-4 和 PD-1/PD-L1），激活 T 细胞来攻击肿瘤细胞。ICI 在黑色素瘤、非小细胞肺癌、肾细胞癌等多种肿瘤类型中表现出显著的疗效。然而，随着免疫系统被激活，ICI 的使用也伴随着一系列免疫相关不良反应，包括皮肤、肝、消化道和肺部的炎症反应，这些反应可能导致黏膜屏障破坏和感染。免疫检查点抑制剂的不良反应多发生在治疗开始后的几周至几个月内，这些反应可能导致黏膜屏障的破坏和感染的风险增加。常见的感染类型包括细菌感染（如肺炎、败血症）、真菌感染（如念珠菌感染）及病毒感染（如 CMV 感染）。

2. 细胞因子抑制剂 通过抑制特定细胞因子的功能，阻止炎症反应的发生。这类药物包括白细胞介素 6（IL-6）受体抑制剂（如托珠单抗）、肿瘤坏死因子 α 抑制剂（如英夫利昔单抗）等，它们在控制与肿瘤相关的炎症反应、减轻化疗引起的副作用方面表现出潜在疗效。然而，由于这些药物抑制了炎症反应，患者的感染风险显著增加，特别是在接受高剂量或长期治疗的患者中。细胞因子抑制剂在恶性肿瘤患者中主要用于治疗免疫检查点抑制剂引发的严重 irAEs 或作为二线治疗方案。尽管这些药物可以有效控制炎症反应，但其使用也伴随着显著的感染风险，例如肺炎、尿路感染和皮肤感染等。

3. 糖皮质激素（如泼尼松龙、地塞米松）　通过抑制免疫系统的多种途径，减少炎症和免疫反应，是治疗肿瘤相关免疫不良反应的主要药物之一。这类药物通过抑制 T 细胞活性、抑制细胞因子的释放及减少血管通透性，从而减轻免疫介导的组织损伤。然而，长期使用糖皮质激素会导致免疫抑制，使患者易感于各种感染，特别是机会性感染。糖皮质激素的长期使用与免疫功能抑制密切相关，可能导致严重的感染风险，包括细菌性败血症、肺结核复发、念珠菌病及其他真菌感染。此外，糖皮质激素的使用可能掩盖感染的症状，延误诊断和治疗，加重病情。

（三）免疫抑制剂的感染风险

首先，免疫抑制剂的使用显著增加了肿瘤患者对感染的易感性，感染类型包括细菌、真菌和病毒等病原体引起的感染。免疫抑制剂通过抑制宿主免疫反应，使病原体更容易定植和扩散，特别是在黏膜屏障受损的情况下，感染风险大幅增加。免疫抑制剂的使用可能导致多种细菌感染，包括革兰阳性菌和阴性菌引起的败血症、肺炎和泌尿系统感染。尤其是在接受化疗和放疗的肿瘤患者中，免疫抑制剂的使用进一步削弱了机体的免疫防御，导致耐药菌株的增多和治疗难度的加大。其次，真菌感染是免疫抑制剂使用过程中较为常见且难以治疗的并发症之一。念珠菌属和曲霉菌属是最常见的致病菌种，特别是在接受长期糖皮质激素或细胞因子抑制剂治疗的患者中。真菌感染的发生往往与患者免疫功能极度低下有关，且病死率高。再次，病毒感染，如巨细胞病毒、单纯疱疹病毒和带状疱疹病毒感染，在免疫抑制剂使用者中十分常见。免疫抑制剂的使用可能导致潜伏病毒的再激活，特别是在接受高剂量或长期治疗的患者中。这些病毒感染不仅加重了患者的病情，还可能影响肿瘤治疗的持续性。

（四）免疫抑制剂相关感染的预防和管理

预防感染是使用免疫抑制剂的肿瘤患者管理中的关键步骤。感染预防措施包括接种疫苗、抗生素预防性使用及严格的感染控制策略。对于长期使用免疫抑制剂的患者，定期监测感染情况，并及早干预是降低感染风险的关键。

对于正在接受免疫抑制治疗的恶性肿瘤患者，疫苗接种是预防感染的有效手段之一。尽管某些免疫抑制剂可能削弱疫苗的免疫反应，但接种非活疫苗（如流感疫苗、肺炎疫苗）仍然是降低感染风险的重要方法。患者在免疫抑制剂治疗开始前或治疗期间应根据医师的建议进行必要的疫苗接种。在高风险患者中，预防性使用抗生素、抗真菌药物或抗病毒药物可以显著降低感染的发生率。例如，氟康唑可以预防念珠菌感染，甲氧苄啶/磺胺甲噁唑可以预防肺孢子菌肺炎，伐昔洛韦可以预防单纯疱疹病毒感染。这类预防措施尤其适用于接受高剂量糖皮质激素或多种免疫抑制剂联合治疗的患者。对于住院的恶性肿瘤患者，严格的感染控制措施至关重要。这包括手卫生、隔离措施及严格的无菌技术操作等。患者居住环境的清洁和消毒也需要得到重视，以减少院内感染的风险。

对于免疫抑制治疗期间出现感染症状的患者，及时、准确的诊断和治疗至关重要。早期识别感染征兆、快速进行微生物学检测及影像学检查，有助于早期介入治疗，避免感染进一步恶化。快速和精确的微生物学检测是感染诊断的关键，血液培养、尿液分析、痰液培养及 PCR 检测可以帮助确定病原体的类型和药物敏感性，为合理选择抗感染药物提供依据。此外，基因组学技术如宏基因组二代测序（metagenomics next generation sequencing，mNGS），全基因组测序（whole genome sequencing，WGS）等在检测耐药菌株等方面显示出潜力，成为诊断感染的重要工具。对于有疑似感染的患者，影像学检查（如胸部 X 线片、CT 扫描）有助于早期发现感染灶。对于复杂病例，PET-CT 扫描可用于识别体内的潜在感染部位，并监测抗感染治疗的效果。一旦确诊感染，抗感染治疗应立即启动，并根据病原体类型和药物敏感性进行调整。对于严重感染的患者，早期应用广谱抗生素可以覆盖常见的病原体，并在获得培养结果后逐步调整为窄谱抗生素治疗。对于真菌感染，氟康唑、伏立康唑及两性霉素 B 等药物常被选用，而病毒感染则需根据具体情况使用抗病毒药物如阿昔洛韦或更昔洛韦。

（五）小结与展望

免疫抑制剂在恶性肿瘤治疗中扮演着关键角色，但其与感染风险密切相关。理解免疫抑制剂的作用机制及其潜在的感染风险，对于优化抗肿瘤治疗策略和提高患者的生存质量至关重要。近年来的研究揭示了免疫抑制剂与感染风险之间的复杂关系，并指出某些新机制可能参与其中。例如，JAK-STAT 通路抑制剂在某些肿瘤类型中的应用虽显著提高了治疗效果，但其对免疫调节的广泛影响可能导致多种感染的发生。此外，针对特定靶点的免疫抑制剂如 BTK 抑制剂等也显示出不同程度的感染风险，尤其是对病毒感染的易感性显著增加。新型免疫抑制剂的开发致力于在抑制肿瘤生长的同时，尽可能减少感染风险。例如，特异性调节 T 细胞亚群的小分子抑制剂显示出减少感染发生的潜力。与传统免疫抑制剂相比，新型药物的副作用更少，患者耐受性更好。

随着对免疫抑制剂与感染关系的深入研究，未来的研究将着眼于开发更加安全和有效的免疫调节策略。个体化治疗方案将成为研究的重点，通过结合患者的基因组学、微生物组和免疫表型信息，制订个性化的免疫抑制治疗方案，以最大限度地减少感染风险。

四、造血干细胞移植

（一）造血干细胞移植概述

造血干细胞移植（hematopoietic stem cell transplant，HSCT）是指经放化疗等预处理后，清除了移植受者体内的肿瘤细胞或异常克隆细胞，再将移植前预先采集的自体或异体造血干细胞（骨髓、外周血或脐血）输注给受者，使其正常造血和免疫功能重新建立的一种医治方式。在过去的几十年中，造血干细胞移植取得了重大进步，已经从动物骨髓移植的实验研究发展成为每年对上万例骨髓衰竭、血液系统恶性肿瘤、免疫缺陷病和先天性代谢性疾病患者进行根治的先进医疗手段。

（二）造血干细胞移植分类

HSCT 可以从不同角度进行分类，按以下 5 个方面分类。

1. 根据干细胞来源，可分为外周血、骨髓、脐血等。

2. 根据供者、受者之间的关系，分为自体和同种异体 HSCT。

（1）自体造血干细胞移植（autologous HSCT，auto-HSCT）的优点：简便且安全的采集操作、较快速恢复的造血和免疫功能、相对较少和较轻的移植后相关并发症以及相对较低的治疗费用等。对于初次完全缓解的中高危白血病患者，在无合适同胞供体的条件下，可考行 auto-HSCT。随着医学技术的提高，auto-HSCT 的成功率也随之增高，已经是非高危人群的一线巩固选择方案。目前 auto-HSCT 也是多发性骨髓瘤和淋巴瘤的标准治疗方法。

（2）异基因造血干细胞移植（allogeneic-HSCT，allo-HSCT）是大部分血液病的一种重要且有潜在疗效的医治方法，如白血病、骨髓增生异常综合征等。多功能造血干细胞可以来源于 HLA 全相合同胞供体（较少数人能匹配）、单倍体相合亲属、无血缘关系的志愿者供体和脐血。

3. 根据供体与受体人类白细胞抗原（human leukocyte antigen，HLA）的配型相合程度，同种异体 HSCT 包括 HLA 全相合、HLA 不全相合、HLA 单倍体相合。

4. 根据供者、受者之间的血缘关系，分为有血缘 HSCT 和非血缘 HSCT。

5. 根据移植前预处理方案的不同强度，分为清髓性 HSCT 和非清髓性 HSCT。

（三）造血干细胞移植后的易感性

造血干细胞移植患者的易感性是临床移植医师所面临的重要挑战，allo-HSCT 是治疗血液系统疾病的重要手段，移植患者需经历免疫清除、长期免疫抑制、供者免疫重建等阶段，因此患者容易合并各种感染。非清髓性预处理、促造血、抗感染预防、无菌层流技术的应用，以及 HLA 配型、移植物抗宿主疾病（graft-versus-host disease，GVHD）的治疗手段进步，使得 HSCT 后感染并发症的发生率已明显下降，但是目前感染是 allo-HSCT 常见的并发症和移植相关死亡的重要原因之一。虽然 auto-HSCT 并发症的发生率和死亡率都低于 allo-HSCT，但是仍有死亡病例，主要是因为感染引发的并发症。感染仍然是 auto-HSCT 术后的重要并发症和预后相关影响因素，可影响移植患者早期和晚期的生活质量和长期生存率。在 auto-HSCT 的并发症中，大多数感染发生在中性粒细胞减少期间，通常在移植后 1 个月左右，会大大影响到患者的生活品质及存活时间。

造血干细胞移植后分为 3 个免疫缺陷期，分别是移植后早期（第 0 天直到粒细胞植活）、移植后中期（粒细胞植活到 100d）和移植后晚期（100d 以后）。移植后不同的阶段，由于患者免疫功能损伤的特点不同，感染的致病病原体也有差异。移植后早期，即预处理后的骨髓抑制期，以重度粒细胞缺乏、黏膜屏障损伤和静脉插管的应用为特点，感染的病原体以细菌为主，其中革兰阳性球菌发生率高于革兰阴性杆菌。移植后中期，即移植后 2 ～ 3 个月，造血已经重建但免疫功能较差，同时并发 GVHD 是此期的特点。此期以病毒感染为主，如巨细胞病毒，水痘 - 带状疱疹病毒、单纯疱疹病毒，EB 病毒等，同时细菌感染发生率下降而真菌感染的发生率开始上升。移植后晚期，即移植后 3 个月至 2 年，此期仍然存在免疫功能缺陷和紊乱，慢性 GVHD 和长期应用免疫抑制剂使真菌感染，特别是侵袭性真菌感染成为此期最主要的感染类型。

（四）异基因造血干细胞移植后常见的感染类型

1. **异基因造血干细胞移植后的细菌感染**　细菌感染是 allo-HSCT 的常见并发症，在接受清髓性预处理的 HSCT 病例中发生率高达 60% ～ 100%。其发生取决于多个因素，主要包括移植前的病史和基础疾病、预处理方案的强度和类型、抗细菌预防方案及患者和病区的菌群分布。

细菌感染可能发生于移植后的任何时期，但主要发生于预处理后的骨髓抑制期，重度的粒细胞缺乏、体液免疫的缺陷、消化道黏膜损伤和中心静脉插管的应用等是移植后细菌感染的危险因素。移植后早期，患者处于重度骨髓抑制，口腔及肠道菌群易位和中心静脉插管是感染的主要来源，以革兰阳性球菌为主；最常见的感染类型依次为不明原因发热、革兰阳性球菌或革兰阴性杆菌败血症和静脉插管感染。GVHD 特别是肠道 GVHD 造成的黏膜溃疡是晚期感染的主要来源，以革兰阴性杆菌为主，主要感染类型为支气管肺炎、败血症和耳鼻喉感染。这是因为肠道微生多样性能产生多种作用，如合成维生素和氨基酸、产生短链脂肪酸，以及对潜在病原体定植产生屏障等，有助于抵抗外源微生物的定植（即定植抗性）。定植抗性是指微生物群进化出抑制病原体生长的复杂机制，包括营养竞争、竞争性代谢作用和宿主免疫反应诱导等。患者的肠道炎症或抗生素治疗等因素能增加结肠上皮的氧化，破坏厌氧环境并引起兼性厌氧菌的增长，而导致肠道致病菌存在，进而成为优势群体，减少有益微生物的数量。而病原体也发展了扩大其种群并增强其毒力的策略，以应对肠道微生物群定植抵抗并引起感染。故而肠道黏膜屏障的完整性受到破坏，可发生肠道微生物引起的菌血症，并且为这些感染引起的严重并发症创造了高风险环境。无菌层流设施、无菌饮食和口服不吸收抗生素在预防细菌感染中发挥了重要作用，可明显降低移植相关的死亡率，改善总体生存。随着诊断和治疗手段的不断改善，HSCT 后细菌感染的预后已经明显改善，但是细菌感染仍然是移植相关死亡的重要原因之一，仍然位居移植后感染相关死亡的首位。

2. **异基因造血干细胞移植后的病毒感染**　病毒感染是 HSCT 病例治疗相关死亡的重要原因之一，主要见于 allo-HSCT 病例，在无关供者、脐血及半相合 HSCT 病例中发生率较高，而在 auto-HSCT 病例中少见。对病毒感染免疫反应的差异造成了不同的移植类型具有不同的病毒感染发生率，其中不同程度的 T 细胞功能不全和 B 细胞功能缺陷是主要原因。CMV、HSV、VZV、EB 病毒等较为常见。

导致病毒感染风险增加的因素包括：①宿主因素。如受移植患者所患疾病导致的长期中性粒细胞缺乏或淋巴细胞计数、功能下降，以及既往病毒感染等。②预处理方案。清髓方案会导致较长时间的中性粒细胞减少和较严重的黏膜屏障损伤，会增加移植前感染风险。③人类白细胞抗原配型类型。单倍体供者和无关供者相较全相合供者需要使用更强的免疫抑制方案来控制 GVHD，势必增加病毒感染风险。④干细胞来源。与接受外周血干细胞（peripheral blood stem cell，PBSC）的受者相比，骨髓移植受者中性粒细胞减少时间较长，早期感染风险较高，但 GVHD 风险较低。相比之下，脐带血干细胞移植受者植入相对延迟，中性粒细胞减少可持续 6 周以上，T 细胞功能障碍可持续数月至数年，使得脐血移植有着更高的移植后早期及晚期病毒感染风险。⑤ GVHD。急性及慢性 GVHD 的发生，需要使用多种免疫抑制方案进行治疗，势必增加病毒感染风险。此外，在一些预处理方案中加入抗胸腺细胞球蛋白（anti-thymocyte globulin，ATG）等清除 T 细胞以预防 GVHD 的发生，这会导致长期的 T 细胞免疫缺陷，也增加了受者病毒感染的风险。⑥其他。移植前供者和受者的血清学状态及受者的年龄等其他因素也可能影响病毒感染的发生。例如，接受 CMV 血清阴性供者移植物的 CMV 血清阳性受者 CMV 感染的风险较高。

在移植的不同阶段，各病毒的感染发生率也不相同，移植后早期阶段可能伴有严重的中性粒细胞减少症和严重的黏膜炎，导致常驻胃肠道菌群和单纯疱疹病毒再激活的风险增加；移植后的中期，随着中性粒细胞的恢复，感染多与 GVHD 及对应使用的免疫抑制剂引起的免疫缺陷相关，CMV 再激活非常常见；在细胞免疫和体液免疫重建持续的移植后晚期阶段，水痘 – 带状疱疹病毒感染发生率相对较高。

随着病毒诊断学的改进，例如利用宏基因组二代测序及基于聚合酶链式反应（polymerase chain reaction，PCR）的分子诊断方法，大大促进了移植后病毒感染的早期诊断。基于病毒性疾病发病机制的预防，尤其是抢先治疗的实施，可进一步控制移植后潜伏病毒的再激活和病毒感染的严重程度。病毒特异性免疫治疗的发展可能会涉及更多新的治疗手段和技术，除传统抗病毒药物应用外，如采用基因编辑技术修饰免疫细胞、使用疫苗进行免疫刺激等，这些方法可进一步提高病毒特异性免疫治疗的安全性和疗效，已被用于治疗移植后病毒感染性疾病，并有望改善 HSCT 后病毒感染的整体预后。

3. 异基因造血干细胞移植后的真菌感染　抗真菌免疫包括固有免疫和特异性免疫，固有免疫主要依赖中性粒细胞、单核巨噬细胞、树突状细胞等，常在移植后 2 ～ 4 周获得重建。在 allo-HSCT 人群中，固有免疫不能完全控制真菌，还需要特异性免疫参与。特异性免疫包括 T 淋巴细胞和 B 淋巴细胞，移植后特异性重建非常缓慢，尤其是 CD4$^+$T 细胞。有研究显示，CD4$^+$T 细胞绝对值在 allo-HSCT 造血重建后低于正常，在移植后 6 个月降至最低后逐渐升高，至 24 个月时基本恢复正常，这与临床真菌感染高发时间段基本一致。allo-HSCT 后 T 细胞重建有两条途径：一条是胸腺依赖性途径，供者来源的 T 细胞在胸腺内发育；另一条是胸腺非依赖性途径，即成熟 T 细胞的外周扩增。前者是移植后 T 细胞的主要来源，产生初始 T 细胞，启动缓慢；后者主要是记忆 T 细胞，能够在抗原与细胞因子的刺激下迅速转变为效应细胞，执行免疫应答，是移植后早期淋巴细胞急剧下降、胸腺功能未恢复时的重要替代途径，在移植后早期的抗感染机制中发挥着重要作用。

侵袭性真菌感染（invasive fungal infection，IFI）是 HSCT 的重要并发症之一，也是移植相关死亡的重要原因，其发生率高达 10% ～ 30%。IFI 的发生主要与免疫功能缺陷有关，多项研究发现 IFI 的危险因素：供、受者 HLA 配型不合，预处理方案，延期造血重建，真菌的暴露史或定植，抗真菌药物接触史，粒细胞缺乏的持续时间，植入失败，急、慢性 GVHD，应用糖皮质激素，使用免疫抑制剂，基础疾病复发或进展，器官功能不全，合并糖尿病等。

IFI 确诊病例病死率极高，达 50% ～ 90%，而累及中枢神经系统的病例病死率超过90%。IFI 的发生率呈逐年上升趋势，并且随着抗真菌药物的广泛应用，IFI 病原菌的构成比也在逐渐发生变化，即曲霉菌和氟康唑耐药的念珠菌所占构成比逐年增高，在真菌菌株中耐药的曲霉菌和罕见真菌的构成比逐年增高。虽然新的抗真菌药物不断出现，但是IFI仍然是HSCT中的一个非常棘手的问题。

多项研究结果表明，预防性抗真菌治疗是降低血液系统恶性肿瘤患者HSCT后IFI发生率、病死率的必要手段，三唑类药物，尤其是氟康唑，是应用最早、最广泛的预防性抗真菌感染药物。近年来，随着伏立康唑、泊沙康唑、卡泊芬净及米卡芬净等新型抗真菌药物应用于IFI的预防治疗，氟康唑的临床应用地位有所下降。欧洲白血病感染会议（Europeqn Conference on Infections in Leukemia, ECIL）指南及美国感染病学会（Infectious Diseases Society of America, IDSA）均指出，HSCT后合并GVHD患者的IMD发生风险及相关病死率较未合并者增高，并且推荐应用泊沙康唑，而不是氟康唑进行预防性治疗。预防性治疗分为一、二级预防治疗。一级预防治疗适用于既往未发生真菌感染，而近期存在感染高危因素（HSCT、白血病诱导化疗等）的患者；二级预防治疗适用于既往有确诊/临床诊断的IFI史，而近期需要接受高强度免疫抑制治疗（大剂量化疗、HSCT）的患者。

五、植入导管及装置

（一）植入导管及装置概述

植入导管及装置在恶性肿瘤患者的治疗中发挥着关键作用，尤其是对于需要长期输液、化疗、营养支持和血液透析的患者。然而，这些植入物在提高治疗便利性的同时，也增加了感染的风险。随着抗肿瘤治疗的发展和导管技术的进步，理解和应对植入导管及装置相关感染已成为肿瘤护理的重要课题。

植入导管通常分为外周静脉导管（PVC）、中心静脉导管（CVC）和经外周置入中心静脉导管（PICC）。这些导管各自的应用场景和相关的感染风险有所不同。PVC常用于短期输液治疗，但感染风险相对较低。CVC广泛用于长期输液、化疗和血液制品输注，因其直接通达中心静脉，感染风险较高。PICC适用于长期输液且不需要频繁更换的患者，相对较少引发感染，但操作不当仍可能导致感染并发症。

恶性肿瘤患者常见的治疗相关植入装置包括输液港、胰岛素泵、放射性粒子植入装置及神经刺激器等。这些装置的长期植入增加了感染风险，并且感染的后果可能较为严重。输液港是一种长期植入的设备，用于需要频繁输液或化疗的患者。感染的主要来源为皮肤细菌或由于操作不当而引入的病原体。胰岛素泵用于糖尿病患者或特定恶性肿瘤患者的血糖管理，持续皮下注射增加了皮肤感染的可能性。放射性粒子植入装置通常用于某些实体瘤的局部治疗，植入过程中或术后可能发生感染。

（二）植入导管及装置相关感染的发生机制与风险因素

1. 细菌性生物膜的形成　细菌性生物膜的形成是植入导管及装置相关感染的核心机制之一。生物膜是细菌在表面形成的一种保护性结构，使其对抗生素和宿主免疫反应的抵抗力增强。在导管或装置表面形成的生物膜极难通过常规抗生素治疗清除，因此容易导致慢性和复发性感染。

2. 植入物表面材料的影响　植入导管及装置的材料类型对感染的易感性有显著影响。例如，硅酮和聚氨酯材料的导管表面更容易形成生物膜，增加感染风险。为了降低感染风险，近年来开发了多种抗菌涂层材料，如银涂层导管和含抗生素的表面涂层，显示出一定的防感染效果。

3. 操作与护理不当　导管及装置的植入和维护过程中的操作不当，如无菌技术不足、频繁更换导管、护理人员的培训不到位等，均可能增加感染的风险。标准操作规程的遵守和护理人员的专业培训对于预防感染至关重要。

（三）植入导管及装置相关感染的预防

1. 合理选择导管类型和提高植入技术是预防感染的首要措施。应根据患者的治疗需求、全身状况及导管使用时间选择最适合的导管类型。植入过程中严格遵循无菌技术，包括手卫生、使用无菌手套和消毒皮肤等，可以有效降低感染的发生率。

2. 抗菌涂层导管的应用成为预防感染的重要手段。银涂层导管和含抗生素的导管已在临床应用中显示出降低感染率的效果。研究表明，这些涂层能够有效抑制生物膜的形成，减少细菌在导管表面的附着。

3. 在某些高风险情况下，预防性使用抗生素可以显著减少导管相关感染的发生。例如，使用万古霉素冲洗导管腔可以减少金黄色葡萄球菌引起的感染风险。然而，广泛使用抗生素的策略需慎重考虑，以避免抗生素耐药性的产生。

4. 制订并严格执行标准操作规程是预防感染的基础。护理人员应接受定期培训，掌握最新的无菌技术和感染控制方法。包括手卫生、导管护理和感染症状的早期识别等内容的教育对降低感染风险具有重要意义。

5. 保持无菌环境是植入导管及装置感染预防的关键措施之一。手术室及植入环境应保持严格的无菌状态，导管植入前应对皮肤进行彻底消毒。对于长期住院或在家中进行导管护理的患者，居住环境的卫生状况也需严格管理。

（四）植入导管及装置相关感染的诊断

1. 导管相关感染的早期症状通常包括发热、寒战、局部红肿、疼痛和脓性分泌物。然而，由于恶性肿瘤患者常伴有其他感染风险因素，这些症状可能被掩盖或与其他感染相混淆。因此，密切监测患者的全身状况和局部导管情况对于早期诊断至关重要。

2. 微生物学检测是确诊植入导管及装置相关感染的金标准。血液培养、导管尖端培养及导管腔液体培养是常用的检测方法。基因组学检测如 PCR 技术、mNGS 也逐渐应用于快速识别病原体，并有助于选择针对性的抗感染治疗。

3. 对于怀疑存在深部感染的患者，影像学检查如超声、CT 扫描或 PET-CT 可用于发现感染灶的位置和范围。超声在诊断导管相关血栓和脓肿方面具有较高的敏感性，是评估深部感染的重要工具。

4. 导管及装置相关感染可分为局部感染、菌血症及血行播散性感染。局部感染通常局限于导管出口处或隧道处，而菌血症则表现为持续或间歇性发热，血液培养可检测到病原菌。血行播散性感染是最严重的类型，可能引发多器官功能衰竭，需要紧急处理。

（五）感染的治疗策略

对于严重感染或抗生素治疗无效的患者，导管拔除是首选治疗措施。根据感染类型和严重程度，拔除导管后可选择适当的抗生素进行全身治疗。抗生素的选择需要根据病原菌的药敏试验结果，并考虑患者的肾功能、肝功能及其他并发症。在某些情况下，如导管对于患者治疗至关重要且拔除风险较大，可选择保留导管并通过抗生素冲洗和系统性治疗进行控制。对于生物膜感染，联合使用抗生素和抗生物膜药物可能提高治疗效果。对于感染性血栓或脓肿形成的患者，单纯抗生素治疗可能不够，需要进行外科干预。导管相关血栓的治疗包括导管拔除、血栓清除术及抗凝治疗，而对于形成脓肿的患者，则可能需要引流和清创。随着研究进展，生物膜清除技术、纳米材料抗菌涂层、基因治疗和免疫调节疗法在预防和治疗导管相关感染方面展现出潜力。例如，某些新型纳米涂层材料显示出优异的抗菌性能，能够有效抑制生物膜的形成。此外，靶向生物膜的酶类药物也正在研究中，有望为顽固性感染提供新的治疗选择。

（六）小结与展望

植入导管及装置相关感染仍然是肿瘤患者治疗中面临的重大挑战之一。尽管已有多种预防和治疗策略，但感染发生率仍然较高，且治疗复杂。随着抗菌材料和生物技术的进步，未来有望开发出更加有效的预防和治疗手段。此外，加强对护理人员的培训和患者的教育、规范操作流程及个体化治疗方案的制订也是降低感染发生率的关键。未来的研究应继续关注生物膜形成机制、抗菌材料开发及免疫调节治疗等方向，以进一步减少植入导管及装置相关感染的发生。

第三节 恶病质

一、肿瘤恶病质概述

肿瘤恶病质（cancer cachexia）是一种常见且复杂的代谢综合征，影响 50% ~ 80% 的晚期恶性肿瘤患者，并与较高的感染风险、生活质量下降及较差的预后密切相关。恶病质的主要特征包括体重显著下降、肌肉萎缩、食欲丧失和全身炎症反应。由于恶病质状态下患者的免疫功能显著削弱，因此更容易发生各种感染，进一步加重患者的病情并影响治疗效果。本节将详细探讨肿瘤恶病质的机制、与感染的关系及其管理策略，并提供最新的研究进展。

二、肿瘤恶病质发生机制

（一）炎症反应与免疫抑制

1. **全身性炎症反应的激活** 这种反应由肿瘤细胞释放的促炎性细胞因子（如肿瘤坏死因子 α（TNF-α）、白细胞介素 -6（IL-6）和干扰素 γ（IFN-γ））驱动。这些细胞因子不仅引发体内代谢紊乱，还直接抑制了免疫系统的正常功能，使患者更易受到病原体的侵袭。此外，肿瘤恶病质还导致了 T 细胞和 B 细胞功能的低下，从而削弱了机体对感染的抵抗能力。

2. 肌肉蛋白质降解与营养不良　恶病质患者通常表现为显著的体重下降和肌肉萎缩，这主要是由于蛋白质降解增加、合成减少及能量消耗过高所致。肌肉组织的大量丧失不仅削弱了患者的体力，还影响了呼吸功能和吞咽功能，从而增加了呼吸道和胃肠道感染的风险。营养不良进一步削弱了免疫系统的防御功能，导致感染更容易发生且难以治愈。

3. 内分泌系统的紊乱　肿瘤恶病质还伴随着内分泌系统的严重紊乱，尤其是胰岛素抵抗、甲状腺激素水平下降和皮质醇升高。胰岛素抵抗导致糖代谢紊乱，增加了感染发生的风险。高水平的皮质醇抑制了免疫系统，削弱了对细菌、病毒和真菌的防御能力。这些内分泌紊乱共同作用，加速了恶病质的进展并增加了感染风险。

4. 肠道微生态失调　肠道微生态在维持免疫稳态和抵抗感染方面起着关键作用。研究表明，肿瘤恶病质患者常伴有肠道微生物群的显著改变，表现为有益菌群减少和致病菌群增多。这种微生态失调增加了肠道屏障的通透性，使细菌更容易通过肠壁进入血液循环，引发全身性感染。

（二）肿瘤恶病质与感染的关系

肿瘤恶病质患者的免疫功能普遍受损，表现为 T 细胞数量减少、B 细胞功能低下和抗体生成能力减弱。这些免疫缺陷使患者对病原体的易感性显著增加，常见的感染类型包括细菌性肺炎、败血症、尿路感染和真菌感染。由于免疫系统的防御能力下降，恶病质患者的感染通常表现为病程长、反复发作且难以治愈。感染不仅是恶病质的并发症，也是其加重的一个重要因素。感染引发的全身性炎症反应会进一步促进恶病质的进展，加重体重下降和肌肉萎缩。感染还会引起食欲丧失和能量消耗增加，进一步加剧营养不良。此外，感染引发的高热和代谢应激状态会导致肌肉蛋白质分解加速，从而加重恶病质的临床表现。恶病质和感染之间存在着复杂的双向作用机制。恶病质状态下的代谢和免疫紊乱增加了感染的发生风险，而感染反过来又会加速恶病质的进展，形成一个恶性循环。这种相互作用使得恶病质患者在治疗上面临巨大挑战，通常需要综合管理以改善预后。

（三）肿瘤恶病质与感染的管理策略

营养支持是管理肿瘤恶病质及其相关感染的重要手段。合理的营养补充可以帮助维持体重、改善免疫功能并减少感染的发生率。常用的营养支持方式包括口服营养补充剂、肠内营养和肠外营养。针对恶病质患者，特别应重视蛋白质和热量的摄入，以支持肌肉合成和免疫功能。此外，营养支持应结合个体化评估，确保营养干预的效果和安全性。

由于恶病质患者普遍存在慢性炎症状态，抗炎治疗是减少炎症反应、减轻恶病质症状的重要策略。非甾体抗炎药、糖皮质激素和抗 TNF-α 药物在缓解炎症方面显示出一定效果。然而，抗炎治疗需谨慎使用，特别是对于存在感染风险的患者，因为这些药物可能进一步抑制免疫功能，增加感染的风险。

对于恶病质患者，预防感染至关重要。常规的预防措施包括加强手卫生、避免不必要的侵入性操作、定期监测感染症状及早期使用抗生素。对于已发生的感染，应根据病原学检查结果选择适当的抗生素治疗，并在必要时进行联合用药。抗生素治疗的时间和剂量需根据患者的病情和感染类型进行调整，以避免耐药菌的产生。

免疫调节治疗在改善恶病质患者的免疫功能、减少感染风险方面具有潜在应用价值。包括免疫增强剂、细胞因子治疗及疫苗接种在内的多种免疫调节方法正在研究中。此外，支持治疗如输血、静脉补液和氧疗等在维持患者的生理稳态和减少感染并发症方面也发挥重要作用。

肿瘤恶病质与感染的管理需要多学科的合作，包括营养师、肿瘤科医师、感染科医师、护理人员等的共同参与。通过多学科团队的协作，可以实现个体化治疗方案，最大限度地改善患者的预后。多学科联合治疗还应包括心理支持，以帮助患者应对疾病相关的焦虑和抑郁，进一步提高生活质量。

（四）小结与展望

肿瘤恶病质与感染的管理是恶性肿瘤治疗中的一个重要且复杂的挑战。尽管已有多种策略可用于改善恶病质患者的预后，但治疗效果仍不理想。近年来，研究者们致力于开发新型营养补充剂，以更好地满足肿瘤恶病质患者的需求。例如，一些富含支链氨基酸（BCAA）的补充剂显示出显著的肌肉保护作用，同时还可以改善免疫功能。此外，ω–3脂肪酸因其抗炎特性，在肿瘤恶病质的管理中也表现出潜力。随着对肿瘤恶病质分子机制的深入了解，靶向治疗和分子药物在管理恶病质及其相关感染方面展现出新的前景。例如，阻断TNF–α和IL–6信号通路的药物在临床试验中显示出一定的疗效，能够减轻炎症反应并改善患者的体重和肌肉质量。此外，靶向肠道微生物群的治疗方法，如益生菌和粪菌移植，也正在探索中，可能为恶病质的管理提供新思路。随着医疗数据的积累，机器学习和大数据分析在预测恶病质患者的感染风险方面展现出巨大潜力。通过分析患者的基因组数据、代谢组数据和临床表现，机器学习算法可以帮助医师识别高风险患者并制订个体化的预防和治疗策略。

未来的研究应继续探索恶病质的分子机制，开发更有效的靶向治疗和营养支持方案。利用先进的技术手段，如大数据分析和机器学习等，提高感染风险的预测和个体化治疗的效果。通过多学科的合作和创新的研究，希望在未来取得更多的突破，改善恶病质患者的生存质量和生存率。

参考文献

[1] Mair F, Erickson JR, Frutoso M, et al. Extricating human tumour immune alterations from tissue inflammation. Nature, 2022, 605(7911):728–735.

[2] Herman KE, Tuttle KL. Overview of secondary immunodeficiency. Allergy Asthma Proc, 2024, 45(5):347–354.

[3] Srivastava S, Wood P. Secondary antibody deficiency – causes and approach to diagnosis. Clinical Medicine, 2016, 16(6):571–576.

[4] Galassi C, Chan TA, Vitale I, et al. The hallmarks of cancer immune evasion. Cancer Cell, 2024,

42(11):1825–1863.

[5] Mariana C, Olivier P, Christian TL, et al. Current microbiological testing approaches and documented infections at febrile neutropenia onset in patients with hematologic malignancies. Int J Infect Dis, 2024, 147: 107183.

[6] Boccia R, Glaspy J, crawford J, et al. Chemotherapy–induced neutropenia and febrile neutropenia in the US: A beast of burden that needs to be tamed?. Oncologist, 2022, 27(8): 625–636.

[7] Singh R, malhotra A, Bansal R. Synthetic cytotoxic drugs as cancer chemotherapeutic agents. Medicinal chemistry of chemotherapeutic agents. Elsevier, 2023: 499–537.

[8] Foley AM, Hoffman M. CE: febrile neutropenia in the chemotherapy patient. Am J Nurs, 2023, 123(5): 36–42.

[9] Wu G, Pan B, Shi H, et al. Neutrophils dual role in cancer: from tumor progression to immunotherapeutic potential. Int Immunopharmacol, 2024, 140: 112788.

[10] Bustos NA, Ribbeck K, Wagner CE. The role of mucosal barriers in disease progression and transmission. Adv Drug Deliv Rev, 2023, 200: 115008.

[11] Sun M, Zhan H, Long X, et al. Dehydrocostus lactone alleviates irinotecan–induced intestinal mucositis by blocking TLR4/MD2 complex formation. Phytomedicine, 2024, 128: 155371.

[12] Lim ESY, Ong Y, Chou Y, et al. Interconnected influences of tumour and host microbiota on treatment response and side effects in nasopharyngeal cancer. Crit Rev Oncol Hematol, 2024, 202: 104468.

[13] Pulendran B, Davis MM. The science and medicine of human immunology. Science, 2020, 369(6511).

[14] Goodman RS, Johnson DB, Balko JM. Corticosteroids and Cancer Immunotherapy. Clin Cancer Res, 2023, 29(14): 2580–2587.

[15] Gao W, Wang X, Zhou Y, et al. Autophagy, ferroptosis, pyroptosis, and necroptosis in tumor immunotherapy. Signal Transduct Target Ther, 2022, 7(1): 196.

[16] Pitiriga V, Bakalis J, Theodoridou K, et al. Lower risk of bloodstream infections for peripherally inserted central catheters compared to central venous catheters in critically ill patients. Antimicrob Resist Infect Control, 2022, 11(1): 137.

[17] Teja B, Bosch N A, Diep C, et al. Complication rates of central venous catheters: A Systematic Review and Meta–Analysis. JAMA Intern Med, 2024, 184(5): 474–482.

[18] Martin A, Gallot YS, Freyssenet D. Molecular mechanisms of cancer cachexia - related loss of skeletal muscle mass: data analysis from preclinical and clinical studies. Journal of Cachexia, Sarcopenia and Muscle, 2023, 14(3): 1150–1167.

[19] Compton SL, Heymsfield SB, Brown JC. Nutritional mechanisms of cancer cachexia. Annual Review of Nutrition, 2024, 44(1): 77–98.

[20] Ferrer M, Anthony TG, Ayres JS, et al. Cachexia: A systemic consequence of progressive, unresolved disease. Cell, 2023, 186(9): 1824–1845.

[21] Strickland AB, Shi M. Mechanisms of fungal dissemination. Cell Mol Life Sci, 2021, 78(7):3219–3238.

[22] Calderaro A, Buttrini M, Farina B, Montecchini S, De Conto F, Chezzi C. Respiratory Tract Infections and Laboratory Diagnostic Methods: A Review with A Focus on Syndromic Panel–Based Assays. Microorganisms, 2022, 10(9):1856.

[23] Marcos LA , Dupont HL .Advances in defining etiology and new therapeutic approaches in acute diarrhea. J Infect, 2007, 55(5):385–393.

[24] 郭敏，吴涛，白海，等．血液病患者异基因造血干细胞移植相关感染的临床特征及预后．中华血液学杂志，2019,40(1):69–72.

[25] 杨漾，张义成．异基因造血干细胞移植后病毒感染的防治进展．内科急危重症杂志，2023,29(2):101–105.

[26] 霍莹莹，庞爱明，程涛．异基因造血干细胞移植后造血及免疫重建研究进展．中华血液学杂志，2020,41(11):958–963.

[27] 马蕾，刘林．造血干细胞移植后侵袭性真菌病的研究新进展．国际输血及血液学杂志，2020,43(3):203–209.

[28] Cho C, Perales MA. Expanding therapeutic opportunities for hematopoietic stem cell transplantation: T cell depletion as a model for the targeted allograft. Annu Rev Med, 2019, 70:381–393.

[29] Vu DL, Dayer JA, Masouridi-Levrat S, et al. Microbiologically documented infections after adult allogeneic hematopoietic cell transplantation: A 5-year analysis within the Swiss Transplant Cohort study.Transpl Infect Dis,2020,22(4): e13289.

[30] 中华医学会血液学分会干细胞应用学组．异基因造血干细胞移植患者巨细胞病毒感染管理中国专家共识（2022 年版）．中华血液学杂志,2022,43(8):617–623.

第3章

恶性肿瘤好发感染的药物因素

第一节　化疗药物因素

一、化疗药物导致恶性肿瘤患者免疫缺陷与感染的病理生理机制

化疗药物通常通过直接抑制骨髓造血、破坏免疫细胞、损伤黏膜和皮肤等多种机制导致免疫系统的抑制，增加恶性肿瘤患者的感染风险。

（一）免疫系统抑制

1. 白细胞减少　化疗药物通过抑制骨髓造血干细胞的增殖和分化，显著减少白细胞的生成，尤其是中性粒细胞。中性粒细胞是机体防御细菌感染的主要细胞，负责吞噬和杀灭入侵的细菌。常用的化疗药物如环磷酰胺、多柔比星、顺铂等具有显著的骨髓抑制作用。中性粒细胞减少（中性粒细胞减少症）使患者的免疫系统在抵御细菌性感染方面变得非常脆弱。此类患者的感染防御能力显著下降，细菌性感染的发生频率显著增加，且感染的严重程度和持续时间通常会更长。这种免疫抑制可能导致感染发展为严重的系统性感染，增加了患者住院的风险，并且可能需要更为复杂的抗感染治疗。

2. 淋巴细胞减少　某些化疗药物，如氟尿嘧啶和环磷酰胺，对淋巴细胞（包括T细胞和B细胞）具有直接的毒性作用。这些药物通过干扰淋巴细胞的增殖和功能，抑制了体液免疫（抗体产生）和细胞免疫（细胞毒性T细胞和巨噬细胞的功能）。淋巴细胞的减少导致患者对病毒和真菌感染的免疫应答能力减弱，进一步增加了感染的风险。这种免疫功能的抑制可能使得常见的病毒感染（如单纯疱疹病毒、巨细胞病毒）和真菌感染（如白念珠菌）更易发生，并且可能导致病情恶化。

3. 骨髓抑制　化疗药物通过对骨髓造血组织的直接毒性作用，引起骨髓抑制。骨髓抑制不仅减少了白细胞，特别是中性粒细胞的数量，还会影响红细胞和血小板的生成。红细胞减少（贫血）导致机体氧气运输不足，影响免疫细胞的功能和修复能力；血小板减少则增加出血的风险，可能导致与感染相关的并发症更加严重。骨髓抑制还影响免疫系统的整体功能，使得患者在面对各种病原体时，免疫反应不够强健。此类患者容易发生各种类型的感染，包括细菌性、真菌性及病毒性感染，并且感染的处理和恢复更加困难。

（二）黏膜损伤

1. 肠道屏障破坏　化疗药物如氟尿嘧啶和紫杉醇对肠道上皮细胞具有毒性作用，导

致肠道屏障功能受损。这种屏障的破坏使得肠道内的细菌及其代谢产物（如内毒素）更易进入血液循环，增加了全身性感染的风险。肠道屏障受损不仅使得细菌更容易进入血液，还可能导致内源性感染，特别是革兰阴性菌的感染。此外，化疗药物对肠道正常菌群的抑制造成菌群失调，益生菌减少或致病菌过度繁殖，这种菌群失调进一步增加了感染的风险，可能导致严重的腹泻或感染性腹膜炎。

2. 皮肤和黏膜损伤　化疗药物也可能引发皮肤和黏膜的炎症反应，例如口腔黏膜炎、皮肤损伤和湿疹等，破坏了皮肤和黏膜的完整性。皮肤和黏膜的破损使得细菌、真菌和病毒更易侵入体内，增加了感染的风险。尤其是在口腔黏膜炎的情况下，破损的黏膜不仅使得局部感染的风险增加，还可能引起全身性感染。此外，化疗药物导致的黏膜损伤，如口腔溃疡和食管炎，进一步提高了感染的风险，并可能影响患者的营养摄入和生活质量。

（三）免疫耐受和调节功能障碍

1. 免疫耐受性改变　长期或高剂量化疗可能通过抑制免疫系统关键细胞的增殖和活性，导致免疫耐受性的改变，削弱机体对病原体的免疫反应。例如，化疗药物如甲氨蝶呤、环磷酰胺及多柔比星会抑制 T 细胞、B 细胞和树突状细胞等的功能，使得机体对病原体的抗原识别能力减弱，免疫应答降低。这种免疫耐受性的改变不仅会影响患者对细菌、病毒和真菌的防御能力，还可能导致对疫苗接种的反应减弱，免疫记忆受损，增加感染的风险，尤其是在恶性肿瘤患者中更为明显。

2. 免疫调节功能障碍　化疗药物在破坏肿瘤细胞的同时，也可能导致免疫系统调节功能的失衡，削弱正常的免疫应答机制。具体药物如环磷酰胺、异环磷酰胺及紫杉醇等，不仅影响了免疫调节 T 细胞和效应 T 细胞的平衡，还会抑制 NK 细胞和巨噬细胞的功能，导致对病原体的清除能力下降，增加感染的频率和严重性。此外，这种免疫调节障碍还可能诱发自身免疫反应，使得患者易于发生自身免疫病，如系统性红斑狼疮和类风湿关节炎，进一步加剧了免疫系统的失调。

（四）化疗药物相关的生理变化

1. 营养吸收障碍　化疗药物引起的恶心、呕吐和食欲丧失等消化系统症状可能导致营养不良。营养不良会削弱免疫系统的功能，减少免疫细胞的生成和功能，从而增加感染的风险。营养不良不仅影响免疫细胞的正常运作，还可能导致患者对感染的应答能力降低，进而影响治疗效果和预后。营养不良还可能导致体力和总体健康状况的下降，进一步加剧感染的严重性。

2. 内分泌系统变化　某些化疗药物和类固醇类药物可能导致内分泌系统的改变，影响免疫功能。这种内分泌系统的变化可能导致免疫功能的进一步抑制，增加感染的风险。例如，长期使用类固醇可能抑制机体的免疫反应，使得感染更加难以控制，并可能导致病情的复杂化。内分泌系统的变化还可能影响代谢平衡和体内的激素水平，进一步影响免疫系统的功能。

以上这些机制的共同作用，导致恶性肿瘤患者在接受化疗期间免疫功能受到显著抑制，感染风险大幅度增加。

二、致恶性肿瘤患者免疫缺陷与感染的化疗药物风险和分类

现有研究表明，多种小分子靶向药物可导致恶性肿瘤患者出现不同类型的免疫缺陷，进而继发感染。美国国立综合癌症网络（National Comprehensive Cancer Network, NCCN）指南 Prevention and Treatment of Cancer-Related Infections（Version 2.2024）对致恶性肿瘤患者免疫缺陷和感染风险的抗肿瘤药物进行了列举，并对上述药物继发的感染风险种类及处理措施给出了建议，表 3-1 对导致恶性肿瘤患者免疫缺陷与感染的化疗药物风险进行了总结。

表 3-1　导致恶性肿瘤患者免疫缺陷与感染的化疗药物风险及处理建议

药物类别	代表药物	感染风险等级[a]	感染风险类型	处理建议
1. 大多数实体瘤的标准化疗方案 2. 预中性粒细胞减少症[b] < 7d 的化疗方案	–	低	细菌 – 无 真菌 – 无 病毒 – 无，除非既往 HSV 发作	–
预期中性粒细胞减少症[b] < 7d 的化疗方案	–			
嘌呤类似物	氟达拉滨、氯法拉滨、奈拉滨、克拉屈滨	中	细菌真菌病毒	细菌 – 中性粒细胞减少症期间考虑氟喹诺酮类预防 真菌 – 中性粒细胞减少症和预期黏膜炎期间考虑预防，预防 PJP 病毒 – 中性粒细胞减少症期间预防，并根据风险情况延长预防时间
预期中性粒细胞减少症[b] > 10d 的化疗方案	–	高	细菌真菌病毒	细菌 – 中性粒细胞减少症期间考虑氟喹诺酮类预防 真菌 – 中性粒细胞减少症期间考虑预防，预防 PJP 病毒 – 中性粒细胞减少症期间预防，并根据风险情况延长预防时间
新型烷化剂类	替莫唑胺	高	耶氏肺孢子菌	复方磺胺甲噁唑预防

a. 风险类别基于若干因素，包括基础恶性肿瘤、疾病是否缓解、中性粒细胞减少症的持续时间、既往化疗暴露、巨细胞病毒（CMV）血清状态和免疫抑制治疗（IST）的强度

b. 中性粒细胞绝对计数 $< 0.5 \times 10^9$/L 或 $< 1 \times 10^9$/L，但预计在随后的 48h 将下降至 $< 0.5 \times 10^9$/L 以下

三、常见致粒细胞缺乏的化疗药物

中性粒细胞减少是应用化疗药物最常见的血液学不良事件和剂量限制性不良反应，

中性粒细胞减少的程度和持续时间与化疗药物的种类、剂量、患者自身因素及联合用药有关。化疗导致的中性粒细胞减少和粒细胞减少性发热会增加侵袭性感染的发生风险，可能会引起治疗费用的增加、抗菌药物的使用、住院时间的延长、化学药物的减量或延迟，严重者可导致感染性休克、脓毒综合征等危及生命的并发症，甚至导致患者死亡。因此，正确评估患者发生中性粒细胞减少的风险，早期识别 FN 和感染并进行合理预防和治疗，对减少 CIN 相关并发症、提高患者治疗安全及抗肿瘤化学治疗的疗效等方面具有重要意义。表 3-2 和表 3-3 是中国《肿瘤化疗导致的中性粒细胞减少诊治中国专家共识（2023版）》发生中、高危 FN 风险的方案汇总。

表 3-2　发生中危 FN 风险的化疗方案

疾病名称	化疗方案和化疗药物
原发灶不明的腺癌	吉西他滨＋多西他赛
乳腺癌	1. 多西他赛 2.AC-T 方案（多柔比星＋环磷酰胺序贯紫杉醇） 3. 紫杉醇
宫颈癌	1. 顺铂 / 托泊替康 2. 紫杉醇 / 顺铂 3. 托泊替康 4. 伊立替康
结直肠癌	FOLFOX 方案（氟尿嘧啶＋亚叶酸钙＋奥沙利铂）
非霍奇金淋巴瘤	1.GDP 方案（吉西他滨＋地塞米松＋顺铂 / 卡铂） 2.CHOP 方案（环磷酰胺＋多柔比星＋长春新碱＋泼尼松） 3. 苯达莫司汀
食管癌和胃癌	顺铂 / 伊立替康
非小细胞肺癌	1. 顺铂 / 紫杉醇 2. 顺铂 / 长春瑞滨 3. 顺铂 / 多西紫杉醇 4. 卡铂 / 紫杉醇 5. 多西紫杉醇
卵巢癌	1. 卡铂 2. 多西紫杉醇
小细胞肺癌	1. 依托泊苷 2. 卡铂
睾丸癌	1.BEP 方案（博来霉素＋依托泊苷＋顺铂） 2. 依托泊苷＋顺铂
尿路上皮癌	多西他赛

表 3-3　发生高危 FN 风险的化疗方案

疾病名称	化疗方案和化疗药物
急性淋巴细胞白血病	按照急性淋巴细胞白血病治疗指南中所选的方案而定（具体请参照急性淋巴细胞白血病治疗指南）
膀胱癌	剂量密集型的 MVAC 方案（甲氨蝶呤＋长春碱＋多柔比星＋顺铂）
骨恶性肿瘤	1.VAI 方案（长春新碱＋多柔比星或放线菌素 D ＋异环磷酰胺） 2.VDC-IE 方案（长春新碱＋多柔比星或线菌素 D ＋环磷酰胺与异环磷酰胺＋依托泊苷交替使用） 3. 顺铂 / 多柔比星 4.VDX 方案（环磷酰胺＋长春新碱＋多柔比星或线菌素 D） 5.VIDE 方案（长春新碱＋异环磷酰胺＋多柔比星或放线菌素 D ＋依托泊苷）
乳腺癌	1.dd AC-T 方案（剂量密集多柔比星＋环磷酰胺序贯紫杉醇双周） 2.TAC 方案（多西他赛＋多柔比星＋环磷酰胺） 3.TC 方案（多西他赛＋环磷酰胺） 4.TCH 方案（多西他赛＋卡铂＋曲妥珠单抗）
结直肠癌	FOLFOXIRI 方案（氟尿嘧啶＋亚叶酸钙＋奥沙利铂＋伊立替康）
头颈部鳞癌	TPF 方案（紫杉醇＋顺铂＋氟尿嘧啶）
霍奇金淋巴瘤	1. 维布妥昔单抗＋ AVD 方案（多柔比星＋长春花碱＋达卡巴肼） 2.BEACOPP 方案（博来霉素＋依托泊苷＋多柔比星＋环磷酰胺＋长春新碱＋丙卡巴肼＋泼尼松）
肾癌	多柔比星 / 吉西他滨
非霍奇金淋巴瘤	1.CHP 方案（环磷酰胺＋多柔比星＋泼尼松）＋维布妥昔单抗 2. 剂量调整的 EPOCH 方案（依托泊苷＋泼尼松＋长春新碱＋环磷酰胺＋多柔比星）；ICE 方案（异环磷酰胺＋卡铂＋依托泊苷） 3. 剂量密集 CHOP 方案（环磷酰胺＋多柔比星＋长春新碱＋泼尼松）± 利妥昔单抗 4.MINE 方案（美司钠＋异环磷酰胺、米托蒽醌＋足叶乙苷） 5.DHAP 方案（地塞米松＋顺铂＋阿糖胞苷） 6.ESHAP 方案（依托泊苷＋甲泼尼龙＋顺铂＋阿糖胞苷） 7.HyperCVAD± 利妥昔单抗（环磷酰胺＋长春新碱＋多柔比星＋地塞米松 ± 利妥昔单抗）
黑色素瘤	以达卡巴嗪为主，联合 IL-2 ＋干扰素 α 的方案（达卡巴嗪＋顺铂＋长春碱＋ IL-2 ＋干扰素 α）
多发性骨髓瘤	DT-PACE± 硼替佐米方案（地塞米松＋沙利度胺＋顺铂＋多柔比星＋环磷酰胺＋依托泊苷 ± 硼替佐米）

疾病名称	化疗方案和化疗药物
卵巢癌	1. 托泊替康 2. 多西紫杉醇
胰腺癌	FOLFIRINOX 方案（氟尿嘧啶＋亚叶酸钙＋伊立替康＋奥沙利铂）
软组织肉瘤	1.MAID 方案（美司钠＋多柔比星＋异环磷酰胺＋达卡巴嗪） 2. 标准剂量多柔比星或高剂量表柔比星 3. 异环磷酰胺／多柔比星
小细胞肺癌	托泊替康
睾丸癌	1.VeIP 方案（长春碱＋异环磷酰胺＋顺铂） 2.VIP 方案（依托泊苷＋异环磷酰胺＋顺铂） 3.TIP 方案（紫杉醇＋异环磷酰胺＋顺铂）

第二节　小分子靶向药物因素

小分子靶向药物通常不会诱导全身免疫抑制作用，但其可能对免疫功能产生不良影响，损害宿主免疫防御并导致严重感染。小分子靶向药物是通过抑制肿瘤细胞中特定的分子通路来抑制肿瘤生长的药物类型。然而，许多肿瘤相关的信号通路在正常细胞，尤其是免疫细胞中也扮演着关键角色，因此，小分子靶向药物可能会意外地影响免疫系统的功能，导致免疫系统的失调和缺陷。这种免疫缺陷不仅可能削弱免疫系统对肿瘤的长期监视，从而影响治疗效果，还增加了患者对感染的易感性。

一、病理生理机制

小分子靶向药物导致免疫缺陷的病理生理机制非常复杂，涉及多个层面的免疫调控、信号传导和细胞间相互作用。具体包括以下几个方面。

（一）抑制重要信号通路，影响免疫细胞功能

小分子靶向药物的设计初衷是针对肿瘤细胞中异常活跃的信号通路，如 MAPK、PI3K/AKT/mTOR、BCR–ABL、EGFR 等。然而，这些通路在免疫细胞的增殖、分化、激活和功能执行中也发挥关键作用。因此，靶向这些通路的药物会对免疫细胞产生意外的抑制效应。例如 PI3K/AKT/mTOR 通路在 T 细胞和 B 细胞的活化、增殖和存活中起关键作用。使用 PI3K 抑制剂可能会削弱这些细胞的功能，导致免疫系统无法对抗肿瘤或病原体。表皮生长因子受体（epidermal growth factor receptor，EGFR）在免疫细胞，尤其是树突状细胞和巨噬细胞的功能中具有重要作用。EGFR 抑制剂可能会抑制这些细胞的抗原呈递功能，使得免疫系统无法有效识别和对抗肿瘤细胞或外来病原体。

（二）骨髓抑制

小分子靶向药物可能会通过抑制骨髓中的造血干细胞，干扰免疫细胞的生成，尤其是中性粒细胞、淋巴细胞和单核细胞。这会直接削弱机体的免疫防御能力，增加感染风险。例如靶向 BCR-ABL 的药物（如伊马替尼）常用于慢性髓性白血病的治疗，但它们也抑制正常造血干细胞，导致白细胞数量下降，尤其是中性粒细胞的减少（中性粒细胞减少症），从而削弱先天性免疫功能。血管内皮生长因子抑制剂（如索拉非尼、阿昔替尼）通过抑制血管生成，这类药物也可能间接影响骨髓微环境，抑制免疫细胞的生成。

（三）破坏肿瘤微环境中的免疫细胞功能

肿瘤微环境中存在多种免疫调控分子和细胞，包括调节性 T 细胞（regulatory T cells，Treg）、髓源性抑制细胞（myeloid-derived suppressor cell，MDSC）和肿瘤相关巨噬细胞（tumor-associated macrophage，TAM），它们对肿瘤的免疫逃逸和进展起重要作用。小分子靶向药物通过改变这些细胞的行为，可能会导致免疫系统失去对肿瘤的监视和控制。例如 VEGF 靶向药物通过减少肿瘤血管生成和调控肿瘤免疫抑制细胞（如 MDSC）的活性，这类药物可能暂时提高免疫系统的反应能力。但长期使用可能导致免疫细胞功能衰竭，无法维持对病原体和癌细胞的有效攻击。Treg 和 MDSC 这些细胞在免疫抑制和维持免疫耐受中起重要作用，靶向它们的药物如果不精确，可能会导致免疫系统的失调，从而削弱机体的抗感染能力。

（四）细胞因子网络紊乱

小分子靶向药物可能通过抑制关键的信号通路，干扰细胞因子（如 IL-2、IFN-γ、TNF-α 等）的产生和作用。这些细胞因子在免疫应答的调节中起重要作用，一旦这些信号受阻，免疫细胞的功能会受到抑制，从而导致免疫缺陷。例如丝裂原活化蛋白激酶/细胞外信号调节激酶抑制剂（如司美替尼、达拉非尼）可能会干扰 T 细胞和自然杀伤细胞产生细胞因子，削弱它们的杀伤功能，导致对肿瘤细胞和病毒感染的免疫反应减弱。

（五）免疫细胞直接毒性

小分子靶向药物除了针对肿瘤细胞外，还可能对免疫细胞造成直接毒性，损伤其结构或功能。这种直接毒性会影响免疫细胞的活力、增殖和功能执行。例如 BRAF 抑制剂（如维莫非尼）主要针对 BRAF 突变的黑色素瘤，但在某些情况下会导致 T 细胞功能障碍，并可能增加感染风险。

（六）靶向癌细胞抗原呈递机制，干扰抗原处理

小分子靶向药物可能影响抗原呈递细胞（APC）如树突状细胞和巨噬细胞的功能，使它们不能有效地处理和呈递肿瘤抗原。这将阻碍 T 细胞对肿瘤的识别和攻击，也削弱了对外界病原体的防御能力。例如 BTK 抑制剂（如伊布替尼）通过抑制 B 细胞受体信

号通路来治疗淋巴瘤，但同时也会抑制 B 细胞功能，削弱体液免疫反应，增加患者的感染风险。

（七）促进免疫耗竭

小分子靶向药物在长期使用过程中，可能导致 T 细胞和其他效应免疫细胞的持续激活，最终引发免疫耗竭。免疫耗竭状态下，T 细胞逐渐失去增殖能力和效应功能，不能有效攻击肿瘤或病原体。例如 MEK 抑制剂（如曲美替尼）通过抑制 T 细胞信号通路来阻止肿瘤生长，但可能导致 T 细胞的功能衰竭，削弱机体的抗肿瘤免疫能力。

二、高风险药物及风险分类

现有研究表明，多种小分子靶向药物可导致恶性肿瘤患者出现不同类型的免疫缺陷，进而继发感染。NCCN 指南《Prevention and Treatment of Cancer-Related Infections》2024 版对导致恶性肿瘤患者免疫缺陷的高风险小分子靶向药物进行了列举，并对上述药物继发的感染风险类型及处理措施给出了建议。现以在我国上市的小分子靶向药物为例梳理总结如表 3-4。

表 3-4　导致免疫缺陷与感染的高风险小分子靶向药物及风险提示

药物类别	代表药物	感染风险等级*	感染风险类型	处理建议
泛素蛋白酶体通路抑制剂	硼替佐米 卡非佐米 伊沙佐米	中 - 高	呼吸道感染 VZV HBV PML	建议预防 VZV VZV 血清阴性患者在开始接种前至少 1 个月接种 VZV 疫苗 在 VZV 血清阳性患者中考虑接种 HZ 疫苗 药物诱导的中性粒细胞减少症和肺部炎症
BTK 抑制剂	伊布替尼 泽布替尼 奥布替尼	中 - 高	VZV HBV PJP	考虑 HSV/VZV 预防治疗 在有其他风险因素患者中，考虑预防 PJP 和机会性真菌感染 药物诱导的中性粒细胞减少症
BCR-ABL 酪氨酸激酶抑制剂	尼洛替尼 伊马替尼 达沙替尼	中 - 高	CMV（达沙替尼） VZV HBV	第二代药物与药物性胰腺炎和肝毒性风险增加相关 药物诱导的中性粒细胞减少症 药物性胸腔积液（最常见达沙替尼）

续表

药物类别	代表药物	感染风险等级 *	感染风险类型	处理建议
PI3K 抑制剂	艾德拉尼 可泮利塞 度维利塞 林普利塞	中 – 高	巨细胞病毒 VZV PML 机会性真菌 PJP	在 CMV 血清阳性患者中考虑 CMV 监测 考虑 PJP 预防治疗 药物诱导的中性粒细胞减少症 药物性肺炎、结肠炎和肝炎
mTOR 抑制剂	依维莫司 西罗莫司	中 – 高	VZV HBV HCV PML PJP TB	筛查潜伏性 TB，按指征治疗 考虑对存在其他风险因素的患者进行 PJP 预防治疗 药物性肺炎和口腔黏膜炎 与伤口愈合受损相关
JAK 抑制剂	芦可替尼 托法替布 巴瑞替尼 乌帕替尼 阿布昔替尼	中 – 高	巨细胞病毒 HBV 单纯疱疹病毒 机会性真菌 PJP PML TB VZV	筛查潜伏性 TB 和 HBV，按指征治疗 考虑 PJP 预防治疗（取决于其他风险因素）和 HSV/VZV 预防治疗 当用于真性红细胞增多症或骨髓纤维化时，监测药物戒断综合征 药物诱导的中性粒细胞减少症
VEGFR 抑制剂	呋喹替尼 索拉非尼 舒尼替尼 培唑帕尼 瑞戈非尼 仑伐替尼	中 – 高	呼吸道感染 尿路感染	可能损害伤口愈合 可能发生致死性感染

*. 风险等级基于若干因素，包括基础恶性肿瘤、疾病是否缓解、中性粒细胞减少症的持续时间、既往化疗暴露、巨细胞病毒（CMV）血清状态和免疫抑制治疗（IST）的强度。名词释义：VZV 感染——水痘 – 带状疱疹病毒（varicella–zoster virus， VZV）感染；PML 感染——进行性多灶性白质脑病（progressive multifocal leukoencephalopathy， PML）多由 JC（John Cunningham）病毒再激活所致；PJP——耶氏肺孢子菌肺炎（Pneumocystis jirovecii pneumonia）；HBV——乙型肝炎病毒（hepatitis B virus，HBV）；HCV——丙型肝炎病毒（hepatitis C virus，HCV）；TB——结核（tuberculosis，TB）；BTK 抑制剂——Bruton 酪氨酸激酶抑制剂；PI3K 抑制剂——磷脂酰肌醇 -3- 激酶（phosphatidylinositol 3-kinase）抑制剂；mTOR 抑制剂——雷帕霉素靶蛋白（mechanistic/mammalian target of rapamycin，mTOR）受体抑制剂；JAK 抑制剂——Janus 激酶（Janus kinase）抑制剂；VEGFR 抑制剂——血管内皮生长因子受体（vascular endothelial growth factor receptor）抑制剂

第三节　大分子抗体药物因素

恶性肿瘤患者使用大分子抗体药物治疗时，尽管这些药物可以有效抑制肿瘤的生长和扩散，但它们也可能导致免疫缺陷和感染。大分子抗体药物通常是针对肿瘤表面的特定分子靶点，或免疫系统的某些调控因子，这可能破坏免疫平衡，增加患者对感染的易感性。

一、病理生理机制

（一）通过抑制 B 细胞功能，导致体液免疫功能缺陷

大分子抗体药物中，一些针对 B 细胞表面抗原（如 CD20）的药物能够有效减少 B 细胞数量，抑制体液免疫功能。这种抑制作用可能导致抗体生成减少，从而削弱机体对细菌、病毒等病原体的防御能力，增加感染的风险。例如：① CD20 单抗（如利妥昔单抗）主要用于治疗 B 细胞淋巴瘤和一些自身免疫病。通过靶向并清除 B 细胞，利妥昔单抗能够显著降低 B 细胞介导的免疫反应，减少抗体的产生。这会导致患者对疫苗接种反应减弱，并使患者更容易感染细菌、病毒，特别是带状疱疹病毒和肺炎链球菌等病原体。②抗 CD19 和 CD22 单抗会抑制体液免疫，削弱抗体依赖的免疫防御，增加病毒感染和细菌感染的风险。

（二）靶向 T 细胞，影响细胞介导的免疫反应

通过靶向 T 细胞的特定分子，大分子抗体药物可能会抑制细胞介导的免疫反应，这会削弱对病毒感染和肿瘤的免疫监视功能。例如：Alemtuzumab（抗 CD52 单抗）主要用于治疗慢性淋巴细胞白血病。它通过靶向 T 细胞、B 细胞、单核细胞和自然杀伤细胞的表面抗原 CD52，导致这些细胞的显著减少。其结果是：患者在治疗期间会出现严重的免疫抑制，特别是细胞介导的免疫反应（T 细胞介导的反应），使患者对细胞内病原体（如病毒和真菌）更加敏感。此外，T 细胞的减少还会增加机会性感染的风险，如卡氏肺孢子菌肺炎和结核感染。

（三）靶向细胞因子或其受体，干扰免疫调节

一些大分子抗体药物通过靶向重要的细胞因子（如 IL-6、TNF-α）或其受体，干扰免疫调节，可能导致免疫反应的抑制，增加感染风险。例如：①抗 IL-6 受体单抗（如托珠单抗）通过抑制 IL-6 受体，干扰炎症和免疫反应。IL-6 在急性炎症反应和抗感染免疫反应中起重要作用，抑制 IL-6 信号可能导致免疫系统对病原体的反应减弱，增加患者感染细菌和病毒的风险。② TNF-α 是免疫系统对抗感染、特别是对抗细菌和真菌感染的重要因子。抗 TNF-α 单抗（如英夫利昔单抗、阿达木单抗）通过阻断 TNF-α 的作用，削弱了巨噬细胞和中性粒细胞的功能，导致患者对慢性或机会性感

染的防御能力下降。特别是，这类药物与结核病和其他慢性隐匿性感染的再激活密切相关。

（四）影响树突状细胞和巨噬细胞的功能

大分子抗体药物也可能通过影响抗原呈递细胞（antigen presenting cell，APC），如树突状细胞和巨噬细胞的功能，削弱免疫系统识别和对抗病原体的能力。如集落刺激因子 -1 受体（colony-stimulating factor-1 receptor，CSF-1R）是巨噬细胞和树突状细胞发育的重要受体。抑制 CSF-1R 的单抗药物（如普拉克索单抗）可能减少这些细胞的数量或功能，削弱抗原呈递和病原体清除能力，增加感染的风险。靶向抗原呈递功能的单抗通过抑制免疫细胞表面的关键分子，阻碍抗原呈递过程，影响免疫系统启动对肿瘤或感染的有效反应。如阻断主要组织相容性复合体Ⅱ（major histocompatibility complex，MHCⅡ）的药物可能会削弱 T 细胞的激活，从而导致免疫缺陷。

（五）免疫监视的削弱和肿瘤免疫逃逸

虽然大分子抗体药物的主要目的是增强对肿瘤的免疫攻击，但长期使用某些药物可能削弱免疫监视能力。肿瘤细胞在药物压力下可能发生抗原逃逸，改变其表面抗原表达，从而逃避免疫系统的识别。此外，免疫系统的过度抑制也可能导致其他病原体或潜在病原体（如病毒）的再激活。尽管靶向免疫检查点的单抗（如 PD-1/PD-L1、CTLA-4 抑制剂）能够通过解除免疫抑制来增强抗肿瘤反应，但在某些情况下，它们会干扰免疫系统对感染的持续监控，使患者更易受慢性感染和机会性感染的侵袭。

（六）靶向免疫检查点抑制，导致免疫系统失调

靶向免疫检查点的大分子抗体药物，如 PD-1/PD-L1 或 CTLA-4，通常用于调节免疫反应的强度，防止过度的自体免疫反应。然而，使用这些单抗药物可能会导致免疫反应失调，影响免疫系统的自我调控，进而引发感染和免疫缺陷。例如：① PD-1/PD-L1 抑制剂（如纳武利尤单抗、帕博利珠单抗）通过解除肿瘤对 T 细胞的免疫抑制，增强抗肿瘤反应。然而，过度的 T 细胞活化可能导致 T 细胞耗竭，导致免疫系统在长期治疗过程中逐渐丧失对病原体的有效防御能力。此外，T 细胞的持续激活可能导致免疫系统的异常反应，包括自身免疫病和感染风险增加。②细胞毒性 T 淋巴细胞相关蛋白 4（cytotoxic T lymphocyte-associated protein 4，CTLA-4）抑制剂（如伊匹木单抗）通过增强 T 细胞的活性来对抗肿瘤，但也可能使免疫系统难以区分正常组织和外来病原体。这种免疫过度反应可能导致自身免疫反应，同时削弱对感染的应答能力。

二、高风险药物及风险分类

大分子抗体药物通过影响免疫细胞功能、抗体生成、细胞因子信号及抗原呈递，导致免疫缺陷，增加感染的风险。这些副作用通常与患者的个体差异、药物剂量和治疗持续时间有关。现以在我国上市的大分子抗体药物为例梳理总结如表 3-5。

表 3-5　导致免疫缺陷与感染的高风险大分子抗体药物及风险提示

药物类别	代表药物	感染风险等级 [a]	感染风险类型	处理建议
CD19/CD3 双抗	贝林妥欧单抗	中－高	细菌感染 巨细胞病毒 HSV/VZV HBV PML 机会性真菌 PJP	考虑 PJP 和 HSV/VZV 预防治疗 监测 CRS 警惕药物诱导的神经毒性、白质脑病、胰腺炎、肝毒性、中性粒细胞减少症和低免疫球蛋白血症
BCMA/CD3 双抗	特立妥单抗	中－高	细菌感染 HSV/VZV 腺病毒 巨细胞病毒 PML HBV PJP 机会性真菌	建议预防 PJP 和 HSV/VZV 考虑基于流行病学风险的 CMV 筛查 监测 CRS、药物诱导的中性粒细胞减少症、神经毒性和肝脏毒性
CD20/CD3 双抗	格菲妥单抗	中－高	细菌感染 HBV（高风险）	同上
靶向 CD20	奥妥珠单抗 奥法妥木单抗 利妥昔单抗	中－高	HBV（高风险） HCV HSV/VZV PML	筛查 HBVc，按指征治疗 考虑预防 VZV/HSV 考虑预防 PJP，尤其是如果伴随治疗进一步增加 PJP 风险 警惕药物诱导的中性粒细胞减少症、淋巴细胞减少症和低免疫球蛋白血症
靶向 CD22	奥加伊妥珠单抗	中－高	有限的数据提示特殊感染风险	VOD/ 肝毒性风险
靶向 CD30	维布妥昔单抗	中－高	PML 巨细胞病毒 PJP HSV/VZV	考虑密切监测 CMV 血清阳性患者 考虑 PJP 和 HSV/VZV 预防治疗 警惕药物诱导的中性粒细胞减少症和淋巴细胞减少症
靶向 CD38	达雷妥尤单抗	中－高	李斯特菌属 HBV HSV/VZV 巨细胞病毒 PJP 隐球菌属	推荐 HSV/VZV 预防治疗 考虑 PJP 预防治疗 警惕药物诱导的中性粒细胞减少症

药物类别	代表药物	感染风险等级 [a]	感染风险类型	处理建议
靶向 CCR4	莫格利珠单抗	中 – 高	分枝杆菌属 巨细胞病毒 HSV/VZV HBV 念珠菌 PJP	密切监测 CMV 血清阳性患者 建议 PJP 和 HSV/VZV 预防治疗 警惕药物诱导的皮肤毒性
补体 C5 抑制剂	依库珠单抗	中 – 高	荚膜细菌，尤其是奈瑟菌属（如脑膜炎奈瑟菌、淋病奈瑟菌） 中性粒细胞减少症患者的机会性真菌感染	建议性传播感染高危患者进行淋病筛查 除疫苗接种外，考虑使用青霉素（如果对青霉素过敏，则使用环丙沙星或阿奇霉素）进行预防治疗。预防治疗的持续时间取决于药物半衰期、sC5b–C9/sMAC 水平、sC5a 和 CH50 补体活性恢复时间 在开始治疗前至少 2 周同时接种 MenACWY 和 MenB 疫苗（如可能） 其他荚膜细菌感染（肺炎链球菌和流感嗜血杆菌）的风险较低。未接种疫苗的患者应根据 ACIP 建议进行免疫接种 尽管接种疫苗，仍可能发生脑膜炎奈瑟菌感染
IL–6 抑制剂	托珠单抗 司妥昔单抗	中 – 高	细菌感染 分枝杆菌 VZV HBV 机会性真菌 PJP	当与其他免疫抑制剂联合治疗时，在高风险患者和有流行病学指征的患者中筛查潜伏性 TB 密切监测感染体征，因为发热和 CRP 可能变化不明显 警惕药物诱导的肝毒性
HER2 抑制剂	帕妥珠单抗	中 – 高	细菌感染	警惕皮肤和指甲感染风险 警惕药物性皮疹，包括痤疮样皮炎
靶向 CD79b	维泊妥珠单抗	中 – 高	PJP HSV/VZV 巨细胞病毒 PML 真菌感染 乙型肝炎再激活	警惕骨髓抑制 警惕肝毒性 基于伴随免疫抑制，考虑 PJP 和 HSV/VZV 预防治疗

续表

药物类别	代表药物	感染风险等级 [a]	感染风险类型	处理建议
免疫检查点抑制剂	伊匹木单抗 纳武利尤单抗 帕博利珠单抗 阿替利珠单抗 度伐利尤单抗	中－高	伴或不伴额外使用免疫抑制剂治疗 irAE 的潜伏性 TB 和 HBV 再激活以及侵袭性真菌感染 激素是细菌感染的危险因素，最常见部位：肺、泌尿生殖系统、腹腔 特殊类型中枢神经系统感染，李斯特菌，CMV，VZV 已有报道	考虑对激素无应答的结肠炎患者进行感染筛查 筛查 HBV 和潜伏性 TB，规范治疗 基于流行病学，筛查球虫和类圆线虫 存在以下情况之一建议筛查 PJP：①高剂量激素（例如，泼尼松≥20mg/d，持续 4 周）；②低剂量激素联合其他免疫抑制剂或合并其他危险因素
CAR T 细胞治疗	阿基仑赛 瑞基奥仑赛 纳基奥仑赛	中	30d 内：①细菌感染占主导地位；②最高风险期超过 30d：常见呼吸道病毒感染 真菌感染风险较低，但因既往治疗和程度而异	评估感染风险因素：①输注前，基础恶性肿瘤、既往化疗 +/- HCT、既往感染、中性粒细胞减少症；②输注后，CRS/ICANS 及相关治疗（例如高剂量激素、IL-6 抑制剂）、中性粒细胞减少症、淋巴细胞减少症和低免疫球蛋白血症

a. 风险等级基于若干因素，包括基础恶性肿瘤、疾病是否缓解、中性粒细胞减少症的持续时间、既往化疗暴露、巨细胞病毒（CMV）血清状态和免疫抑制治疗（IST）的强度。名词释义：CRS——细胞因子释放综合征（cytokine release syndrome，CRS）；ACIP——美国免疫接种实践咨询委员会（Advisory Committee on Immunization Practices，ACIP）；IL-6 抑制剂——白介素 -6（interleukin-6，IL-6）抑制剂；HER2 抑制剂——人类表皮生长因子受体 2（human epidermal growth factor receptor 2，HER2）抑制剂；irAE——免疫相关不良事件（immune-related adverse events，irAE）；HCT——造血干细胞移植（hematopoietic cell transplant，HCT）；ICANS——免疫效应细胞相关神经系统毒性综合征（immune effector cell-associated neurotoxicity syndrome，ICANS）；CAR T 细胞治疗——嵌合抗原受体 T 细胞治疗（chimeric antigen receptor T-cell therapy）

参考文献

[1] 中国抗癌协会肿瘤临床化疗专业委员会 , 中国抗癌协会肿瘤支持治疗专业委员会 . 肿瘤化疗导致的中性粒细胞减少诊治中国专家共识 (2023 版). 中华肿瘤杂志 , 2023, 7:575–583.

[2] National Comprehensive Cancer Network. NCCN guidelines: prevention and treatment of cancer-related infections, 2024.

[3] Caro J , Braunstein M , Williams L ,et al.Inflammation and infection in plasma cell disorders: how pathogens shape the fate of patients.Leukemia, 2022, 36:613–624.

[4] Bupha-Intr O, Haeusler G, Chee L, et al. CAR-T cell therapy and infection: a review.Expert Rev Anti Infect Ther, 2021, 19(6):749–758.

[5] Ramos-Casals M, Brahmer JR, Callahan MK, et al. Immune-related adverse events of checkpoint inhibitors. Nature revieus Disease primers, 2020, 6(1): 38.

[6] Tay C, Qian Y, Sakaguchi S. Hyper-Progressive Disease: The potential role and consequences of t-regulatory cells foiling anti-PD-1 cancer Immunotherapy. Cancer(Basel), 2020, 13(1): 48.

第4章

恶性肿瘤合并感染的诊断及鉴别诊断

第一节　恶性肿瘤合并感染的诊断

恶性肿瘤患者合并感染对肿瘤治疗的影响是一个复杂的过程。感染不仅可以导致治疗的中断，还可能影响肿瘤的生物学行为。有研究指出，感染可能通过诱导炎症反应来促进肿瘤的发展和转移。因此，在肿瘤治疗过程中，及时识别并处理感染是提高患者预后和生活质量的关键。此外，某些抗肿瘤治疗（如免疫检查点抑制剂）在感染状态下的疗效可能会受到影响，这进一步强调了在恶性肿瘤患者中进行感染管理的重要性。

一、恶性肿瘤合并感染的诊断步骤

（一）明确是否存在感染

由于肿瘤患者的免疫系统受到抑制、肿瘤的占位及存续状态、低免疫应答等，使感染的临床表现可能不典型，患者常表现为低热、乏力等非特异性症状，而不是典型的感染表现。因此，临床医师恰当且及时地判断患者是否合并感染极其重要。然而，这也需要临床医师细致地观察和缜密地思辨，在第一时间识别感染、判断病情并制订合适的检查及诊治方案，既不漏诊也不过度诊治。临床医师需要结合患者的病史、体征及实验室检查结果进行全面评估。

一般来说，发热是最常见的症状。而肿瘤性发热与感染性发热的鉴别主要依据以下几点。

1. 热型鉴别　肿瘤性发热的热型通常为不规则热，一般为低热，不超过 38.5℃。而其他原因引起的发热可能有特定的热型，如肺炎引起的稽留热或细菌性肝脓肿引起的弛张热。

2. 临床表现　肿瘤性发热的临床表现可能包括发热温度相对较低、时间相对固定、可迅速缓解等特征。感染性发热常有畏寒、寒战等前驱症状，常有全身表现例如头痛、乏力、全身酸软等。在临床上常有相应系统、器官的感染表现，如呼吸系统出现咳嗽、咳痰、气促，泌尿系统出现尿频、尿急、尿痛等。

3. 实验室检查　肿瘤性发热患者的白细胞计数、中性粒细胞计数、降钙素原（procalcitonin，PCT）等感染指标通常不升高，而细菌感染引起的发热这些指标通常会升高。其他检查如 C 反应蛋白（C reactive protein，CRP）检测、炎症因子检测等，可以协助区分感染性和非感染性发热。

4. 药物及治疗反应　肿瘤性发热对抗生素和抗过敏药物通常无明显反应，但对非甾体抗炎药可能有效。应用抗癌药物后，肿瘤性发热可能退热。而感染性发热则需要针对性的抗生素治疗。萘普生试验有助于鉴别肿瘤性发热和感染性发热。萘普生是一种非甾体抗炎药，通过抑制前列腺素的合成发挥其退热和抗炎作用。肿瘤性发热患者在接受萘普生治疗后，体温通常能够迅速下降并维持正常，而感染性发热患者则通常不会对萘普生有反应。萘普生试验具体操作步骤如下。①给药：患者口服萘普生，剂量通常为200mg，每日 2 ～ 3 次。②观察：在给药后的 36h 内观察患者的体温变化。③评估：如果患者在 36h 内体温恢复正常并维持稳定，可认为萘普生试验阳性，这支持肿瘤性发热的诊断；如果体温没有恢复正常，则可能是感染性发热或其他原因引起的发热。萘普生试验的敏感性和特异性较高，有助于快速区分发热原因，从而指导后续治疗。然而，萘普生试验并非 100% 准确，仍需结合患者的整体临床情况和其他辅助检查结果综合判断。值得注意的是，萘普生作为一种非甾体抗炎药，也可能带来一些副作用，如胃肠道不适、出血等，因此在应用时需要权衡利弊。

5. 影像学检查　通过 CT、MRI 等影像学检查可以观察肿瘤的大小、位置和是否有侵犯周围组织，特别是通过前后 CT、MRI 的比较，判断肿瘤负荷有无增加，有无坏死等，有助于诊断。此外，大多感染性发热在感染的器官系统也会出现支持感染影像学改变。

（二）确定感染病灶

在确认感染存在后，进一步确定感染的病灶是至关重要的。详细的病史评估、体格检查仍然是首要且重要的一环。病史收集中尤其要注意患者的获病方式、前期治疗的抗生素暴露、是否有导管及支架等置入物；查体中尤其注意口腔、鼻窦、皮肤黏膜等常规但容易被忽略的部位。通过详细的病史搜集及仔细查体后，再安排恰当的检查，如影像学检查（CT、MRI）和实验室检查，以便准确定位感染的部位和性质。对于恶性肿瘤患者，某些特定的感染（如肺炎、尿路感染等）发生风险更高，因此在临床上应加强对这些常见感染病灶的监测。同时，鉴于患者的免疫状态，某些隐匿性感染（如真菌感染）也应引起足够的重视。

（三）搜索病原学

在确定感染病灶后，进行病原学的搜索是关键步骤之一。通过血液培养、尿液培养、痰液培养等方法，可以识别感染的病原体，从而为后续治疗提供依据。

在临床实践中，病原学搜索常面临诸多挑战，包括样本采集、处理及检测方法选择等。首先，样本采集不当可能导致假阴性或假阳性结果，从而影响诊断。其次，不同病原体对环境条件敏感，样本在运输和储存过程中的处理也至关重要。此外，实验室检测技术的发展虽然提高了检测的灵敏度和特异性，但仍需考虑到各种因素如交叉反应、污染等可能影响结果的因素。

针对上述问题，临床医师在进行病原学搜索时应遵循一系列关键注意事项。首先，应确保样本采集符合标准操作程序，以最大限度地减少人为错误。其次，在选择检测方法时，应根据患者症状、流行病学背景及可用资源综合考虑。此外，加强与实验室之间的沟通，可以及时获取检测结果并调整治疗方案。同时，对结果进行合理解读也是至关重要的一步，以避免因误解而导致的不必要治疗。通过规范化操作流程、合理选择检测方法及加强医患沟通，可以有效提高诊断准确率，为患者提供更为精准的医疗服务。在未来的发展中，需要不断探索新的技术手段，以进一步提升病原学搜索的效率和可靠性。

（四）感染严重程度的判断

感染的严重程度可以影响患者的预后和治疗策略，因此准确评估感染的严重程度至关重要。在恶性肿瘤患者中，感染的严重程度评估通常依赖于临床评分系统（如 SOFA 评分、APACHE Ⅱ 评分等）及实验室检查指标（如 CRP、白细胞计数等）。这些评估工具能够帮助临床医师判断患者的感染状态和可能的并发症风险，从而制订个体化治疗方案。此外，对感染严重程度进行分析时，还需要考虑多种因素，包括患者年龄、基础疾病及影像学检查结果。例如，在克罗斯特里迪亚难治性腹泻中，急性肾损伤被认为是一个重要的严重性标准，其绝对血清肌酐值 $\geq$ 132.6μmol/L 与死亡率相关联。因此，感染严重程度的判断不依赖于单一指标，而是需要综合考虑多种临床和实验室数据。这种综合评估方法能够帮助医师制订更为精准和个体化的治疗方案，从而改善患者预后。在未来，应继续探索新的生物标志物和评分系统，以提高对各种感染类型严重程度评估的准确性和可靠性。

二、恶性肿瘤合并感染的临床表现及体征

在临床表现上，恶性肿瘤合并感染常见的症状包括发热、乏力、体重减轻及局部疼痛等，这些症状与单纯的恶性肿瘤表现有一定重叠。例如，肺部感染可能导致咳嗽和呼吸困难，而腹部脓肿则可能引起腹痛和消化不良。同时，恶性肿瘤患者在合并感染时，临床表现和体征往往又具有一定的特殊性。这些特征不仅与肿瘤本身的性质有关，还与患者的免疫状态、感染的类型及其病程进展密切相关。恶性肿瘤患者由于肿瘤细胞的增殖和治疗过程中的免疫抑制，常处于一种易感染的状态，且感染的临床表现可能与健康人群有所不同。研究表明，恶性肿瘤患者在感染时可能出现更为严重的全身反应，且感染的部位和类型也可能与肿瘤的性质相关。

（一）发热与全身症状

发热是恶性肿瘤合并感染最常见的症状之一，且其特征往往与其他类型的感染有所不同。在恶性肿瘤患者中，发热可能是由于感染、肿瘤本身的代谢活动或治疗反应引起的，常需要仔细鉴别。研究显示，恶性肿瘤患者的热型通常为不规则热，一般为低热，不超过 38.5℃。而其他原因引起的发热可能有特定的热型，如肺炎引起的稽留热或细菌性肝脓肿引起的弛张热。其次，肿瘤性发热的临床表现可能包括发热温度相对较低、时间相对固定、可迅速缓解等特征。感染性发热常有畏寒、寒战等前驱症状，常有全身表现例如头痛、乏力、全身酸软等。在临床上常有相应系统、器官的感染表现，如呼吸系统出现咳嗽、咳痰、气促，泌尿系统出现尿频、尿急、尿痛等。此外，部分患者在感染初期可能没有明显的发热，导致早期诊断延误，因此临床医师需要对这些患者的全身症状保持高度警惕，及时采取相应的诊断和治疗措施。

（二）局部症状及体征

恶性肿瘤合并感染时，局部症状及体征的表现也具有一定的特殊性。局部感染可能导致肿瘤部位的肿胀、红热、疼痛等症状，尤其是在肿瘤侵犯周围组织或器官时，局部症状可能更加明显。例如，肺癌患者合并肺部感染时，可能会出现咳嗽、咳痰、呼吸困难等症状，这些症状与肿瘤本身的表现相重叠，给临床诊断带来困难。此外，某些类型的恶性肿瘤如乳腺癌、前列腺癌等在合并感染时，局部症状的表现可能与其生长特性相关，导致局部病变的加重，增加了患者的痛苦和治疗的复杂性。另外，肿瘤手术或肿瘤侵蚀脏器导致瘘口形成也会出现相应的局部症状。如食管癌术后出现食管吻合口瘘，患者可能伴有胸骨后疼痛、呼吸困难、持续低热等症状；食管气管瘘可能伴有持续咳嗽咳痰、咯血、进行性加重的呼吸困难，甚至感染性休克的表现。而腹部手术后出现空腔脏器穿孔的临床症状多表现为剧烈腹痛，局限性或弥漫性腹膜炎体征，进而出现心率快、血压低等感染性休克的表现。因此，在处理恶性肿瘤合并感染的患者时，临床医师需要综合考虑全身及局部症状，以制订个体化的治疗方案。

三、恶性肿瘤合并感染的常见诊断方法

在恶性肿瘤患者中，感染的发生率较高，且常导致病情加重，影响治疗效果。因此，准确的诊断方法对于这些患者的管理至关重要。常见的诊断方法包括共性检查与检验项目以及针对不同感染病灶的特异性检查方法。

1. 实验室检查

（1）白细胞及分类：最为重要且易取得。但是要注意引起白细胞升高中的一些非感染因素如糖皮质激素使用等。同时也应警惕可能导致白细胞减少的一些感染性因素，如病毒、非典型病原体（如支原体、衣原体、立克次体等）及某些原虫（如疟原虫、黑热病原虫）及沙门菌感染等。综合其他检查判断血常规，同时结合血常规的改变判断疗效与预后非常重要。

（2）CRP：是一种肝产生的非特异性急性时相反应蛋白，升高幅度与感染或炎症严重程度呈正相关，可以快速反映炎症的发生和好转。根据《感染相关生物标志物临床意义解读专家共识》：正常 CRP ≤ 10mg/L；细菌感染时，血清 CRP 可呈中等至较高程度升高，80% 的患者 CRP 超过 100mg/L，88% ～ 94% 的患者超过 50mg/L；病毒感染时，CRP 的水平多正常或轻度升高。所以 CRP 可用于感染性炎症反应的鉴别。病毒感染时，CRP 通常不增高（除了一些严重侵袭导致组织损伤的病毒如腺病毒、疱疹病毒等）。

（3）PCT：是血清降钙素的前肽物质，本身不具备激素活性，是临床诊断细菌感染的有力证据，具有较高的敏感性和特异性。PCT 在细菌感染特别是脓毒血症、革兰阴性杆菌引起的全身炎症反应时常显著增高，且其增高的程度与感染的严重程度呈正相关。病毒性疾病时 PCT 不增高或仅轻度增高，一般不会超过 1 ～ 2ng/ml。因此，PCT 亦可作为细菌感染和病毒感染的鉴别诊断指标。另外，PCT 在作为鉴别病毒性疾病时，其敏感度和特异性均高于 CRP。但是应当注意鉴别手术、严重创伤及烧伤、肾功能异常、晚期肿瘤及某些药物因素等可以引起 PCT 升高。

（4）血清学诊断：G 试验（1，3-β-D 葡聚糖试验）和 GM 试验（半乳甘露聚糖）作为检测真菌抗原的非培养技术，已经成为侵袭性真菌感染的诊断指标之一。G 试验是检测真菌的细胞壁中 1，3-β-D 葡聚糖的试验。1，3-β-D 葡聚糖几乎存在于所有真菌细胞壁（除了接合菌和隐球菌）中，当吞噬细胞吞噬真菌后，1，3-β-D 葡聚糖从细胞壁中释放出来，从而导致血液及其他体液（如尿、脑脊液、腹水、胸腔积液等）中 1，3-β-D 葡聚糖含量增高。GM 试验检测的是半乳甘露聚糖（GM），GM 是广泛存在于曲霉和青霉细胞壁的一种多糖，菌细胞壁表面菌丝生长时，GM 从薄弱的菌丝顶端释放，是最早释放的抗原。G 试验＋GM 试验有助于真菌感染的诊断及治疗疗效判断。G 试验方法具有快速、操作方法简单等特点，适用于隐球菌、接合菌（毛霉菌）以外的所有深部真菌感染的早期诊断，尤其是念珠菌和曲霉菌引起的感染；G 试验虽能测得包括曲霉和念珠菌在内的更多致病性真菌，且初步的临床研究显示有较好的敏感性和特异性，假阳性率较低，但它只能提示有无真菌侵袭性感染，并不能确定为何种真菌感染，这是此方法的缺陷。GM 试验主要针对于侵袭性曲霉菌感染的早期诊断，可对血清、脑脊液、肺泡或支气管灌洗液进行检测。GM 试验对其他真菌检测无效，且敏感性和特异性受诸多因素影响，肺部是曲霉感染的常见部位，诊断曲霉菌在肺部是定植还是侵袭性生长，关键在于其是否合成 GM，如果痰液或肺泡灌洗液标本培养到曲霉菌且 GM 试验检测结果为阳性，即可诊断为曲霉菌侵袭性感染。据报道，有 2/3 的患者在其他诊断方法阳性之前 6～14d 即可检测到 GM。另一方面，GM 的释放量与菌量成正比，可以反映感染的严重程度，连续检测 GM 也可作为治疗疗效的监测；根据侵袭性肺真菌病诊断指南，其中 G 试验、GM 试验连续两次阳性为有意义的检查结果。但应注意血液制品的输注、β-内酰胺类抗生素使用、某些多糖类抗肿瘤药物、多发性骨髓瘤、移植、外科手术等原因可能引起假阳性，应结合其他临床因素综合判断。

（5）白细胞介素 6（IL-6）等炎症因子：在机体发生感染时，病毒、内毒素、肿瘤坏死因子等多种细胞因子可诱导机体产生 IL-6。IL-6 是介导急性时相反应的主要信号分子，可诱导机体产生 CRP、PCT 和 SAA 等急性时相反应蛋白。同时有文献报道，IL-6、PCT 和 CRP 联合检测能辅助鉴别革兰阳性／革兰阴性菌。IL-6 在革兰阴性菌血流感染的升高水平明显高于革兰阳性菌，CRP、PCT 和 IL-6 均明显升高，提示革兰阴性菌感染；若 PCT 和 CRP 高，而 IL-6 不明显，则应考虑革兰阳性菌。IL-6 可诱导炎症反应并可能形成细胞因子风暴，为病情进展的标志。外周血 IL-6 水平为预测疾病进展及死亡的独立危险因素；CRP 在重症患者病程初始阶段即明显升高，可早期预测患者病情严重程度及预后。研究表明，CRP 的 Cutoff 值界定为 50mg/L 可识别重型／危重型患者，75mg/L 可识别出高死亡风险患者；血清铁蛋白水平与患者疾病严重程度密切相关，死亡患者的血清铁蛋白水平明显高于存活患者。

（6）病原学诊断

1）痰液培养：主要用于分离和鉴定病原微生物，尤其是细菌和真菌。在进行痰液培养时，首先需指导患者进行深呼吸并用力咳嗽，以获得尽可能多的下呼吸道分泌物。样本采集后，需尽快送至实验室进行处理，通常包括接种培养基、温育、观察菌落以及进行进一步的生化鉴定等步骤。为了提高培养的成功率，建议患者在采集前停止使用抗生素至少 48h。

痰液培养具有较高的特异性和灵敏度,能够有效分离出多种病原微生物并进行鉴定。与其他检测方法相比,痰液培养不仅能提供病原体的种类,还能进行抗生素敏感性测试,为临床治疗提供重要依据。此外,痰液培养操作相对简单且成本较低,是临床上广泛应用的诊断工具。尤其在诊断结核病等慢性呼吸道感染时,痰液培养的价值更为突出,能够帮助医师制订个性化的治疗方案。

尽管痰液培养在临床诊断中具有重要价值,但也存在一定的局限性。首先,痰液样本的质量直接影响培养结果,若样本中混入口腔细菌,可能导致误诊。其次,某些病原微生物的培养条件苛刻,可能导致阴性结果,尤其是在抗生素使用过的患者中。此外,培养过程时间较长,可能延误诊断与治疗,尤其在急性感染情况下,临床医师可能需要依赖其他快速检测手段来做出及时决策。因此,在实际应用中,痰液培养往往需要与其他检测方法结合使用,以提高诊断的准确性和及时性。

2)呼吸道病原菌核酸检测(13 联):核酸检测的基本原理主要包括核酸的提取、扩增和检测。核酸扩增技术是核酸检测的核心,常用的技术包括聚合酶链反应和其他分子检测技术,如环介导的等温扩增和下一代测序。这些技术通过对目标核酸进行特异性识别和扩增,提高了检测的灵敏度和特异性,从而在感染性疾病的早期诊断和监测中发挥了重要作用。

3)血培养:血培养是指通过从患者的血液样本中分离和培养微生物,以检测血液中是否存在感染性病原体的实验室技术。它被广泛认为是诊断血流感染和其他系统性感染的金标准。血培养不仅能够帮助检测细菌、真菌等病原体,还能为临床医师提供关于感染类型和抗生素敏感性的重要信息,从而指导后续的治疗方案。抗生素敏感试验(antimicrobial susceptibility testing, AST)是指导抗生素治疗的重要工具,能够帮助医师选择最有效的抗生素以对抗特定的微生物感染。随着抗生素耐药性问题的加剧,准确的敏感性测试显得尤为重要。研究显示,选择合适的抗生素不仅能提高治疗效果,还能减少耐药性的发展。通过 AST,医师可以识别病原体对各类抗生素的敏感性,从而制订个体化治疗方案。尤其是在严重感染的情况下,快速而准确的 AST 结果能够显著改善患者的预后,并降低住院期间的并发症风险。

血液样本的采集与处理是血培养成功的关键步骤。首先,采血时需要严格遵循无菌操作,以避免样本污染。一般推荐在静脉穿刺后立即采集样本,通常需要采集两组血液样本,每组至少包含一瓶需氧和一瓶厌氧培养瓶。采集后,样本需迅速送至实验室进行培养,以减少细菌的降解和样本的变质。此外,样本的处理过程,包括样本的运输、存储和处理条件,也会影响培养的结果,故需严格控制。在采集后,样本应尽快进行离心和分离,以提高后续分析的准确性。

选择合适的培养基和培养条件是确保血培养成功的另一重要因素。常用的血培养基包括富含营养的培养基,如 BACTEC 或 FAN 培养基,这些培养基能够支持多种细菌的生长。在培养条件方面,通常需要在温度为 35 ~ 37℃的恒温箱中进行培养,并提供适宜的氧气浓度,以促进需氧和厌氧细菌的生长。培养时间一般为 5 ~ 7d,其间需要定期检查培养基的变化,以便及时发现阳性结果。此外,随着技术的发展,分子生物学方法也逐渐被应用于血培养的检测中,这些方法可以更快速地识别病原体,提高诊断的效率。

临床中，血培养的结果往往受到污染、样本采集时机及方法等多种因素的影响，因此对结果的解读需谨慎。例如，当血培养结果为阳性时，必须考虑到可能的污染风险，因此需要结合临床表现和其他实验室检查结果进行综合判断。对阳性血培养结果的分析不仅要关注病原体的种类，还需要评估其在患者临床症状中的相关性，以便做出合适的治疗决策。

4）尿液培养：尿液培养是确诊泌尿道感染的金标准，通过培养尿液中的细菌，可以确定感染的病原体及其耐药性，从而指导临床用药。尿液培养的过程通常包括收集尿样、培养细菌及进行抗生素敏感性测试。研究表明，适当的尿液培养不仅可以提高感染的诊断率，还能有效减少不必要的抗生素使用，促进抗生素的合理使用。然而，尿液培养的结果受到多种因素的影响，包括尿样的采集时间、方法及储存条件等。因此，临床医师在进行尿液培养时应遵循标准化的操作流程，以提高培养结果的可靠性和有效性。

5）粪便培养：粪便培养是一种传统且广泛使用的方法，它可以有效地检测出多种病原体，包括细菌、病毒和寄生虫。研究表明，粪便培养对某些肠道病原体如沙门菌和大肠埃希菌的检测具有较高的敏感性和特异性。此外，粪便培养还可以提供有关病原体耐药性的宝贵信息，这对于临床治疗方案的选择至关重要。然而，粪便培养的结果通常需要较长的时间才能获得，这可能会延误治疗。因此，近年来，分子生物学检测方法，如实时 PCR，因其快速、灵敏的特点而受到越来越多的关注，这些方法可以在短时间内检测出多种病原体。

（7）宏基因组二代测序技术：mNGS 通过直接提取临床样本中的核酸进行文库构建和高通量测序，利用生物信息学算法分析样本中包含的病原微生物序列的种类及耐药基因和毒力基因，能够快速并且准确地检测各种临床样本中的病原微生物，显著提高病原检测的敏感性，大大缩短检测时间。mNGS 检测范围广泛，能同时检测细菌、真菌、病毒、寄生虫等，在罕见和新发病原体的诊断及溯源上具有显著优势；同时，mNGS 提高了肺部混合感染及真菌感染的诊断准确性，所以对于检测感染病原体上具有重要作用和临床意义。

在《宏基因组二代测序技术在血液病患者感染病原诊断中的应用中国专家共识（2023 年版）》中推荐：①对于血液病患者，当疑似感染发生时，应首先选择传统微生物学检测，仅在特殊情境下谨慎选择病原 mNGS 检测。②低危且无明显感染灶的患者，如经验抗菌药物治疗 ≥ 7d 未明显好转可考虑在送检血培养的同时送检外周血标本 mNGS；高危患者初始经验性治疗 72 ～ 96h 无效时，推荐送检传统微生物学检测的同时送检血液 mNGS。③疑似血流感染的患者，在留取血培养标本的同时留取血浆样本，于 -80℃ 暂存；如 72h 内血培养阴性且抗感染治疗无改善的患者，推荐将留存样本进行 mNGS。疑似脓毒症的重症患者，建议送检血培养同时送检血 mNGS。④下呼吸道感染患者首选支气管肺泡灌洗液送检传统微生物学检测，难以进行支气管肺泡灌洗的患者，可以选择深部痰进行检测，并同时留取标本冻存。如抗感染治疗 ≥ 72 h 感染症状无好转或影像学表现持续加重的患者，建议送检留存标本行 mNGS 检测。如为重症下呼吸道感染或有快速进展为重症的危险因素患者，建议同时送检传统微生物学检测及 mNGS。⑤疑似中枢神经系统感染，推荐脑脊液在送检传统微生物学检测的同时送检 mNGS，在流程上建议选择 DNA 检测，仅在考虑 RNA 病毒感染时完善 RNA 检测流程。⑥疑似肠道感染患者推荐首选传统微生物学检测，粪便样本病原 mNGS 检测可作为补充。疑似腹腔感染，首选感染部位样本送检，如不能获得感染部位样本可选择血液样本送检，但检出性能有限，不作为常规推荐。⑦推荐对累及深部或播散性的皮肤软组织感染患者，在完善感染部位标本传统微生物学检测的同时送检 mNGS，如不能获得感染灶局部样本，可选择外周血。⑧对于复杂性泌尿系统感染、移植后泌尿系统感染在完善传统微生物学检测后不能获得病原学证据或治疗不佳的患者可尝试尿液 mNGS。⑨推荐首选病变部位穿刺或手术采样，如不能获得该类样本，在选择邻近部位样本时应尽量减少正常菌群和定植菌的干扰。在样本采集后应尽快转运至实验室进行检测，以减少核酸降解。不同样本采集及注意事项见表 4-1。

表 4-1 宏基因组二代测序（mNGS）感染标本送检类型及注意事项

标本类型	标本量	采集容器	采集注意事项
外周血	5ml	游离核酸保存管	1. 采血时避免与脂肪乳同时、输液侧同侧采集；采血后立即温和颠倒混匀 8～10 次，减少溶血 2. 血液标本采集前，应严格做好穿刺点及周边皮肤的清洁和消毒，尽可能减少皮肤定植菌对 mNGS 检测的影响
脑脊液	2ml	无菌螺纹管	为减少定植菌污染，推荐收集第二管脑脊液进行送检
房水	≥0.2ml	无菌螺纹管	无
关节液、穿刺液	2ml	无菌螺纹管	关节液或穿刺液留取时推荐弃去最开始的 2～3 滴后留取
脓液	2ml	无菌螺纹管	无
组织	≥3mm×3mm×3mm	无菌螺纹管	深部组织推荐采集病变部位；皮肤及软组织优先选择感染基底部位的组织，其次为基底部位的穿刺标本（液）；新鲜组织采集后不可添加福尔马林；若穿刺组织过小有干燥可能，可添加少量保护液或无菌盐水浸润组织
胸腔积液、腹水	5～10ml	无菌螺纹管	为减少定植菌污染，推荐收集第二管进行送检，引流袋内液体不推荐送检
尿液	5～10ml	无菌螺纹管	清洁外阴后，采集清洁中段尿；推荐晨尿送检
肺泡灌洗液	5～10ml	无菌螺纹管	为减少定植菌污染，推荐收集第二管进行送检
粪便	3～5ml	无菌螺纹管	无
痰液	3～5ml	无菌螺纹管	漱口 2～3 次，再用力咳出深部痰液
拭子	2～4 支	无菌拭子	拭子采集应在清洁创面后尽可能取感染基底部位

所有标本采集后原则上均应立即送检；若需暂存，储存与运输条件为血、石蜡切片标本可室温暂存运输，其他标本 -20℃保存不超过 1 周，-80℃长期储存，干冰运输；标本转运时避免标本反复冻融，避免剧烈震动

病原 mNGS 的报告解读应充分评估检出微生物的致病性、流行病学、生物信息学信息，同时在全面结合患者临床特征的基础上进行综合判断。对于致病性明确且罕见定植的微生物，低序列检出也应考虑其为致病菌可能，如结核分枝杆菌、隐球菌、嗜肺军团菌、鹦鹉热衣原体、寄生虫等。耐药基因的检出，应在充分考虑基因型与耐药表型对应性的基础上进行判断。不推荐将 mNGS 阴性作为排除感染的标准。

2. 影像学检查　影像学检查在恶性肿瘤合并感染的诊断中同样发挥着重要作用。CT、MRI 和 X 线等影像学技术可以帮助医师评估肿瘤的大小、位置及其与周围组织的关系，同时也能识别感染灶的存在。例如，胸部 CT 可以清晰地显示肺部感染的病灶，帮助区分肿瘤相关的并发症与感染。此外，影像学检查还可以用于监测治疗效果和病情进展。随着影像学技术的不断发展，除了 CT 检查等常规影像，特殊影像如 PET/CT（正子发射断层扫描 / 计算机断层扫描）是一种显示局部代谢活性的无创性诊断成像技术，FDG PET/CT 在多种感染与非感染性炎症的诊疗过程中具有独特的价值，可以在常规影像显示形态学改变之前及时识别感染或炎症源，判断活动期炎性病变的累及范围和严重程度，帮助选择适宜的组织活检部位，并评估治疗效果。通过 PET/CT 成像装置进行探测，便可显示炎性病变累及部位、范围及严重程度。不明原因发热或不明原因炎症病因诊断。对于怀疑与医疗植入物相关感染的患者，可以帮助确认植入体周围有无感染灶。

3. 支气管镜检查　支气管镜检查是一种通过气管插入支气管的内镜检查方法，主要用于观察气道及肺部的病变。检查过程中，医师可以在观察的同时进行组织活检、直接获取下呼吸道的标本、清除异物或进行局部治疗等操作，这使得支气管镜在肺部疾病的诊断和治疗中具有重要的临床价值。

支气管镜检查的主要优势在于其能够直接观察气道和肺部的病变，并且可以在检查过程中进行活检和治疗。与影像学检查相比，支气管镜提供了更为清晰和直接的影像，有助于医师做出准确的诊断。此外，支气管镜的灵活性使得其在复杂的气道解剖中也能有效进行操作，降低了误诊和漏诊的风险。

尽管支气管镜检查具有诸多优势，但也存在一定的局限性。一方面，检查过程可能引起患者的不适，尤其是在操作过程中可能出现咳嗽、喉咙痛等不良反应。另一方面，支气管镜检查对于某些深部病变或小病变的发现率可能有限，尤其是在病变位置较为隐蔽的情况下。此外，检查也存在一定的并发症风险，如气道损伤、出血及感染等。因此，在进行支气管镜检查时，医师需综合考虑患者的具体情况，权衡其利弊。

4. 消化道内镜检查　内镜检查是另一种重要的诊断工具，特别是在怀疑存在上消化道病变时。内镜不仅可以直接观察胃肠道的黏膜状态，发现病变，还可以在检查过程中进行组织活检，以便进行病理学分析。这种方法在检测如克罗恩病和溃疡性结肠炎等炎性肠病时尤为重要。内镜检查的技术不断进步，例如胶囊内镜的使用，使得对整个胃肠道的观察更加全面，且患者的依从性较高。尽管内镜检查的侵入性较强，但在某些情况下，它是获取确诊的关键步骤。

第二节 恶性肿瘤合并感染的鉴别诊断

恶性肿瘤患者由于其免疫系统的抑制和治疗过程中的各种因素，容易发生感染。感染的部位多样，常见于呼吸道、泌尿道、血流和消化道等。对这些感染的准确诊断和鉴别诊断对于患者的治疗和预后至关重要。

一、免疫检查点抑制剂相关性肺炎

免疫检查点抑制剂相关性肺炎（checkpoint inhibitor–associated pneumonitis，CIP）的诊断是排他性诊断，需根据国家药品不良反应监测中心发布的《药品不良反应术语使用指南》中的关联性评价方法和诺氏评估量表，还需排除感染性肺炎及肿瘤疾病进展等。诊断 CIP，需具备以下条件。

1. 既往有免疫检查点抑制剂（immune checkpoint inhibitor，ICI）用药史。

2. 新出现症状或原症状加重，包括呼吸困难、咳嗽、胸痛、发热、缺氧等。

3. 影像学上出现新的肺部病变如磨玻璃影、斑片影或实变影、网格状影、纤维条索影、结节影等。

4. 除外感染、肿瘤进展、肺泡出血、肺栓塞、心功能不全等。

5. 抗菌药物无效，而激素有效，再次使用 ICI 或停用激素可复发。

CIP 的诊断主要依据 ICI 用药史、影像学检查和排除其他疾病。其中，影像学检查在 CIP 的诊断上起到关键作用，推荐采用胸部高分辨率 CT，并动态监测，有助于早期发现无症状性 CIP。CIP 缺乏特异性实验室指标，血常规和感染相关检测有助于了排除感染，动脉血气分析、肺功能检查帮助了解肺功能情况。气管镜检查、肺组织穿刺活检可能有助于与其他疾病相鉴别，但目前 CIP 无特异性病理诊断。感染相关性肺炎与免疫检查点抑制剂相关性肺炎的具体鉴别要点见表 4-2。

二、放射性肺炎

放射性肺炎作为一种复杂且多样的疾病，其病理机制与临床表现因个体差异而异。现有研究表明，放射性肺炎的发生与放射剂量、照射部位、患者的基础疾病及免疫状态等多种因素密切相关。如果胸部照射患者在放疗后数周至数月发生诸如呼吸困难、咳嗽、发热等不适，听诊闻及湿啰音或胸膜摩擦音等症状或体征，应怀疑有放射性肺炎。放射性肺炎 CT 影像中的肺受累区域通常与照射区域紧密相符。在放射治疗后，CT 影像多表现为肺照射区域内有磨玻璃影。其后磨玻璃影变成斑片状实变区，进而融合形成相对清晰的边缘，分布符合放射野而非解剖结构。这些斑片区域有时表现为结节状。经过数月，肺部阴影可能吸收，留下轻微瘢痕或可能出现纤维化。放射性纤维化在 CT 上表现为线状影（瘢痕）或致密实变区域及肺体积减小。实变区通常对应放射野，但适形和立体定向治疗策略不会导致放射影像学检查显示上述典型的"直线"表现。感染相关性肺炎与放射性肺炎的具体鉴别要点见表 4-2。

表 4-2　肺炎与其他疾病的鉴别诊断

疾病	病因	危险因素	症状	体征	检验及检查	影像学表现
病毒性肺炎	甲型和乙型流感病毒、腺病毒、副流感病毒、呼吸道合胞病毒、冠状病毒等感染	慢性心、肾功能不全，恶性肿瘤，器官移植术后，有呼吸道病毒感染患者接触史	在高发季节出现的发热、头痛、全身酸痛、倦怠、咽痛、咳嗽、咳痰	呼吸急促、口唇发绀、肺部干湿啰音	呼吸道病毒核酸或抗原阳性，血清病毒抗体滴度4倍以上升高	早期为多发磨玻璃影，疾病进展可有肺实变影，伴有小叶间隔增厚
肺孢子菌肺炎	肺孢子菌感染	免疫抑制：HIV感染、器官移植、长期使用免疫抑制剂、淋巴系统恶性病变、肿瘤	发热、呼吸困难、干咳、体重下降、寒战等	呼吸急促、肺部细小湿啰音	肺孢子菌核酸（DNA）检测阳性或涂片直接找到肺孢子菌	双肺弥漫分布磨玻璃影，病情进展可出现实变影，肺尖较少受累
非典型肺炎	肺炎支原体、肺炎衣原体等感染	流行病学接触史	亚急性发病，持续性干咳、发热、咽痛、头痛等	肺部体征多不明显，肺部干、湿啰音	呼吸道标本培养到肺炎支原体、衣原体；血清肺炎支原体、肺炎衣原体抗体滴度4倍或4倍以上增高	支气管壁增厚，单侧或双侧磨玻璃影、小结节影和实变影，多位于肺下叶，呈小叶性分布，可伴有间质改变
免疫检查点抑制剂相关肺炎	免疫检查点抑制剂用药史	高龄、亚洲人群、有吸烟史、肺部基础疾病、肺部放疗史、免疫联合治疗等	新发或加重的呼吸困难、咳嗽、胸痛、发热、乏力等	呼吸频率增快、口唇发绀、肺部湿啰音或 Velcro 啰音等	各种病原学检查阴性，动脉血气可提示低氧血症	磨玻璃影、斑片状实变影、小叶间隔增厚、网格影、牵拉性支气管扩张、纤维条索影等
放射性肺炎	肿瘤放疗后，在放射野内的正常肺组织受到损伤	与放射量、放射面积、放射速度密切相关	咳嗽、呼吸困难、低热、气短、乏力	放射区闻及干、湿啰音或胸膜摩擦音	病原学检查阴性；动脉血气可提示低氧血症	多在放射野出现的斑片、实变或纤维条索影

三、免疫检查点抑制剂相关性肠炎

免疫检查点抑制剂相关性肠炎最主要症状是腹泻，同时也可出现腹痛、恶心、呕吐、大便带血或黏液和发热等，甚至可能出现如肠梗阻、结肠扩张或肠穿孔等严重并发症，少部分可表现为吞咽困难和上腹痛等。

免疫检查点抑制剂相关性肠炎尚无诊断金标准，诊断依赖于临床症状与用药的时间关系、实验室检查及内镜、组织学特征等综合判断。

免疫检查点抑制剂相关性肠炎多为开始 ICI 治疗后 5～10 周，少数患者可经过几个月治疗甚至停止治疗一段时间后才出现胃肠道不良反应。免疫检查点抑制剂相关肠炎患者通常出现贫血、血清 C 反应蛋白升高及低白蛋白血症，还可出现抗中性粒细胞胞质抗体等免疫性抗体阳性。此外，某些粪便生物标志物对 ICI 相关结肠炎诊断具有参考价值，如乳铁蛋白及钙卫蛋白可以用于炎性肠病的诊断、活动性及疗效评估、动态监测。

肠炎患者 CT 检查可发现两个常见的影像学表现：一是肠系膜血管充血、肠壁增厚和结肠扩张、肠系膜脂肪增多及气液平等；二是节段性肠炎伴憩室病，可有节段肠壁增厚，这些表现常累及直肠和乙状结肠。影像学检查对于 ICI 相关肠炎的早期诊断、指导治疗具有重要意义。内镜检查包括回肠末端检查和黏膜活检，是诊断 2 级或以上持续性腹泻患者 ICI 相关性肠炎的金标准。ICI 相关性肠炎患者内镜下表现多为溃疡（57%～79%），还可出现红斑、弥漫性或斑片状糜烂、血管纹路消失及假膜性结肠炎，也可以表现为外观正常的黏膜。病变范围多为左半结肠或为全结肠病变，亦有同时累及小肠或仅有小肠炎的报道，其中大多数患者的病变常累及直肠和乙状结肠，约 10% 的患者仅累及右半结肠或末端回肠。

一般来说，诊断免疫检查点抑制剂相关性肠炎的标准有：①多为开始 ICI 治疗后 5～10 周，少数患者可经过几个月治疗甚至停止治疗一段时间后才出现胃肠道不良反应；②主要症状是腹泻，还可发生腹痛、大便带血和黏液、发热、恶心、呕吐等症状，少部分可表现口腔溃疡、肛门病变（肛瘘、脓肿、肛裂），上消化道症状（吞咽困难和上腹痛）也可见。严重的可出现肠穿孔；③排除感染性腹泻、功能性胃肠功能紊乱、肠道肿瘤的进展等。

四、药物相关性腹泻

药物引起的腹泻也是需要重点考虑的因素，尤其是抗生素及部分化疗药物（如伊立替康等）的使用。抗生素可导致肠道微生物群失调，从而引起腹泻，且这种腹泻有时难以与感染性腹泻区分。研究表明，某些抗生素对肠道病毒（如脊髓灰质炎病毒）有微生物独立的抗病毒效果。因此，临床医师在评估腹泻患者时，应详细询问用药史，并考虑到可能的药物副作用，以便做出准确的诊断和治疗决策。

第三节　恶性肿瘤合并感染的常见影像学特点

在恶性肿瘤合并感染性疾病的诊断中，影像学检查发挥着不可或缺的作用，主要通过 X 线、CT 检查、MRI 检查等手段来揭示感染或炎症过程中的解剖结构变化及异常。因为相关抗肿瘤治疗，恶性肿瘤患者常合并免疫功能低下，对于由特定微生物，如 SARS-CoV-2、结核分枝杆菌、耶氏肺孢子菌等引发的感染，放射学证据不仅是诊断的重要依据，还对治疗方案的选择和病情预后的评估具有关键意义。但这些影像学检查主要提供的是感染或炎症的间接证据，而非直接确认病原体类型。

影像学检查可以显示感染导致的组织结构变化，如渗出、脓肿形成、积液等，但在明确具体病原微生物方面存在局限性。尽管如此，影像学技术因其无创、安全、结果快捷、易解读、可动态随访的特点，成为患者管理和治疗决策中的重要辅助工具。影像学技术还能够帮助医师精准定位感染源，进而指导样本采集，提高诊断的准确性和效率。此外，随着技术的发展，放射性标记技术等也被探索应用于特定微生物的识别和追踪，如用于鉴别大肠埃希菌感染或评估病毒传播范围，这进一步拓宽了放射学在恶性肿瘤合并感染性疾病诊断中的应用范围。

一、恶性肿瘤合并感染的胸部影像学特点

肺部炎症是最常见的恶性肿瘤合并感染表现之一，面对不同病原体引发的肺部炎症，其影像学表现既展现出一定的共性，又蕴含着各自独特的特征性改变。胸部影像学检查在恶性肿瘤合并感染性病变的诊断领域中占据着举足轻重的地位，它不仅为临床医师提供了宝贵的诊断线索，还是指导初始经验性抗生素治疗决策的重要依据。这就要求临床医师不仅要具备深厚的临床基本功，还要练就高超的阅片技能，能够在未获得确切病原微生物证据之前，通过细致观察影像学改变，对患者病情进行相对精准的评估和治疗。

除肺部炎症外，纵隔、心脏等结构与器官亦有合并感染的风险，在常规的 X 线及 CT 检查的基础上，可能需要加入功能检查或其他特殊检查进一步揭示其感染特点。

（一）恶性肿瘤合并感染的胸部影像学检查选择

高质量的胸部影像学图像能够揭示肉眼难以察觉的病变细节，直接提示或显著缩小诊断范围，为制订针对性的治疗方案奠定坚实基础。对于危重病患者而言，传统的床旁胸部 X 线片简便易行，但往往受限于其较低的敏感性和特异性，难以全面反映病情。而胸部 CT 扫描，特别是高分辨率 CT（HRCT），凭借其图像质量和细节展现能力，能够精准捕捉肺部微小病灶及特征性改变，为感染性与非感染性疾病的鉴别、特殊感染类型的确诊提供了强有力的支持（图 4-1）。在粒细胞缺乏伴发热的患者中，即使普通胸部 X 线片显示正常，HRCT 仍能揭示出 50% 以上患者的感染征象，这充分凸显了 HRCT 在复杂病例诊断中的不可替代性。

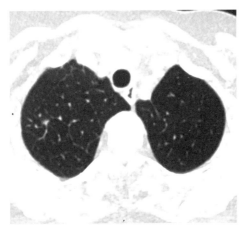

图 4-1　胸部 HRCT 影像，右肺上叶斑片影及因癌性淋巴管炎增厚的小叶间隔

由于肺是空腔脏器且呼吸动度大，MRI 不是常用的肺部感染检查选择，但 MRI 在针对肺内实性病灶及纵隔病灶的显示与鉴别中依然有较好的应用价值，对脓肿、包裹性积液、积血等表现都有较清晰的显示。此外 MRI 还具有无辐射损伤的优势。

在大多数情况下，在确诊肺炎时进行影像学检查都具有明确的临床价值。例如某些研究中受累肺叶的数量和是否有胸膜改变是疾病严重程度和是否需要入住 ICU 的预测因素。随访影像学检查的收益不确切，影像学表现改善的速度与患者的年龄及初始肺炎程度相关，对治疗有效的患者来说，临床改善往往超过影像学改善的速度。

在免疫功能低下患者中，影像学异常可能缺失或延迟发生。有研究表明，36% 的革兰阴性肺炎患者在 X 线检查中无肺炎阴影，其中 81% 显示中性粒细胞计数升高。即使是 HRCT 表现也可能很细微，仅显示少量密度浅淡的磨玻璃密度影。另一方面，弥漫性肺泡损伤也常发生于免疫功能低下的患者。弥漫性肺泡损伤可由任何单一病原体引起，也可由混合感染引起。在这些患者中，弥漫性肺泡损伤通常是主要的组织学异常，由此产生的广泛磨玻璃密度影是主要的 HRCT 表现，使其难以与其他并发症相鉴别。

（二）恶性肿瘤合并感染的胸部影像学检查表现

在恶性肿瘤疑似合并肺部感染的患者中，常见的影像学征象有助于确定感染是否存在并进行鉴别诊断。根据影像学征象排查可能存在的感染源，对感染的诊疗有显著价值。

1. 局限性肺实变　肺实变的定义是呼吸性细支气管及远端肺组织气体因为病理性原因，被液体或细胞取代所致，也称气腔实变，其累及范围可从腺泡到肺叶，影像学上呈局限性、斑片状、肺段或叶实变等。

细菌性肺炎和真菌感染是中性粒细胞减少时肺局灶性实变的主要原因。其中细菌性肺炎是肿瘤患者合并感染中，最常见的肺实变原因。常见致病菌为金黄色葡萄球菌和革兰阴性菌，包括克雷伯菌、假单胞菌和肠杆菌。同时要注意鉴别一些非感染性疾病。

肿瘤患者上呼吸道菌群常见定植革兰阴性菌，包括克雷伯菌、肠杆菌、假单胞菌、大肠埃希菌、不动杆菌、沙雷菌、变形杆菌及金黄色葡萄球菌等。这些微生物都可能会导致细菌性肺炎。对肿瘤患者而言，影像学表现与普通患者的表现相似，主要表现为大叶性肺炎或支气管肺炎。其中假单胞菌、大肠埃希菌、沙雷菌和金黄色葡萄球菌倾向于表现为斑片状支气管肺炎，而克雷伯菌和肠杆菌倾向于表现为大叶性肺炎。在 HRCT 上，大叶性肺炎的特征是均质实变，其中包含节段性、大叶性或非节段性分布的空气支气管征（图 4-2）。支气管肺炎的特征包括细支气管壁增厚、边界不清的小叶中心气腔结节、小叶实变和融合的局灶性实变区。肺炎克雷伯菌或假单胞菌的空洞和肺炎克雷伯菌的叶间裂下坠征可能是其对应的显著特征（图 4-3）。在金黄色葡萄球菌肺炎中，脓肿、肺囊肿和脓胸相对常见。一般而言，磨玻璃密度影在免疫功能低下患者的细菌性肺炎中的发生率可能高于在免疫功能正常患者中的发生率。

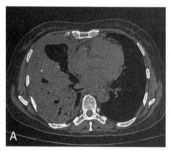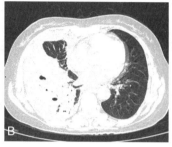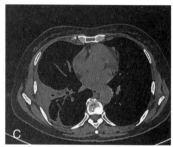

图 4-2　患者为 57 岁女性，病史为弥漫大 B 淋巴瘤 5 个周期化疗后，因咳嗽入院治疗。肺泡灌洗液送检 mNGS 及培养提示金黄色葡萄球菌感染。A. 患者抗感染治疗前 CT 图像，提示右肺下叶实变伴空气支气管征、胸腔积液；B. 抗感染治疗后 4 周复查 CT 图像，提示原右肺下叶实变明显好转

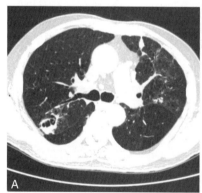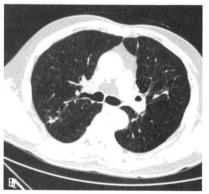

图 4-3　患者为 68 岁男性，病史为滤泡性淋巴瘤化疗后，因发热咳嗽门诊就诊。痰培养提示肺炎克雷伯菌感染。A. 患者抗感染治疗前 CT 图像，提示右肺上叶空洞伴液平，左肺上叶多发斑片影、磨玻璃密度影；B. 抗感染治疗后 2 周复查 CT 图像，提示病变明显好转

真菌感染常见的模式是单发或多发结节，但也可产生节段性或胸膜下楔形实变，相当于发生了出血性梗死（图 4-4）。

免疫抑制的肺结核患者中，部分可见以实变、肿块为主的原发性肺结核征象。原发性结核最常累及上叶的尖段和后段以及下叶的背段，而免疫功能低下患者的原发性结核可出现在不寻常的部位，如下叶的基底段、上叶的前段或右中叶。

局灶性实变也可发生于其他非感染性疾病，包括肺淋巴瘤浸润、机化性肺炎等，应根据病情加以鉴别。机化性肺炎常见于肺部感染治疗后或接受肺活检的血液系统恶性肿瘤患者。其特征性 HRCT 表现包括胸膜下或支气管血管周围分布的斑片状实变，但在免疫功能低下的患者中，磨玻璃影相对更为常见。

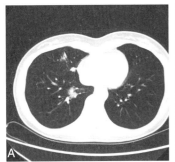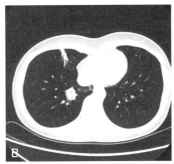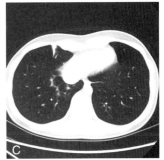

图 4-4　患者为 32 岁女性，病史为鼻咽癌放、化疗中发热。mNGS 提示念珠菌感染。CT 示右肺中、下叶局限性实变伴周围少许磨玻璃影

2. 肺结节和肿块　细菌性肺炎是肿瘤伴肺部感染患者中最常见的肺内结节、肿块病因。不论免疫抑制的程度如何，细菌性肺炎脓毒性栓塞的特征性 CT 表现包括多个边界清楚的结节和胸膜下楔形实变伴不同阶段的空洞。滋养血管征曾被报道为脓毒性栓塞所致肺结节的特征性表现；然而也有研究表明在多平面重建和最大密度投影图像上，横断面图像上的大部分中央供血血管实际上是绕过了结节或者仅仅是肺静脉。部分研究亦认为相比侵袭性真菌病，肺内可辨识的直径＞ 5mm 的小结节更常由细菌性肺炎引起。

侵袭性肺曲霉菌病分为血管侵袭性和气道侵袭性曲霉菌病。血管侵袭性肺曲霉菌病常发生于重度中性粒细胞减少症患者，病理特征为真菌菌丝侵袭和阻塞小至中等肺动脉，引起由中心凝固性坏死和周围出血组成的出血性梗死，在 HRCT 上显示为"晕征"，其特征是被磨玻璃密度晕环包围的结节或胸膜楔形实变区。中央软组织密度和周围磨玻璃密度影分别对应凝固性坏死和周围出血。虽然这一体征最初被认为是 IPA 的特征性表现，但它也可见于其他疾病。也有文献表明，局灶性血管闭塞是侵袭性肺曲霉菌病的一种征象。这一征象被定义为在病灶边缘肺动脉中断，但未显示病灶内部或周围的血管。血管型侵袭性肺曲霉菌病的晚期表现是"空气新月征"，通常在最初的影像学异常出现后 2～3 周，表现为在肺实变或结节内出现一个新月状或环形的透亮区域，是侵袭性曲霉菌病恢复期和预后良好的指标（图 4-5）。侵袭性肺曲霉菌病的另一种主要形式是气道型侵袭性肺曲霉菌病，实际上是曲霉菌性细支气管炎和支气管肺炎。HRCT 显示小叶中心结节和树芽模式。这一 CT 特征与其他病原体引起的支气管肺炎难以区分。这种类型的侵袭性肺曲霉菌病可能比血管型侵袭性肺曲霉菌病更常见。有研究发现，74% 的侵袭性肺曲霉菌病患者发生气道型侵袭性肺曲霉菌病，仅不到 50% 的病例与血管型侵袭性肺曲霉菌病同时发生。与气道型侵袭性肺曲霉菌病相关的一种严重形式是急性气管支气管炎，通常表现为气管或支气管壁增厚，支气管内多发结节，以及平滑或不规则的支气管狭窄。

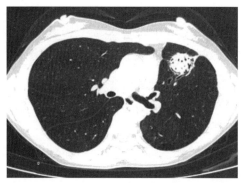

图 4-5　患者为 35 岁女性，左肺癌术后，CT 显示左肺结节伴其内新月状透亮影，术后病理证实为曲霉菌感染

　　毛霉菌病的影像学表现与侵袭性肺曲霉病非常相似。单发或多发结节或肿块及胸膜下或多叶实变是其常见表现。CT 晕征的出现频率为 5%～37.5%，可能存在"反晕征"（磨玻璃影被实变包围），在毛霉菌病中的发生率高于侵袭性肺曲霉病。"空气新月征"的发生率低于侵袭性肺曲霉病。

　　肺念珠菌病可通过胃肠道血行传播、受感染的中心静脉导管传播或空气传播发生。HRCT 表现与侵袭性肺曲霉病或毛霉菌病几乎无法区分。根据 Franquet 等的研究，33% 的结节患者有 CT 晕征。根据 Althoff Souza 等的研究，小叶中心结节在侵袭性肺曲霉病中更常见，而随机结节在念珠菌病中更常见。

　　隐球菌病也常出现肺内结节或肿块，Chang 等报道，单发或多发结节（81%）是最常见的表现（图 4-6），其次是气腔实变（56%）。空洞在免疫功能低下的患者中常见（63%），而 CT 晕征少见（6%）（图 4-7），1～3mm 的弥漫性多发结节也罕见（6%）。

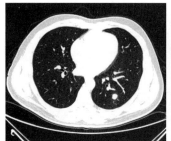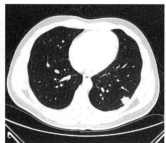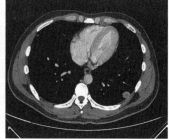

图 4-6　患者为 51 岁男性，肝癌术后，CT 示左肺下叶多发结节，胸腔镜活检病理提示为隐球菌肉芽肿伴多灶性脓肿形成

　　肺结核的影像学特征取决于患者的免疫抑制程度。随着免疫抑制加重，影像学表现往往从继发性结核转为原发性结核。常见的影像学表现包括伴空洞的实变或肿块及小叶中心的小结节，伴或不伴边界清晰的线状分支影（树芽征）。在严重免疫功能低下患者中，HRCT 表现可包括非节段性分布、单个病灶内的多个空洞、粟粒性结节及伴环形强化的纵隔淋巴结肿大和低密度中央坏死（图 4-8）。

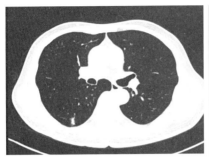
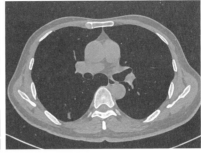

图 4-7　患者为 53 岁男性，肝癌术后介入治疗后，CT 显示右肺下叶结节，边缘见少许磨玻璃影。手术病理提示隐球菌肉芽肿

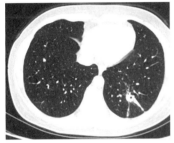
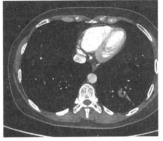
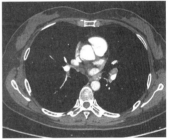

图 4-8　患者为 51 岁女性，病史为弥漫大 B 淋巴瘤治疗后，CT 提示左肺下叶空洞样肺结节伴液平、左肺门增大淋巴结。手术病理证实肺结节为肉芽肿性炎伴坏死，PCR 检测提示结核分枝杆菌阳性

诺卡菌是一种需氧性放线菌，易在细胞免疫缺陷的患者中感染。特征性 CT 表现包括多发或单发结节、肿块或局灶实变，通常伴有中心低密度或空洞。空洞可发生于约1/3 的患者，胸膜受累（包括积液或脓胸和胸壁扩张）相对常见。

病毒感染引起的肺结节通常较小，当呼吸道感染的免疫功能低下患者的 CT 影像显示所有结节直径均＜ 10mm 时，病毒感染是可能的病因，如水痘 - 带状疱疹病毒感染可表现为多发的 5 ～ 10mm 小结节，伴或不伴晕征。而腺病毒肺部感染可表现为多灶性磨玻璃结节，但其边界往往并不清晰。

3. 弥漫性磨玻璃影和实变　弥漫性磨玻璃影和实变是肿瘤患者感染性和非感染性疾病的常见 HRCT 表现，鉴别诊断极具挑战性。其中耶氏肺孢子虫和病毒感染（包括巨细胞病毒性肺炎）是感染性疾病中的常见原因，在非感染性疾病中，肺水肿、弥漫性肺泡出血、药物毒性反应等是需要鉴别的重要原因。

耶氏肺孢子虫是接受治疗的肿瘤患者常见的肺部感染之一。耶氏肺孢子虫的特征性 HRCT 表现为广泛磨玻璃影，与肺泡内泡沫样渗出物相对应。弥漫性肺泡损伤是耶氏肺孢子虫最常见的病理学特征之一，导致了疾病的快速进展。其表现以肺门周围或上叶分布的弥漫性磨玻璃影常见。还可以观察到"马赛克征"。在 Kunihiro 等的报道中，约50% 的耶氏肺孢子虫患者中观察到嵌合斑片影，常伴有小叶间隔增厚和小叶内网状结构，呈"铺路石征"（图 4-9）。如果并发支气管壁增厚、小叶中心结节和树芽征，通常提示合并其他微生物引起的感染性细支气管炎。

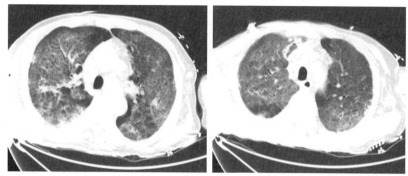

图 4-9 患者为 54 岁男性，诊断 T 细胞淋巴瘤 CHOP 方案化疗后 16d，咳嗽咳痰，加重伴发热 10d。CT 示双肺弥漫磨玻璃斑片影，局部小叶间隔增厚并网状改变。痰液病原菌检查回报：肺孢子虫（阳性）

巨细胞病毒性肺炎的病理表现包括弥漫性肺泡损伤、局灶性炎症或出血性结节，以及与轻微炎症相关的巨细胞病毒包涵体。巨细胞病毒性肺炎的 HRCT 表现通常包括多种模式，最常见的是磨玻璃影、实变和小结节。支气管壁增厚、支气管扩张和小叶间隔增厚也可见。弥漫性磨玻璃影征象提示患者预后不佳。

虽然耶氏肺孢子菌肺炎和巨细胞病毒性肺炎在影像学表现上有相似之处，但耶氏肺孢子菌感染常有"马赛克征"和弥漫性分布的广泛磨玻璃影，而巨细胞病毒性肺炎中更多见小结节和实变。

其他呼吸道病毒（如呼吸道合胞病毒、甲型和乙型流感病毒、腺病毒和副流感病毒）是除巨细胞病毒以外的大多数病毒性肺部感染。一般而言，这些病毒感染的 CT 表现相似，由磨玻璃影、实变和小结节组成。呼吸道合胞病毒和副流感病毒感染多见小叶中心型（树芽结节、支气管壁增厚和支气管周围实变），而腺病毒感染更有可能表现为多灶性磨玻璃影和实变。SARS-CoV-2 病毒感染多为双肺分布、胸膜下为主的边界不清磨玻璃影，并可出现小叶间隔增厚及周围网格状影，胸腔积液或淋巴结肿大较为少见（图 4-10）。疱疹病毒感染则多表现为多灶性、肺段或亚段分布的磨玻璃影，常见胸腔积液（图 4-11）。

支原体肺炎表现可有小叶中心分布结节、磨玻璃密度影、实变影等，亦可伴支气管壁增厚、肺门及纵隔淋巴结肿大等征象。

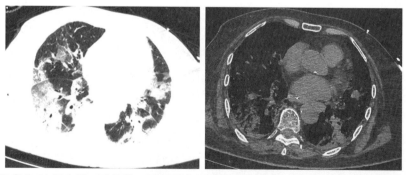

图 4-10 患者为 81 岁女性，因发热、呼吸困难入院，CT 示双肺弥漫磨玻璃影伴局部实变，未查见胸腔积液。SARS-CoV 病毒核酸检测阳性

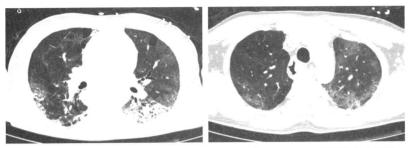

图 4-11　患者为 51 岁男性，食管癌放化疗后术后，呼吸困难。CT 示双肺弥漫磨玻璃影，边界不清，呈亚段或肺段分布。mNGS 检测示人疱疹病毒 -1 型阳性

4. 肺微小结节和小结节　肿瘤患者合并感染时，肺微结节和小结节相对少见，多数情况下可能与患者之前存在的基础疾病有关，包括尘肺和肺结节病、肺结核等，或与肿瘤转移有关。以弥漫性微小结节为表现的感染性疾病在 CT 上多表现为随机型或小叶中心型分布。

粟粒性结核可以在免疫功能低下的患者中发生。在胸部 X 线片上，典型的粟粒性病变可能直到血行播散后 3 ～ 6 周才可见，粟粒性结核的特征性 HRCT 表现为尖锐且边界不清的 1 ～ 4mm 结节，呈弥漫、随机分布（图 4-12）。间质增厚和磨玻璃影也很常见。磨玻璃影被认为对应于 HRCT 分辨率以下的间质内的许多微小肉芽肿，并可能预示急性呼吸窘迫综合征的风险。此外播散性组织胞浆菌病的 CT 表现与粟粒性结核类似，但在中国较为罕见，应警惕旅居史及蝙蝠、鸟类等接触史，在完善相关流行病学风险的基础上加以排除。

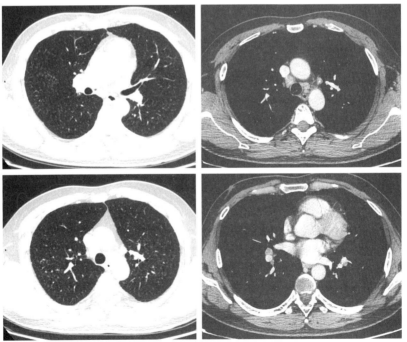

图 4-12　患者为 46 岁男性，因直肠癌入院，胸部 CT 提示双肺弥漫粟粒结节，纵隔及双肺门多发增大淋巴结，部分伴钙化。结核分枝杆菌培养阳性

病毒性肺炎早期表现为支气管炎或细支气管炎，因此支气管壁增厚和小叶中心结节是该阶段最常见的影像学表现。在下一阶段，病毒感染常累及终末细支气管和呼吸性细支气管附近的肺实质，形成坏死性支气管肺炎。可能观察到散在的小出血性结节。免疫功能低下的患者尤其容易快速进展为弥漫性肺泡损伤。尽管小叶中心结节、斑片状或广泛磨玻璃影和实变是其特征性表现，但小结节的发生可能多于磨玻璃影或实变。据报道，在巨细胞病毒、呼吸道合胞病毒、腺病毒、麻疹病毒、单纯疱疹病毒、流感和水痘 – 带状疱疹病毒肺部感染患者中，患者有散在的小结节影。一般而言，结节可由多种不同类型的肺部感染引起，但 10mm 以下的肺结节有可能是病毒感染。病毒感染所致小结节多呈小叶中心分布，偶尔也可以观察到随机分布。在巨细胞病毒性肺炎中，已有伴或不伴晕征的多发结节的报道。同样，单纯疱疹病毒和水痘 – 带状疱疹病毒的 CT 图像可显示有晕环的小结节。

念珠菌病表现为多灶性实变、局灶性空洞和多发肺结节；多发结节较为常见，虽然结节大小往往超过 10mm，但也有少数病例表现为播散性小 / 微小结节。

5. 非感染性疾病的鉴别　肿瘤患者常使用多种不同原理的抗肿瘤药物和接受多种治疗方式，这些方式可能带来治疗相关的肺部影像学改变。实践中发现肺部异常影像学征象，既要寻找特征性的感染征象以明确感染病原，同时需要对非感染因素进行鉴别和排除。

放射性肺炎的影像学特征展现出显著的时间依赖性演变规律。急性期通常在放疗后 1 ～ 3 个月，典型表现为照射野区域内弥漫性的渗出性病变、实性斑片状阴影及磨玻璃密度影，这些病变分布均匀且与放射野范围高度吻合，部分病例还伴有小叶间隔增厚。进入慢性期后，则常见肺纤维化、局限性肺不张及胸膜粘连等病理改变。值得注意的是，少数情况下，超敏反应导致的肺部病变可能超出照射野范围，但其发展轨迹仍与照射野内病变的演变趋势保持一致（图 4-13）。

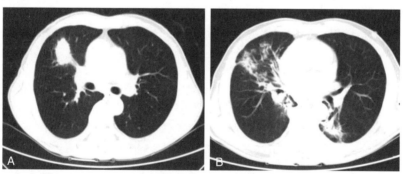

图 4-13　患者为 50 岁男性，右肺癌放疗 20 次后，CT 示右肺及左肺下叶照射野内分布的实性斑片影及磨玻璃影。A. 右肺肿瘤；B. 放疗后照射野内分布的实性斑片、磨玻璃影

化疗药物的多样性导致了其所致肺部病变的复杂性，依据药物作用机制的不同，可诱发间质性肺炎、机化性肺炎、成人呼吸窘迫综合征（ARDS）及局灶性肺泡出血等多种病理类型。间质性肺炎与机化性肺炎的影像学特征主要包括肺间质的弥漫性增厚、肺内多形性浸润灶、实变区及斑片状阴影，部分可见局部纤维条索影。而化疗诱发的

ARDS 则展现出独特的影像学表现，如肺衰减普遍增高、网格状阴影、双肺弥漫分布的实变与斑片影，且这些病变主要集中于重力依赖区域，这一特点有助于与感染相关肺炎相鉴别。

免疫检查点抑制剂相关肺炎的影像学表现同样多变，涵盖了隐源性机化性肺炎、非特异性间质性肺炎、过敏性肺炎、急性间质性肺炎乃至 ARDS 等多种类型。当表现为机化性肺炎时，以实性病变和肺结节为主要特征，常伴周围磨玻璃密度影。而在非特异性间质性肺炎的影像学表现中，多灶性磨玻璃密度影占据主导地位，尽管其形态上与感染相关肺炎存在相似之处，但明确的免疫检查点抑制剂使用史为两者的鉴别诊断提供了关键依据。

二、恶性肿瘤合并感染的中枢神经系统影像学特点

中枢神经系统（CNS）感染是肿瘤患者死亡的因素之一，尤其是在诊断延迟或未经治疗的情况下，颅内感染可能累及脑实质（如脑炎、脓肿、结核瘤）或周围的脑膜层和脑脊液间隙（如脑膜炎、硬膜外或硬膜下脓肿或积液）。CNS 感染的并发症包括脑积水、脑脓肿或血管并发症（梗死、出血、血管炎和真菌性动脉瘤）。了解中枢神经系统感染的常见影像学特征对早期诊断、积极治疗、并发症管理和疗效评估至关重要。此外，免疫功能低下患者的 CNS 感染往往具有与免疫功能正常患者不同的独特影像学特征，这些特征往往足以确立诊断。常规和高级神经影像学检查也有助于鉴别可能有相似表现的不同病理改变，特别是在免疫功能低下患者中（例如有环形强化病变，需要鉴别弓形虫和淋巴瘤）。而针对抗肿瘤治疗过程中产生的非感染性中枢神经系统异常，例如脑后部白质病变等，利用 MRI 和 DWI 序列可以有效地诊断和鉴别。

（一）脑膜炎

脑膜炎患者的 CT 检查通常正常，但 CT 检查通常用于排除其他颅内异常，评估脑膜炎的潜在并发症，以及作为腰椎穿刺前的常规筛查。在平扫 CT 上，典型表现可见脑沟消失伴轻度密度增高，但对于早期疾病过程可能难以发现，MRI 显示脑沟内高信号，容易在液体衰减反转恢复序列（FLAIR）和（或）扩散加权成像（DWI）上发现。此外继发性血管炎病例中还有脑实质缺血表现。增强 CT 和 MRI 可能显示软脑膜增强。由于血管壁通透性增加或伴随的血脑屏障异常，脑膜炎的特征性软脑膜强化仅见于 50% 的患者。MRI 增强 FLAIR 或增强后延迟 T_1 图像针对软脑膜增厚强化有更高的灵敏度。细菌和病毒病原体通常表现为细条状软脑膜强化，而真菌性和结核性脑膜炎常表现为厚块状或结节状。影像学检查对脑积水、脓肿、脑神经病变、脑血管并发症和静脉窦血栓形成等脑膜炎常见并发症的诊断和监测也有很大帮助。

（二）脑脓肿

脑脓肿最常见的部位包括额叶和颞叶，通常位于灰白质交界区。约 90% 的孤立性脓肿起源于局部感染，如鼻窦炎、乳突炎和中耳炎。多灶性脑脓肿通常是血行播散的结果。早期的平扫 CT 只能显示低密度异常，并有占位效应。在增强 CT 上，均匀的环形强化是成熟脓肿的典型表现。MRI 脓肿中心区液化在 T_1 加权像上呈低到等信号，在 T_2 加权

像上呈高信号，周边有强化。边缘在 T_1 加权像上通常表现为等信号或稍高信号，在 T_2 加权像和磁敏感加权成像（SWI）上表现为低信号，与肉芽组织一致。增强边缘的一些特征（如厚度、不规则和结节状）提示肿瘤或真菌感染。脑脓肿周围也有典型的广泛水肿，表现为 $T_2WI/FLAIR$ 高信号。病灶中央脓液部分 DWI 表现为特征性的弥散受限，而其他环形强化病变如肿瘤中央坏死则无明确弥散受限（图 4-14）。

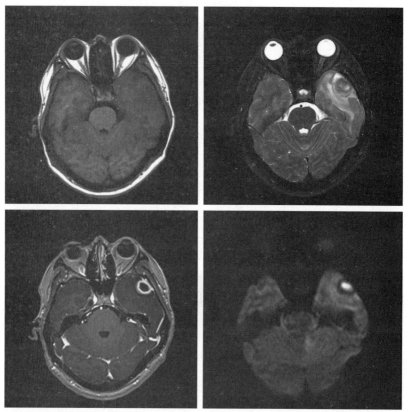

图 4-14　患者为 36 岁男性，骨肿瘤治疗后，诉头痛、口齿不清。头颅 MRI 示左颞叶占位，呈环形强化，病灶中央弥散明显受限，周围大片水肿带

（三）积脓

积脓是硬膜下和（或）硬膜外腔脓液的聚集，由于抗生素在硬膜下和硬膜外腔达不到治疗浓度，需要迅速而积极的手术治疗。可能是鼻窦炎 / 乳突炎、开颅术后腔感染或血肿创伤后感染的结果。在 CT 上，硬膜外积脓特征性表现为透镜状，硬膜下积脓特征性表现为新月形液体积聚。积脓在 CT 上比脑脊液稍致密，在 T_1 加权像上显示脑脊液相对高信号。此外，DWI 显示弥散受限，可能有助于区分感染性和无菌性采集物。增强检查中，邻近增厚的硬脑膜常见强化。

（四）特定病原体感染的中枢神经系统影像改变

单纯疱疹病毒 1 型（HSV-1）引起的单纯疱疹病毒性脑炎是散发（非流行性）脑炎

最常见的病因。大多数成人疱疹脑炎病例是由于潜伏在三叉神经节的 HSV-1 的再激活。在疾病的早期，CT 成像通常是正常的。偶尔可见 CT 表现包括颞叶、岛叶和眶额区低密度影，特别是在第 1 周后，增强 CT 可能显示占位效应和非均匀强化。MRI 显示更为敏感。在 MRI 上，颞叶、岛叶和额叶的 FLAIR 和 T_2WI 加权成像高信号区是特征性的。DWI 和 ADC 可显示细胞毒性水肿引起的弥散受限区，血管源性水肿也可能共存。在疾病的早期通常没有增强。在疾病的晚期，会出现不同的增强模式。晚期也可出现出血转化区，在 CT 上表现为高密度，或在 MRI 梯度回波序列上表现为 T_1 高信号和绽放伪影。

巨细胞病毒感染通常发生在免疫功能严重抑制的患者。巨细胞病毒可感染各级神经系统，但在免疫功能低下的成人中，通常影响视网膜和神经根，引起视网膜炎和多神经根炎。它也可能引起室管膜/室管膜下区域的损伤，引起脑膜脑炎和脑室炎/室管膜炎。在巨细胞病毒性脑炎的 MRI 影像中，通常只有非特异性的 T_2WI/FLAIR 信号强度增高，并以脑室周围分布为主。通常没有相关的占位效应或强化，室管膜炎或脑室周强化常见于室管膜炎。

隐球菌性脑膜炎、隐球菌性脑膜脑炎和胶状假性囊肿是免疫功能低下患者中枢神经系统隐球菌病的主要表现。MRI 可有多种表现，如脑积水、脑膜增厚强化、血管周围间隙扩张、粟粒结节、神经丛炎（通过血液播散）和假性肿瘤（隐球菌），可单独发生或与其他 MRI 表现同时发生（图 4-15）。

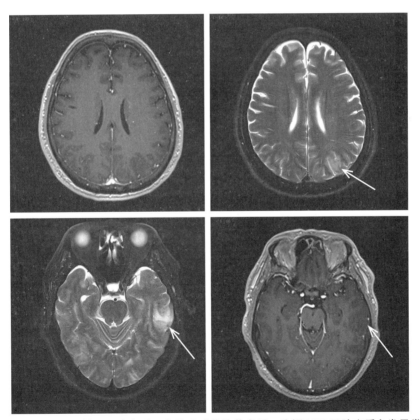

图 4-15　患者为 53 岁男性，肝癌术后，左肺隐球菌结节术后。头颅 MRI 示脑实质多发异常信号影伴脑沟变浅（箭头所指）、FLAIR 序列呈多发高信号，增强后可见软脑膜增厚强化

结核可累及脑实质（如脑膜下或室管膜下感染灶）、脑膜或邻近骨，具有多种临床和放射学表现。中枢神经系统感染通常继发于远处肺部感染的血行性扩散，或较少发生于相邻骨感染的连续扩散。结核性脑膜炎和颅内结核瘤是结核最常见的神经影像学表现。当结核分枝杆菌播散到蛛网膜下腔时，就会发生结核性脑膜炎，随后在基底池、颅底表面、前基底池和脊髓周围形成致密渗出物。结核性脑膜炎的影像学表现包括脑膜和基底池增厚、结节状强化、脑积水和脑血管累及引起的梗死。脑神经受累也可发生，最常见的是动眼神经麻痹。当结核杆菌生长在脑实质内而没有破裂到蛛网膜下腔时，就会发生结核瘤。它们可能是单个或多个病变，并可能与结核性脑膜炎共存。结核瘤表现为结节状病变，在 MRI 上表现出不同的信号强度，这取决于成熟阶段和中心是否干酪样坏死。非干酪化结核瘤通常表现为 T_2WI 高信号和 T_1WI 等或稍低信号，注射造影剂后伴结节或环形强化。干酪化结核瘤的表现取决于它是液体干酪化还是固体干酪化。液体干酪样结核瘤在 T_2WI 表现为相对高信号，T_1WI 表现为低信号。实性干酪样结核瘤在 T_2WI 表现为低信号，在 T_1WI 表现为高信号，周围边缘呈强化。结核瘤也可能被 T_2WI 高信号的血管源性水肿包围。

三、恶性肿瘤合并感染的肝脏影像学特点

（一）肝脓肿

肝脓肿的病原体可以是细菌、寄生虫（主要是阿米巴）、混合（寄生虫脓肿的化脓性重叠感染）或更罕见的真菌感染等。因肝脓肿化脓前期与肝肿瘤/转移瘤鉴别存在一定难度，故肿瘤患者可疑肝脓肿时，应尽量完善多种腹部影像学检查。

在 90% 以上的病例中，超声和 CT 扫描可以做出诊断，并且通常可以明确病因。多层螺旋 CT 三期增强检查的敏感性优于超声检查。肝脓肿的影像学表现及其随时间的演变是可变的，但可以大致分为两个阶段：化脓前期和化脓期。在化脓前期，图像呈不均匀、低密度，轮廓不规则，边界不清，可模拟肿瘤征象，尤其当肝脓肿多发且体积较小时，要警惕与肝转移瘤相鉴别。在化脓期，图像呈低密度，有时为多房性，具有圆形轮廓，具有厚或薄的包膜。CT 增强后可形成"双靶征"，即脓肿内壁的早期动脉强化和外层的进行性强化。在动脉期，周围肝脏一过性增强或节段性增强。在 CT 上，化脓性脓肿也可能表现为多个微小的低衰减病灶，外周边缘增强，有时合并形成更大的病灶，这是胆道源性脓肿的典型特征（图 4-16）。肝脓肿诊断的关键征象是内部气体的存在，但有时在肝动脉栓塞等手术后数日内也可看到空气残留。

在 MRI 上，中央脓液在 T_2WI 上呈高信号，T_1WI 上呈低信号，DWI 因脓液积聚且脓液黏稠度高导致弥散受限。T_2WI 上，囊壁内层呈低信号，外层呈高信号。虽然化脓性脓肿通常表现为液体积聚，但也可能表现为实性肿块，类似于原发性或继发性肝肿瘤，尤其常见于肺炎克雷伯菌感染早期。

化脓性脓肿的主要鉴别诊断包括原发性或继发性肝脏肿瘤和阿米巴脓肿。需要注意的是，一过性病灶周围强化（更常与化脓性脓肿相关）有助于排除肝肿瘤。化脓性肝脓肿还可并发肝静脉或门静脉血栓形成，据报道其发生率高达 42%。与静脉侵犯相关的坏死性肝细胞癌可表现为肝脓肿并发脉络膜静脉血栓形成。然而，静脉血栓形成伴管腔扩

张、动脉期腔内强化和静脉结构弥散受限提示肿瘤而不是脉管性静脉血栓形成。阿米巴脓肿发展相对缓慢，相关的结肠受累病史更支持阿米巴感染。

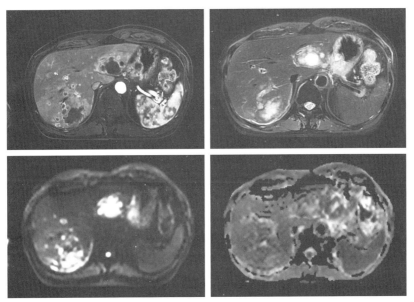

图 4-16　患者为 66 岁男性，食管癌术后，上腹痛、发热。MRI 显示肝内多发环形强化结节，部分融合呈较大肿块

（二）肝结核

结核累及肝可由肺结核或粟粒性结核引起，较少由胃肠道病变经门静脉累及。肝结核可以是局部的（原发性结核伴肝门淋巴结干酪样坏死），也可以是全身性疾病的一部分。后者是肝结核最常见的形式。结核瘤也可发展，对应于粟粒性病灶的扩大和汇合或结核灶的结节状生长。

在 CT 上平扫呈现低密度小结节，增强后观察到的粟粒性结节形态为多个小的低密度灶，边缘呈不连续增强。大的结节性病变在平扫 CT 上表现为低密度病灶，范围在 14～45 HU，造影剂给药后周围有轻度增强，而中心部分不变。钙化可表现为粟粒状和大结节状。

在 MRI 上，粟粒结节形态为多发微小病灶，T_1WI 呈低信号，T_2WI 呈高信号。大结节型在 T_2WI 上表现为中央区低或高信号，边缘低信号。与化脓性脓肿一样，肝结核在 DWI 上表现为弥散受限，难以与化脓性脓肿区分。

（三）肝念珠菌病

侵袭性全身性念珠菌病是免疫抑制患者发病和死亡的重要原因，特别是针对接受化疗或患有血液系统恶性肿瘤的患者。

肝脾念珠菌病有 4 种典型超声表现类型。第一种表现为超声所示的"轮中轮"，中央低回声区为坏死和真菌碎片，周围是炎症细胞的高回声区。周围可见低回声边缘，表示纤维化。第二种模式是中心高回声病灶被低回声边缘包围的靶心形态。一般来说，这种征象发生在活动性真菌感染和白细胞计数相对正常的患者身上。第三种类型是最常见的，包括均匀的低回声结节，代表在先前炎症区域发展的纤维化，这是非特异性的，需要与转移或淋巴瘤相鉴别。第四种类型发生在感染后期，包括高回声灶和不同程度的后伴声影，代表瘢痕或钙化。

在 CT 上，微脓肿呈小、圆、低衰减病变，呈粟粒型。此外，可以检测到类似超声观察到的"轮中轮"模式。

在 MRI 上，未经治疗的结节在 T_2WI 上表现为明显的高信号，在 T_1WI 上表现为极低的低信号，在注射造影剂后表现为中度增强。治疗后，微脓肿发展为肉芽肿，根据治疗后的分期有不同的影像学表现。

四、恶性肿瘤合并感染的软组织及骨骼影像学特点

（一）蜂窝织炎

肿瘤患者发生蜂窝织炎常由于长期卧床、手术、外伤、免疫力低下等因素。蜂窝织炎在临床上很容易诊断。然而确定是否伴有脓肿或骨髓炎将影响管理和治疗。蜂窝织炎的影像学特征是非特异性的，表现为不同程度的浅表和（或）深部软组织肿胀和水肿。水肿常导致肌间脂肪面模糊或闭塞。MRI 和 CT 影像可以显示浅表蜂窝织炎的皮下软组织水肿或深层蜂窝织炎的肌肉内水肿或肿胀。在软组织水肿的情况下，可能很难辨别相关的液体积聚，因为液体通常在 CT 上具有与水肿的软组织相似的密度或在 MRI 上相似的信号强度（图 4-17）。当平扫结果不明确时，增强扫描将显示散在的积液或可能存在的脓肿。无论是 CT 还是 MRI，周围炎症组织增强，而积液通常不强化，从而使脓肿更加明显。超声可以有效地诊断软组织积液，也可以用于图像引导的积液抽吸或引流。在任何软组织感染的情况下，必须评估软组织是否存在气体。软组织气体，特别是在没有溃疡的情况下，是一个重要的影像学征象，可能表明伴气体形成的感染，如气性坏疽等。

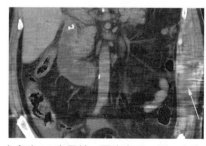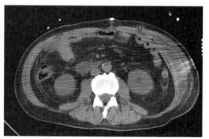

图 4-17　患者为 54 岁男性，胃癌术后 1 周，左腹壁疼痛。CT 显示左腹壁弧形低密度影（箭头所示），考虑脓肿形成

（二）骨髓炎

X 线片经常显示骨髓炎的特征性表现。典型的 X 线表现包括局部脱矿或骨侵蚀，通常伴有骨膜反应 / 抬高。更晚期的骨髓炎病例可能发展为骨脓肿。布罗迪脓肿多见于年

轻患者，在 X 线片上表现为一个局限性的透光度增高区域，通常周围有一层增厚的骨膜新骨。在早期骨髓炎的病例中，X 线片通常是正常的，可能低估了骨髓炎的存在和程度。CT 可以显示慢性骨髓炎相关的皮质异常，以及布罗迪脓肿或骨骸的存在。但 X 线片上隐匿或不显著的发现可能在 CT 上也有类似的局限性；X 线片正常或不明确且疑似感染的患者应行 MRI 检查而非 CT 检查。MRI 对早期骨髓炎和任何相关的液体聚集的检出高度敏感，是确诊和明确疾病程度的最佳方式，特别是当 X 线片正常或模棱两可时。骨髓炎特征性 MRI 表现包括骨髓水肿、骨膜反应、骨溶解和邻近软组织水肿或积液。MRI 可以准确地检测与蜂窝织炎或软组织溃疡相关的骨髓炎。布罗迪脓肿在 MRI 上明显表现为髓内局限性积液并伴有骨髓水肿。MRI 具有高度敏感性和特异性，应作为疑似感染患者的二线影像学检查方式（图 4-18）。

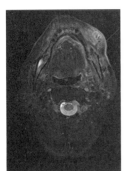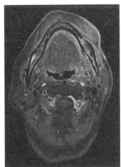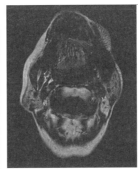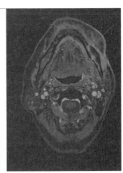

图 4-18　患者为 65 岁女性，鼻咽癌放疗后 1 年，左下颌骨疼痛。MRI 显示左下颌骨骨质破坏伴异常强化，伴下颌软组织水肿，考虑慢性骨髓炎

参考文献

[1] Jaremek-Ochniak W, Skulimowska J, Płachta I,et al. Epidemiological and clinical characteristics of 407 salivary glands neoplasms in surgically treated patients in 2010–2020. Otolaryngol Pol, 2022, 76(5):29–36.

[2] Palmieri A, Lauritano D, Pellati A, et al. Prevalence of human papillomavirus in the oropharynx of healthy individuals in an Italian population. J Clin Med, 2022, 11(7):1935.

[3] Refay SM, Ahmed EH, Abd ELzaher AR, et al. Risk of drug resistance and repeated infection with klebsiella pneumoniae and escherichia coli in intensive care unit cancer patients. Comb Chem High Throughput Screen, 2022, 25(2):324–334.

[4] Anatone AJ, Danford NC, Jang ES,et al. Risk factors for surgical site infection in orthopaedic oncology. J Am Acad Orthop Surg, 2020, 28(20):e923–e928.

[5] Xia J, Zhang Z, Huang Y, et al. Regulation of neutrophil extracellular traps in cancer. Int J Cancer, 2024, 154(5):773–785.

[6] Kuriakose K, Pettit AC, Schmitz J, et al. Assessment of risk factors and outcomes of severe ehrlichiosis infection. JAMA Netw Open, 2020, 3(11):e2025577.

[7] Carlson TJ, Gonzales-Luna AJ, Nebo K, et al. Assessment of kidney injury as a severity criteria for clostridioides difficile infection. Open Forum Infect Dis, 2020, 7(11):ofaa476.

[8] Li W, Wu C, Qin M, et al. The aura of malignant tumor: Clinical analysis of malignant tumor-related

pyogenic liver abscess. Medicine (Baltimore), 2020, 99(9):e19282.

[9] Aghbash PS, Hemmat N, Fathi H, et al. Monoclonal antibodies in cervical malignancy-related HPV. Front Oncol, 2022, 12:904790.

[10] Khan J, Ala-Seppälä H, Lehtomäki A, et al. The occurrence of lung cancer and non-pulmonary malignancies after pleural infections. Scand J Surg, 2021, 110(1):99-104.

[11] Gomes CC. Recurrent driver mutations in benign tumors. Mutat Res Rev Mutat Res, 2022, 789:108412.

[12] Cartuliares MB, Skjøt-Arkil H, Mogensen CB, et al. Gram stain and culture of sputum samples detect only few pathogens in community-acquired lower respiratory tract infections: secondary analysis of a randomized controlled trial. Diagnostics (Basel), 2023, 13(4):628.

[13] Zheng Y, Qiu X, Wang T, et al. The diagnostic value of metagenomic next-generation sequencing in lower respiratory tract infection. Front Cell Infect Microbiol, 2021,11:694756.

[14] Kwon BS, Park JS, Shin JA, et al. A prospective study on the long-term storage of sputum and the recovery of nontuberculous mycobacteria. Ther Adv Respir Dis, 2023, 17:17534666231162244.

[15] Rautman LH, Kammerer JS, Silk BJ, et al. Characteristics of TB cases without documented sputum culture in the United States, 2011-2021. Int J Tuberc Lung Dis, 2024, 28(5):231-236.

[16] Zhang R, Wu Y, Deng G, Deng J. Value of sputum Gram stain, sputum culture, and bronchoalveolar lavage fluid Gram stain in predicting single bacterial pathogen among children with community-acquired pneumonia. BMC Pulm Med, 2022, 22(1):427.

[17] Mirlohi SH, Eftekhari K, Shirzadi R, et al. The value of sputum polymerase chain reaction for detection of nontuberculous mycobacteria in cystic fibrosis patients with negative nontuberculous mycobacteria sputum culture. Med J Islam Repub Iran, 2022, 36:7.

[18] Duesberg CB, Valtin C, Fuge J, et al. A before-and-after study of evidence-based recommendations for on-call bronchoscopy. Respiration, 2021, 100(7):600-610.

[19] Coffey KC, Claeys K, Morgan DJ. Diagnostic stewardship for urine cultures. Infect Dis Clin North Am, 2024, 38(2):255-266.

[20] Bovelander E, Raijmakers M, van Dam D, et al. Evaluation of automated microscopy sediment analysis in urinary tract infection screening: a practical insight in adjusting fixed cut-off values for urine culture. Int Urol Nephrol, 2023, 55(8):1899-1902.

[21] Krouss M, Alaiev D, Shin DW, et al. Choosing wisely initiative for reducing urine cultures for asymptomatic bacteriuria and catheter-associated asymptomatic bacteriuria in an 11-hospital safety net system. Am J Infect Control, 2023,51(4):461-465.

[22] Adaska JM, Ekong PS, Clothier KA, et al. Bayesian estimation of diagnostic accuracy of fecal culture and PCR-based tests for the detection of Salmonella enterica in California cull dairy cattle. PeerJ, 2020, 8:e8310.

[23] Korula A, Perumalla S, Devasia AJ, et al. Drug-resistant organisms are common in fecal surveillance cultures, predict bacteremia and correlate with poorer outcomes in patients undergoing allogeneic stem cell transplants. Transpl Infect Dis, 2020, 22(3):e13273.

[24] Mohtar J, Mallah H, Mardirossian JM, et al. Enhancing enteric pathogen detection: implementation and impact of multiplex PCR for improved diagnosis and surveillance. BMC Infect Dis, 2024, 24(1):171. Published 2024 Feb 7.

[25] Axelrad JE, Cadwell KH, Colombel JF, et al.Systematic review: gastrointestinal infection and incident inflammatory bowel disease. Aliment Pharmacol Ther, 2020, 51(12):1222-1232.

[26] Tai FWD, Healy A, Thokala P, et al. Cost comparison of oral, transnasal and magnet assisted capsule endoscopy in the examination of the upper gastrointestinal tract in patients with dyspepsia. Frontline Gastroenterol, 2022, 14(4):300–305.

[27] 孙箐，邹多武. 免疫检查点抑制剂治疗相关胃肠道不良反应的临床诊疗管理. 中华消化杂志, 2021,41(3):214–216.

[28] 中华医学会血液学分会抗感染学组. 宏基因组二代测序技术在血液病患者感染病原诊断中的应用中国专家共识（2023 年版）. 中华血液学杂志, 2023,44(8):617–623.

[29] Raju S, Ghosh S, Mehta AC. Chest CT signs in pulmonary disease: a pictorial review. Chest, 2017, 151(6):1356–1374.

[30] Tanaka N, Kunihiro Y, Yanagawa N. Infection in Immunocompromised Hosts: Imaging. J Thorac Imaging, 2018, 33(5):306–321.

[31] Malekzadeh S, Widmer L, Salahshour F, et al. Typical imaging finding of hepatic infections: a pictorial essay. Abdom Radiol (NY), 2021, 46(2):544–561.

[32] Math KR, Berkowitz JL, Paget SA, et al. Imaging of Musculoskeletal Infection. Rheum Dis Clin North Am, 2016, 42(4):769–784.

[33] Abdalkader M, Xie J, Cervantes-Arslanian A, et al. Imaging of Intracranial Infections. Semin Neurol, 2019, 39(3):322–333.

第5章

病原学标本的采集及报告解读

第一节　感染标本送检的基本原则

正确的标本采集和送检是微生物实验室保证检验质量的关键，也是准确进行病原学诊断的前提。实验室只有接收到合格标本，之后进行的一系列检测才有临床意义，才能为临床提供准确、有效的诊断依据。微生物检验标本的采集和送检应遵循以下原则。

一、尽早采集

尽可能在抗微生物药物治疗之前、疾病初发阶段，或者在起始治疗后立即采集标本。

在疾病初发时采集到首份标本对急性感染性疾病的诊断是非常重要的。除血培养需采集多套血标本外，或是在原检测项目之外增加新的检测项目需要重复采样，一般不必重复多次送检，除非第一次送检标本质量差或是转运条件不适宜。为评估治疗效果或结局也可在治疗过程中进行相关采样。

二、无菌原则

尽可能避免感染部位周围以及感染部位附近皮肤或黏膜定植菌群的污染。如尿液标本易于被尿道或会阴部的微生物污染，血标本有可能会被静脉穿刺部位的共生菌污染。须严格执行皮肤消毒程序，标本采集人员要严格进行手卫生，佩戴手套或使用带有保护装置的采集工具。必要时，可在手术过程中无菌条件下采集标本，以避免正常菌群的污染。

三、选择适宜的标本类型

临床医师应根据患者的感染症状、免疫状态、疾病严重程度及接受有创检查的风险、可疑病原体的特性及感染部位等多方面因素综合选择送检的标本类型。标本必须要能够反映活动的病程。可参考标本采集和转运的相关卫生行业标准。表5-1列出常见的合格标本标准。

表 5-1　常见采集部位的合格标本类型

采集部位	合格标本	不合格标本
下呼吸道	咳痰（含炎症细胞）、肺泡灌洗液、保护性毛刷、气管吸出物	唾液、口咽分泌物、鼻咽部引流物，支气管冲洗液

采集部位	合格标本	不合格标本
鼻窦	从鼻窦吸出或刮取的分泌物，内镜采集的组织	鼻咽拭子、鼻咽分泌物、鼻涕
泌尿道	清洁中段尿、直接导尿、耻骨上膀胱穿刺尿、膀胱镜检或其他手术过程中采集的尿液	导尿袋中收集的尿液、导尿管尖端
浅表 / 深部伤口	脓液、脓抽吸物、坏死组织或深部取的组织	表面拭子或被表面物污染的标本
胃肠道	新鲜粪便、内镜检时采集的排泄物、直肠拭子（特定情况下）	
静脉血	从不同静脉穿刺点采集 2 ～ 3 套血标本	凝固的血液

四、保证足够的标本量

标本采集量不足会影响病原菌的分离，用于常规细菌培养的标本至少应送检 0.5ml 或 0.5g。对于额外的检查项目可能需要送检更多的标本，如血培养标本，成人每瓶采血量 8 ～ 10ml，脑脊液标本通常 2 ～ 5ml，胸腔积液和腹水 10ml，具体可参考微生物实验室发布的标本采集手册。当标本采集量不足时，应结合患者感染症状与可疑病原菌的特性，优先选择检验项目。

五、选择适宜的容器

送检标本的容器应无菌、无污染，不含防腐剂及消毒剂，密封性好，外观透明、方便观察。注意不能使用带针头的注射器直接送检，应将内容物转移至无菌容器中，或是采用保护性装置除去针头后，重新封口并置于密封防漏的塑料袋送检。

六、完整的项目申请及标签信息

医师应完整填写项目申请，包括患者姓名、性别、年龄、患者唯一性标识，如病历号等、病区或科别、标本类型或标本采集部位、检验项目、标本采集日期及时间，必要时增加特殊培养要求或可疑病原体筛查需要，以及是否应用抗微生物药物及具体种类。标签信息应至少包含患者姓名、性别、患者唯一性标识、检验项目、标本类型及送检科室等。还需要注意一些小细节，比如标签应牢固粘贴在容器上，而不是容器盖或是容器外包装袋上，避免标本送检及处理过程中标签与标本分离。

七、正确的标本转运及送检

应依据实验室发布的标本采集手册，在标本采集之前对医护人员及标本运送人员进行培训，明确各类检验项目的采集及转运方法。当采集部位、转运容器以及转运条件不符合要求时，需重新采集标本。表 5-2 列出常见标本采集、转运条件和时间的要求。

表 5-2　常见标本采集、转运条件和时间要求

标本类型	采集容器 / 转运容器	采集量	转运时间	转运温度
血液	血培养瓶	成人 8～10ml/瓶，婴幼儿不超过总血量 1%	≤ 2h	室温
骨髓	血培养瓶	/	血瓶中 ≤ 24h	室温
痰液，支气管肺泡灌洗液、保护性毛刷、气管吸出物	无菌容器	＞ 1ml	≤ 2h	室温
脑脊液	无菌管 / 无菌杯；也可接种血培养瓶	至少 ≥ 1ml	≤ 15min	室温（不要冷藏）
胸腔积液、腹水、关节腔液、心包积液等无菌体液	无菌管 / 无菌杯；清亮液体可接种血培养瓶	10ml 或更多	≤ 2h	室温
尿液	无菌容器	≥ 1ml	≤ 2h	室温
粪便	无菌容器	2～5g/2～5ml	室温 ≤ 1h；2～8 ℃ ≤ 24h	
脓液	无菌容器 / 拭子转运系统	≥ 1ml	≤ 2h	室温
组织	无菌容器，少许无菌生理盐水保湿	送检组织尽可能多	≤ 15min	室温

第二节　血液标本的采集与送检

当微生物侵入血液迅速繁殖，超出机体免疫系统清除这些微生物的能力时就会形成菌血症或真菌血症（统称血流感染）。引起全身性血流感染病原菌的来源较多，但内源性感染是其主要原因，主要发生在机体免疫功能降低或黏膜屏障破坏，寄居在机体的正常菌群趁机入侵；而存在于空气、环境中的病原菌，也可通过人体腔道、皮肤，以及侵入性医疗操作等途径入侵机体导致外源性感染。临床可表现为寒战、高热、心动过速、呼吸急促、皮疹，肝脾大和神志改变等一系列临床症状，严重者可导致休克、弥散性血管内凝血和多脏器功能衰竭。

血培养是临床微生物实验室最重要检查之一，是诊断血流感染、菌血症的金标准。

一、血培养采集的临床指征

当疑似感染患者出现以下任意一种临床表现可采集血培养。

1. 发热（≥ 38 ℃）或低温（≤ 36 ℃）。

2. 寒战。

3. 白细胞增多（> $10.0 × 10^9$/L，特别是有"核左移"时）或减少（< $4.0 × 10^9$/L）。

4. 血小板减少或皮肤、黏膜出血。

5. 呼吸加快（频率 > 20 次/分或动脉二氧化碳分压 < 32mmHg）。

6. 昏迷。

7. 多器官功能衰竭。

8. 血压降低。

9. 炎症指标降钙素原、C 反应蛋白或 1，3-β-D 葡聚糖升高等。

二、采血时机

患者寒战或发热初期采血最佳。超过发热高峰后，机体免疫系统会逐渐清除病原菌，从而导致阳性率降低。应在抗菌药物使用之前采集，若已使用抗菌药物，应尽可能在下次用药之前体内药物浓度最低时采集。

三、采血量

采血量的多少直接关系到血培养的阳性率。应按说明书采集，成人一般 8 ～ 10ml/瓶，婴幼儿及儿童采血量原则上不应超过总血量的 1%。若采血量充足，则用注射器采集的血液优先注入厌氧瓶，后注入需氧瓶，采用蝶翼针采血则相反；若采血量不足，则优先注入需氧瓶，并保证需氧瓶里的血量充足后再注入厌氧瓶。

四、采血套数

一次静脉穿刺采取的血液分别注入需氧瓶和厌氧瓶进行培养，即完整的"一套"血培养。需氧瓶和厌氧瓶的联合应用不仅可以提高阳性率，还可以缩短报阳时间，帮助实验室及临床医务人员排除穿刺污染。成人一般应在不同穿刺部位采集 2 ～ 3 套血培养，且 2 ～ 5d 无须重复送检；若怀疑急性细菌性心内膜炎，则应在抗微生物药物治疗前 1 ～ 2h，从三个不同部位采集三套血培养，如 24h 培养阴性，则再采集两套。儿童可选择儿童瓶或是只采集需氧瓶。

五、采集部位及采集方法

当血培养与其他检测项目需同时采血时，需要先采集血培养，接种血培养瓶，以避免污染。推荐采集静脉血而不是动脉血，除怀疑导管相关性血流感染外，一般不推荐采集静脉留置管，因其常受到皮肤表面菌群的污染，出现假阳性比例远高于静脉端采血。推荐采用"三步法"即 70% 乙醇 – 碘液或碘伏 –70% 乙醇脱碘或者"一步法"即 0.5% 葡萄糖酸氯己定或 70% 异丙醇消毒后自然干燥后穿刺采血。

常见的污染菌包括凝固酶阴性葡萄球菌、棒状杆菌属、丙酸杆菌及芽孢杆菌等，实验室人员及临床医师需要辨别培养出的细菌是否为污染菌，一般单瓶或单次培养出这些细菌污染可能性大，如果多次重复分离同一种细菌，则表明其可能有临床意义。实验室需要定期对血培养污染率进行评估，2% ～ 3% 以下属于可接受范围，污染率增高需要寻找原因并采取措施纠正。

六、导管相关性血流感染

怀疑导管相关血流感染（catheter-associated blood stream infection，CRBSI）有两种送检方式。一种是传统的导管尖端培养，采用无菌操作拔出导管，剪去导管尖端5cm送检。实验室采用半定量方式接种，生长大于15个菌落有意义。需要注意的是，必须要同时送检外周血培养1～2套，如果导管尖端与外周血培养分离出来的是同一种细菌，则提示可能是CRBSI；若没有同时送检血培养的阳性结果，单用导管尖端培养解释其临床意义是不能实现的。第二种是不移除静脉导管，抽取一套静脉导管的血培养，同时在外周静脉抽取等量的一套血培养同时送检。若导管血培养细菌数量高于外周静脉血培养细菌数量，或者是导管血培养报阳时间比外周静脉血培养报阳时间提前≥120min，则提示为CRBSI。

七、标本的送检

血培养标本应在2h之内送到实验室及时上机孵育，如不能及时送检，应将血培养瓶置于室温下，切忌冷藏或冷冻。

八、结果解释

血培养出的细菌，排除皮肤正常菌群污染非常重要。如果把污染菌当作致病菌治疗，会造成医疗资源的浪费以及抗生素滥用的风险。常见的皮肤微生物需要从不同穿刺部位多个培养瓶里检出才有意义。厌氧瓶的联合使用，一方面可以培养专性厌氧菌，另一方面可以增加兼性厌氧菌的检出，还能帮助排除污染。目前实验室常用的全自动血培养仪，在常规5d培养周期里，基本能检测到所有的常见病原菌及部分不常见病原菌。对于特殊病原体，需要特别备注延长孵育时间，或者必要时对血培养进行盲传。血培养瓶里的抗凝剂聚苯乙烯磺酸钠（SPS）对部分病原体，如脑膜炎奈瑟菌、淋球菌等有抑制作用，需要用其他方法检测。

第三节　下呼吸道标本的采集与送检

人体口咽部定植了大量的正常菌群，比如铜绿假单胞菌、非致病性奈瑟菌、微球菌与口腔厌氧菌等。随着人体基础条件变化，这些定植菌群的种类和比例也会发生改变。下呼吸道分泌物经上呼吸道排出时，通常会受到这些正常菌群的污染，还需通过涂片来评价呼吸道标本的质量。

一、下呼吸道常见标本类型

（一）痰液

应明确痰液及唾液的区别，指导患者送检痰液，而不是唾液或者鼻咽部分泌物。咳痰前患者应取下义齿等，用无菌生理盐水漱口（若无生理盐水，也可采用清水），用力咳出深部痰液。最好选择清晨漱口后收集标本，采集前 1 ～ 2h 不要进食。对于少痰或者排痰困难的患者，可采用超声雾化器吸入 3 ～ 5ml 3%NaCl，收集诱导痰标本。

（二）气管吸出物

由医护人员，通过气管导管收集，用无菌容器留样送检。由于气管在插管后（通常为 24h）即有定植菌存在，因此该类标本仅当气管插管患者有肺部感染指征时送检，避免培养结果与疾病不符，对临床医师造成误导。

（三）支气管镜标本

支气管镜类标本通常由经培训合格的医师操作采集，属于高质量的标本类型。常包括支气管肺泡灌洗液（BALF）和支气管保护性毛刷（PBSB）。BALF 是通过支气管镜孔道向小支气管及肺泡中注入一定量无菌生理盐水，以合适的负压吸引回收至无菌容器送检；支气管毛刷是将毛刷插入支气管镜中到达可疑感染部位，将毛刷推出护套，刷取脓性分泌物，采样后将刷子抽回护套并退出支气管镜，用无菌剪刀将毛刷剪下，放入含 1ml 生理盐水的无菌容器，快速送检。由于毛刷所含标本量极少（0.001 ～ 0.01ml），为避免细菌干燥死亡，剪下的毛刷须立即置入 1ml 生理盐水中。

二、标本的质量评估

呼吸道标本在收集过程中很有可能被上呼吸道正常菌群污染，需要常规进行标本质量评估。除肉眼评估痰液质量外，通常需要实验室进行标本涂片、革兰染色及镜检。筛查内容包括上皮细胞、炎症细胞及细菌种类和含量。一般痰标本低倍镜下（×10）鳞状上皮细胞数量多于 10 个，表示污染了口咽部细菌，继续培养无意义或意义有限；对于支气管肺泡灌洗液镜下鳞状上皮细胞数应小于细胞数的 1%。图 5-1、图 5-2 显示革兰染色镜下观察到的合格痰标本和不合格痰标本。

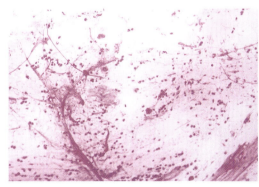

图 5-1　革兰染色镜下合格痰标本（低倍镜）　图 5-2　革兰染色镜下不合格痰标本（低倍镜）

三、标本送检

呼吸道标本应在 2h 内送到实验室，若延迟送检，会导致非苛养口咽部定植菌大量生长，影响病原菌的生长及分离；可将标本置于 2 ～ 8℃，但不应超过 24h，且会降低苛养菌如肺炎链球菌和流感嗜血杆菌的分离率。

四、结果解释

口咽部正常定植的微生物，一定情况下被吸入可引起下呼吸道疾病。因此对呼吸道标本质量进行筛查，拒收受上呼吸道严重污染的标本很重要。革兰染色镜下发现大量上皮细胞表明被定植菌污染，此时分离的微生物可能代表口咽部定植的微生物群，应报告正常菌群；除了吸入性肺炎，标本镜下显示大量炎症细胞及包含厌氧菌在内的多种细菌形态混合外，其他肺炎大多由 1 ～ 2 种病原体引起，在镜下革兰染色或是培养基上属于优势细菌，当怀疑是潜在病原菌时应报告临床。

第四节　泌尿道标本的采集与送检

尿路感染是由各种病原体入侵泌尿系统引起的疾病，大多属于内源性感染，是通过自身的常居菌上行至膀胱所致。根据感染部位可分为上尿路感染（肾盂肾炎、输尿管炎）和下尿路感染（膀胱炎、尿道炎）。健康人膀胱内尿液是无菌的，但是其排出时可能受到尿道口、外尿道、会阴部及阴道寄居的正常菌群污染而混有细菌。

一、送检指征

当患者出现膀胱刺激征，即尿频、尿急、尿痛，或是出现肉眼可见的脓性、血性尿液，以及出现腰骶部或耻骨上部不适的症状即可送检尿培养。建议同时送检尿常规检查，其白细胞计数、白细胞酯酶及亚硝酸盐检测对提示患者有泌尿道感染有很大帮助。

二、采集时机

推荐采集晨尿标本，或是在膀胱储留超过 4h 的尿液，此时经过数小时膀胱内积累，细菌繁殖量加倍，可降低假阴性率；集前应嘱患者少喝水或不喝水，避免尿液被稀释。

三、常见的标本类型

可以采集清洁中段尿、留置导尿管尿液、直接导尿管尿液、耻骨上穿刺尿液，不建议送检导尿管尖端进行细菌培养，因其常有尿道正常菌群的污染。

1. 清洁中段尿　尽管有报道称清洁尿道周围区域并不能明显提高尿培养的质量，但许多指南、行业规范仍建议用肥皂水或清水清洗外阴及尿道口。自然排尿后，弃去前段尿液，不停止排尿情况下，采集中段尿。

2. 留置导尿管尿液　对于长期留置导尿管的患者，应在更换新的导尿管后留取尿标本。夹闭导管 10 ～ 20min，用 70% 乙醇消毒采集部位，按无菌操作方法用针筒穿刺抽取 5 ～ 10ml 尿液，置于无菌容器中送实验室。切记不可通过尿液收集袋管口流出的方式采集。

3. 直接导尿管尿液　局部消毒后，由医护人员严格采用无菌技术将导尿管经尿道插入膀胱，最前端约 15ml 尿液弃去不用，再收集尿液送检。此方法有可能将下尿道细菌逆行带入膀胱，增加继发性感染危险。

4. 耻骨上穿刺尿液　主要适用于一些培养结果难以解释、怀疑厌氧菌感染患者、婴幼儿及其他排尿困难者，该方法可避免尿液标本被尿道或会阴部细菌污染。消毒脐部至尿道皮肤，对穿刺部位局麻后用针头穿刺膀胱，吸取约 20ml 尿液注入无菌阔口杯，送至实验室。

四、标本送检

新鲜尿液标本应在采集后 2h 内送检，若不能及时送检，可置于 2 ~ 8℃保存，但不应超过 24h。

五、结果解释

尿培养是微生物实验室最常见的检测项目，人体尿道通常会定植一些皮肤、阴道、肠道的细菌，所以应该对尿液标本进行筛查。筛查方法包括涂片进行革兰染色，也可联合白细胞酯酶及亚硝酸盐结果进行综合判断。尿标本革兰染色镜检不仅能反映标本质量，还能直观看到可能的病原菌，帮助医师经验用药。此外，实验室会对尿标本进行定量培养，以区分定植菌和可能的病原菌。针对患者性别、白细胞酯酶及其症状和感染类型不同，判断阳性结果的阈值也会所不同。

第五节　胃肠道标本的采集与送检

正常人体的肠道中存在数量极其庞大的微生物群落，包括噬菌体、病毒、细菌、原生生物、蠕虫和真菌。它们在人体健康方面起着重要的作用，例如参与营养、消化、吸收及清理肠道、调节免疫系统等。不同个体之间，其微生物种类、相对含量存在着较大差异，导致这些差异的因素包括地域、年龄、生理状况、饮食习惯等。

细菌摄入导致的感染性腹泻常见原因包括组织侵袭、毒素产生及其他致病机制，常见病原体有沙门菌、志贺菌属、弯曲菌属、弧菌属、气单胞菌属、类志贺邻单胞菌、小肠结肠炎耶尔森菌、产气荚膜梭菌、蜡样芽孢杆菌、致病性大肠埃希菌、金黄色葡萄球菌、艰难梭菌等。

一、常见标本类型

1. 粪便标本　患者自然排便到清洁干燥的便盆，挑取有黏膜液、脓血部分 2 ~ 5ml 或 2 ~ 5g，所挑取的粪便不应接触其他部位（便盆等），同时要避免混入尿液及其他异物。将标本置于无菌容器中，立即送检。

2. 直肠拭子　一般不推荐采用拭子标本采集腹泻标本，但对于婴幼儿、腹泻患者暂时没有大便者，可采用直肠拭子收集标本。采用直肠拭子采集，插入深度要足够深，能收集到粪便为宜。方法是将无菌拭子用生理盐水蘸湿，从肛门插入 6 ~ 7cm，轻轻旋转，取出，置于运送培养基内送检。

二、标本送检

新鲜粪便标本未置于保存液或者运送培养基中，应在采集后立即送检，不应超过2h。检测志贺菌，应立即送检，延迟送检会导致该菌死亡。若新鲜粪便标本置于Cary-Blair运送培养基中，可在冰箱2～8℃保存（艰难梭菌培养标本除外），24h送至实验室。

三、结果解释

现已有研究证实，在入院时没有腹泻的患者，在住院期间不太可能发生除艰难梭菌以外的其他细菌引起的细菌性肠炎。因此对于住院3d以上，出现腹泻的患者建议申请艰难梭菌及其毒素检测。大便白细胞检测可以协助判断是炎症性腹泻或是分泌性腹泻，但是白细胞在大便标本里有时会出现降解破坏，难以识别，因此不能单纯依靠粪便白细胞检查结果判断是否是感染性腹泻。

第六节　伤口、脓液及组织标本的采集与送检

人体皮肤有大量正常菌群存在，当出现烧伤、虫咬、创伤、手术后，皮肤黏膜完整性受到破坏，原本体表正常的菌群可以引起皮肤、软组织的感染。当皮肤或皮下脓肿受累部位出现红、肿、热、痛，需要切开引流，或深部脓肿表现出局部疼痛、触痛并伴有全身症状，发热、乏力、食欲缺乏时，需立即采集患者创面感染标本进行培养。

一、开放性的伤口

用无菌生理盐水冲洗伤口，或75%乙醇消毒创面，去除表面分泌物，用无菌采样拭子深入病灶底部或脓肿边缘取其新鲜部位，或剪取深部病损边缘的组织。烧伤创面，要从多个不同部位取标本，使用专用拭子用力刮取创面，置于无菌管内。开放性伤口采样拭子应选用专用采样拭子，不建议使用普通棉拭子。

二、闭合性脓肿

对局部皮肤及黏膜表面彻底消毒，用注射器抽取脓液（≥1ml），放入无菌容器内，应同时送需氧及厌氧培养。

三、脓疱或水疱

乙醇消毒挥发后，大的脓疱直接用注射器抽取；小的脓疱需挑破脓疱，用拭子收集脓液。

四、组织

组织标本常常由临床医师术中活检或注射器穿刺获得，应尽可能多地收集标本，以满足实验室涂片、研磨、接种的需求。组织标本需用少量无菌生理盐水保湿，并立即送到实验室（≤15min），避免细菌因干燥死亡。

五、注意事项

1. 伤口、脓液及组织标本可通过革兰染色评价标本质量。若镜下查见大量上皮细胞，则提示标本可能已受到皮肤正常菌群的污染，而多形核白细胞的存在则常提示标本质量可接受。另一方面，涂片结果可为临床提供早期病原学诊治的依据，并能联合培养结果进行结果解释。

2. 一般来说，活检组织标本和抽吸物（脓液等）优于拭子标本。闭合性脓肿及深部伤口感染标本不能用拭子采集。厌氧培养标本也不能用拭子采集，而是应采用注射器抽吸。采集过程中需注意避免正常菌群污染和接触空气。

3. 注意保湿，并在规定时间内尽早送至实验室检测。

第七节　无菌体液标本的采集与送检

无菌体液标本包括脑脊液、胸腔积液、腹水、心包积液、关节腔液、后穹隆穿刺液等。正常情况下人体这些部位是无菌的，排除采集过程的皮肤表面正常菌群污染后，如发现有病原菌，通常提示感染存在。

一、脑脊液

脑脊液通常是由临床医师腰椎穿刺采集标本，一旦检测出病原菌，则提示中枢神经系统感染。尽管如此，仍需要排除污染菌的可能。一般腰椎穿刺第 1 管标本，有可能存在操作过程中的皮肤表面微生物，不建议用于微生物学检测；第 2 管标本被污染可能性较低，推荐采用此标本送检微生物学检测。

1. 标本采集量　不同检测目的要求的最低送检量不同，一般要求细菌≥1ml，真菌≥2ml，分枝杆菌≥5ml，病毒≥2ml；在允许情况下尽可能送检量多一些，除常规培养之外，多的标本可通过离心浓缩，增加培养及涂片的阳性率。

2. 送检要求　收集的脑脊液标本应置于无菌容器中，室温条件下立即送检（不超过15min）。若置于低温环境下，可能导致对温度敏感的病原菌死亡。也可将脑脊液按照血培养标本注入血培养瓶中送检。

3. 外观观察　不同病原菌感染导致的脑脊液外观可能有所不同，由细菌引起的化脓性脑膜炎，脑脊液多会明显浑浊；结核性脑膜炎标本静置后可能出现膜状物；真菌及病毒感染的脑膜炎标本可能不浑浊或轻微浑浊。

4. 涂片镜检　脑脊液标本常规应进行直接涂片及革兰染色，结果立即报告临床医师。根据镜下细菌典型形态特征：如革兰阴性双球菌，呈肾形、凹面相对，则可报告"查见革兰阴性球菌，形似脑膜炎奈瑟菌"；革兰染色阳性球菌成双、成矛头状排列，菌体周围有明显荚膜，可报告"查见革兰阳性双球菌，形似肺炎链球菌"；若革兰染色查见阴性、大小不一、多形性小杆菌，可报告"找到革兰阴性杆菌，形似流感嗜血杆菌"；墨汁染色中，若在黑色背景里见到酵母样菌体周围出现透明的荚膜，可报告"查见隐球菌"。

二、其他无菌体液

胸腔积液、腹水、心包积液、关节腔液等无菌体液均是通过消毒未受损皮肤采集到的抽吸物，首先要避免皮肤正常菌群的污染，不能用外科引流液标本代替无菌体液送检。标本应准确注明采集部位，而不是标注"穿刺液""抽吸物"等。可将穿刺液体直接打入血培养瓶送检以提高阳性率。羊膜液及后穹隆穿刺液应常规进行厌氧培养。

采集的体液标本建议≥10ml，至少不能低于1ml。标本2h内送至实验室，在室温保存不能超过24h。无菌体液常规均应涂片、染色及镜检。实验室一般会对炎症细胞、细菌形态及数量进行描述。胸腔积液、腹水等一般可观察到单一细菌形态，也可能是细菌群（不止1种），此时需要与临床医师沟通。

参考文献

[1] Erin McElvania, Kamaljit Singh. Specimen Collection, Transport, and Processing: Bacteriology. 13th Edition. American : ASM Press, 2023.

[2] Safiabadi Tali SH, LeBlanc JJ, Sadiq Z, et al. Tools and techniques for severe acute respiratory syndrome coronavirus 2 (SARS-CoV-2)/COVID-19 detection. Clin Microbiol Rev, 2021, 34(3): e00228-20.

[3] Lamy B, Sundqvist M, Idelevich EA; ESCMID Study Group for Bloodstream Infections, Endocarditis and Sepsis (ESGBIES). Bloodstream infections – Standard and progress in pathogen diagnostics. Clin Microbiol Infect, 2020, 26(2):142-150.

[4] Strickland AB, Shi M. Mechanisms of fungal dissemination. Cell Mol Life Sci, 2021, 78(7):3219-3238.

[5] Timsit JF, Ruppé E, Barbier F, et al. Bloodstream infections in critically ill patients: an expert statement. Intensive Care Med, 2020, 46(2):266-284.

[6] Mermel LA, Rupp ME. Should blood cultures be drawn through an indwelling catheter?. Open Forum Infect Dis, 2024, 11(5):ofae248.

[7] Baang JH, Inagaki K, Nagel J, et al. Inpatient diagnosis and treatment of catheter-related bloodstream infection. Ann Arbor (MI): Michigan Medicine University of Michigan; January, 2023.

[8] Calderaro A, Buttrini M, Farina B, et al. Respiratory tract infections and laboratory diagnostic methods: a review with a focus on syndromic panel-based assays. Microorganisms, 2022, 10(9):1856.

[9] Euerle BD. Spinal puncture and cerebrospinal fluid examination. In: Roberts JR, Custalow CB, Thomsen TW, eds. Roberts and Hedges' clinical procedures in emergency medicine and acute care. 7th ed. Philadelphia, PA: Elsevier, 2019: chap 60.

[10] Gupta K, Grigoryan L, Trautner B. Urinary tract infection. Ann Intern Med, 2017, 167(7):ITC49-ITC64.

[11] Chen Y, Zhou J, Wang L. Role and mechanism of gut microbiota in human disease. Front Cell Infect Microbiol, 2021, 11:625913.

[12] Paul Kelly, Phoebe Hodges. Infectious diarrhoea. Medicine, 2024, 52(4):197-203.

[13] Marcos LA, Dupont HL. Advances in defining etiology and new therapeutic approaches in acute diarrhea. J Infect, 2007, 55(5):385-393.

[14] Ramsay S, Cowan L, Davidson JM, et al. Wound samples: moving towards a standardised method of collection and analysis. Int Wound J, 2016, 13:880–891.

第6章

恶性肿瘤合并感染的抗感染策略

第一节 抗感染药物的合理选用及注意事项

一、抗感染药物的合理选用

随着医药领域的不断发展，肿瘤患者接受越来越多的干预措施以治疗肿瘤，如手术、放化疗、靶向治疗、移植和嵌合抗原受体 T 细胞免疫疗法等。这些干预措施在治疗肿瘤的同时，也攻击宿主免疫防御。恶性肿瘤患者由于免疫功能减弱、接受化疗或放疗等治疗手段的副作用，以及住院期间的侵入性操作（如导管、插管等），发生感染的风险增高。合理使用抗菌药物对恶性肿瘤患者尤为重要，需要遵循安全、有效、经济和适当的合理用药基本选择，以减少毒副作用、控制感染、减少并发症并提高患者预后。

（一）合理使用抗菌药物的基本原则

1. 个体化治疗　恶性肿瘤患者的病情复杂多变，感染的类型、病原菌的种类及患者的免疫功能状态存在显著性个体差异。因此，抗感染治疗必须基于患者的具体情况实施个体化方案。个体化治疗不仅要考虑患者的肿瘤类型、分期、治疗方案（如化疗、放疗等对免疫系统的抑制作用），还应结合患者的感染部位、病原学特征、药物代谢能力及既往用药史等因素。药物选择应根据患者的病情、年龄、肾功能、肝功能等调整剂量，避免药物毒性，并确保治疗效果的同时，减少药物相关不良反应。对于免疫功能极度低下或高风险患者，应考虑预防性抗感染措施。

2. 经验性治疗和目标治疗相结合　恶性肿瘤患者一旦确诊感染，在没有明确感染病原学诊断的情况下，应尽早进行经验性抗菌治疗，尤其是对于中性粒细胞减少的患者。经验性治疗药物选择应覆盖可能的常见病原体，并考虑患者感染的严重程度、病史、可能的耐药菌等因素。对于免疫功能低下且存在感染高风险的患者，尤其是化疗引起的中性粒细胞减少患者，经验性治疗应广泛覆盖包括革兰阳性菌、革兰阴性菌（包括假单胞菌）等。一旦获得病原学结果，应迅速根据药敏试验结果调整为目标治疗，以避免广谱抗菌药物长期使用，减少耐药菌产生风险。经验性治疗与目标治疗的结合，能够在早期控制感染的同时，通过及时的治疗方案优化提高抗感染治疗效果。

3. 联合治疗的合理性　由于恶性肿瘤患者免疫力低下，常合并多重感染或由耐药菌引起的严重感染，因此联合治疗常用于该类患者。联合治疗的目的是通过作用机制不同的抗菌药物协同作用，扩大抗菌谱覆盖范围，提高杀菌/抑菌效率，预防耐药菌株产生。然而，联合用药并非越多越好，应基于肿瘤患者感染的病原学、流行病学特点和药敏结果等，合理选择联合给药方案，避免药物间的拮抗作用或毒性增强。此外，联合治疗时应注意监测药物的不良反应及患者的耐受性，定期评估治疗效果，及时优化治疗方案。

4. 控制感染源 有效的感染源控制是抗感染治疗的基础。对于恶性肿瘤患者，感染的源头可能来自于手术创口、留置导管、肿瘤坏死组织或肠道菌群移位等。在抗菌药物治疗的同时，必须积极寻找并控制感染源。手术清除脓肿、拔除感染的导管、处理坏死组织等是控制感染源的首要关键步骤。对于感染源未能及时控制的患者，单纯的药物治疗效果往往不理想，感染可能持续或反复发生。因此，在临床治疗中感染源的清除应与药物治疗同步进行，以达到理想的感染控制效果。

5. 避免过度使用广谱抗菌药物 广谱抗菌药物对恶性肿瘤患者的感染治疗有重要作用，但过度使用广谱抗菌药物会带来严重的耐药性问题，导致后续治疗难度加大，不仅会破坏患者的正常菌群平衡，增加真菌感染或多重耐药菌感染的风险，还可能导致药物相关的不良反应增加。为了避免这些问题，应尽可能缩短广谱抗菌药物的使用疗程，尤其是在明确病原学诊断后，迅速调整为窄谱或目标治疗药物。临床应通过合理使用抗菌药物管理策略（如抗菌药物管理计划），在确保治疗有效的前提下，减少广谱抗菌药物的过度使用。

（二）合理使用抗菌药物的注意事项

1. 关注患者免疫状态 恶性肿瘤患者的免疫功能存在显著性差异，尤其在化疗、放疗或使用免疫抑制剂治疗期间，患者免疫功能明显下降。在此情况下，感染患者可能表现出不典型的临床特征，如体温变化不明显或局部症状不突出。因此，对于这类患者，常规的感染筛查（如定期监测体温、C 反应蛋白和降钙素原等指标）显得尤为重要。一旦发现感染迹象，必须及时进行干预。

2. 中性粒细胞减少的特殊管理 中性粒细胞减少症（中性粒细胞绝对计数 $< 0.5 \times 10^9/L$）是肿瘤患者发生严重感染的重要危险因素，尤其在化疗导致的中性粒细胞减少期。若患者出现发热并伴随中性粒细胞减少，应视为严重感染，立即启动广谱抗菌药物治疗。常用的药物包括抗假单胞菌的 β- 内酰胺类或碳青霉烯类，严重病例可联合使用万古霉素或抗真菌药物等。对于高风险患者，还应考虑启动预防性抗生素治疗，如口服喹诺酮类药物（如左氧氟沙星）以预防细菌感染，或根据患者真菌感染风险（如造血干细胞移植患者）使用抗真菌药物（如氟康唑）。

3. 肝、肾功能受损时的药物调整 肝、肾功能障碍是恶性肿瘤患者的常见并发症，尤其是在接受化疗或长期应用多种药物的情况下，可能导致药物蓄积及毒性风险增加。因此，应根据患者的肝、肾功能动态调整抗菌药物的剂量，并密切监测肝、肾功能生化指标。例如，氨基糖苷类抗菌药物和万古霉素具有显著的肾毒性，对于肾功能受损的患者，应调整剂量、监测血药浓度或选择其他替代药物。此外，肝功能不全患者使用潜在肝毒性的抗菌药物（如某些大环内酯类或抗真菌药物）时，也应特别谨慎，必要时调整剂量或选择其他药物。

4. 警惕药物相互作用风险 恶性肿瘤患者通常接受多种药物治疗，包括化疗药物、镇痛药和抗真菌药物等，这些药物可能与抗菌药物发生相互作用。例如，喹诺酮类抗生素与某些化疗药物（如蒽环类药物）联合使用时可能增加心脏毒性，而氟康唑等抗真菌药物则可能增强免疫抑制剂（如环孢素）的毒性。因此，在药物联用时应特别警惕，并在必要时进行剂量调整或更换用药。

综上所述，恶性肿瘤患者感染的发生率高，病情往往进展迅速且复杂。合理使用抗菌药物是控制感染、减少并发症、提高生存率的关键。抗菌药物的使用应遵循个体化、经验性与目标治疗相结合的原则，并密切关注患者的免疫状态、器官功能、药物相互作用及耐药菌风险。通过科学合理的抗菌药物管理，在肿瘤治疗过程中有效控制感染并发症，提高患者治疗效果。

二、常见抗感染药物的不良反应和监护

药品不良反应是指合格药品在正常用法用量下，出现的与用药目的无关或意外的有害反应。对于恶性肿瘤患者，由于免疫功能受损、化疗或放疗等治疗引起的器官功能障碍，对抗菌药物的毒副作用更加敏感，发生不良反应的风险更高。因此药物不良反应的监护尤为重要。以下是常见抗感染药物的不良反应及监护要点。

（一）抗细菌药物不良反应及监护

1.β- 内酰胺类

（1）代表药物：青霉素类（如阿莫西林）、头孢菌素类（如头孢他啶）、碳青霉烯类（如美罗培南）、单环 β- 内酰胺类（如氨曲南）等。

（2）不良反应：①过敏反应。包括皮疹、荨麻疹，甚至过敏性休克，青霉素类特别易引发过敏反应。②肾毒性。高剂量使用时，头孢他啶和碳青霉烯类药物会引发肾功能损伤。③神经毒性。碳青霉烯类，尤其是美罗培南和亚胺培南，可能引发癫痫。④胃肠道反应。恶心、呕吐、腹泻，部分患者可能引发艰难梭菌相关性肠炎。

（3）监护要点：用药前详细询问过敏史，使用后密切观察过敏反应；定期监测肾功能，尤其在肾功能不全患者中需调整剂量；对神经系统症状如意识混乱或癫痫进行密切监护。

2. 氟喹诺酮类

（1）代表药物：左氧氟沙星、莫西沙星、环丙沙星等。

（2）不良反应：①中枢神经系统反应。头晕、焦虑，严重者可能诱发癫痫发作，尤其在老年患者或肾功能不全患者中。②QT 间期延长，增加心律失常风险。③肌腱损伤，可引起肌腱炎甚至肌腱断裂，尤其在老年患者或长期使用糖皮质激素的患者中。④光敏反应，皮肤光敏感、皮疹、晒伤样反应等。

（3）监护要点：监测心电图，避免与其他延长 QT 间期的药物联用；避免患者长时间暴露在阳光下；出现肌腱不适立即停药。

3. 氨基糖苷类

（1）代表药物：阿米卡星、妥布霉素、庆大霉素等。

（2）不良反应：①肾毒性。氨基糖苷类具有较强的肾毒性，特别在肾功能不全或联合使用其他肾毒性药物时。②耳毒性。可能引发不可逆的听力损失或耳鸣。③神经肌肉阻滞作用。大剂量使用时可能引发呼吸抑制或肌无力。

（3）监护要点：定期监测肾功能，尤其是在长期使用时或老年患者中；监测听力

变化，特别在老年患者或有耳病史的患者中；必要时监测药物血药浓度。

4. 糖肽类

（1）代表药物：万古霉素、去甲万古霉素、替考拉宁等。

（2）不良反应：①肾毒性。与氨基糖苷类联合使用时，肾毒性风险显著增加。②"红人综合征"。静脉注射速度过快时可能出现皮肤潮红、低血压、瘙痒。③耳毒性。可导致听力损伤或耳鸣。

（3）监护要点：根据肾功能调整剂量，监测患者肾功能和听力，监测血药浓度；静脉给药时应缓慢以减少"红人综合征"风险。

5. 林可酰胺类

（1）代表药物：克林霉素、林可霉素。

（2）不良反应：①胃肠道反应。如腹泻、恶心、呕吐，严重者可能引发假膜性肠炎；②皮肤反应。如皮疹、瘙痒，罕见情况下会发生严重的过敏反应如多形性红斑。

（3）监护要点：警惕胃肠道症状，特别是长期使用或与其他抗菌药物联合使用时；定期检查皮肤反应。

6. 四环素类

（1）代表药物：多西环素、米诺环素等。

（2）不良反应：①胃肠道反应。如恶心、呕吐、食管炎。②光敏感。与喹诺酮类相似，患者可能出现光敏反应。③肝毒性。长期使用或在肝功能不全患者中，四环素类可能导致肝功能损害。

（3）监护要点：用药时减少日光暴露，给予患者防晒建议；对长期用药患者定期监测肝功能。

7. 噁唑烷酮类

（1）代表药物：利奈唑胺。

（2）不良反应：①骨髓抑制。尤其是长期使用时，可引起血小板减少、白细胞减少等。②乳酸酸中毒。可引起代谢性酸中毒，表现为疲劳、呼吸急促。③周围神经病变。长期使用可能引发感觉异常或麻木。

（3）监护要点：定期监测血常规；监测代谢状态，警惕乳酸酸中毒的体征；监护神经系统症状。

8. 多黏菌素类

（1）代表药物：硫酸多黏菌素 B、甲磺酸黏菌素 E。

（2）不良反应：①肾毒性。是该类药物最常见的毒性反应，特别是在高剂量或肾功能不全患者中。②神经毒性。可能引发眩晕、肌无力、感觉异常。③呼吸抑制。高剂量时可能引发呼吸抑制或心律不齐。④皮肤毒性。黑色素沉着，致皮肤变黑。

（3）监护要点：监测肾功能，必要时调整剂量；密切关注神经系统和呼吸系统症状。

（二）抗真菌药物不良反应及监护

1. 唑类

（1）代表药物：氟康唑、伏立康唑、伊曲康唑和泊沙康唑等。

（2）不良反应：①肝毒性。可能导致肝酶升高，严重者可出现肝功能损害。②胃肠道反应。如恶心、呕吐、腹痛。③皮疹。少数患者可出现皮肤反应。④使用伏立康唑可能出现视物模糊或视野变化。⑤光敏反应。长期使用伏立康唑可能出现皮肤光敏感。⑥心脏毒性。高剂量使用伊曲康唑时可能引起 QT 间期延长。⑦头痛。部分患者使用后可能出现头痛或眩晕。

（3）监护要点：定期检查肝功能生化指标；监测皮疹及光敏感；使用伏立康唑时检查视力情况；使用伊曲康唑时监测心电图。

2. 棘白菌素类

（1）代表药物：卡泊芬净、米卡芬净等。

（2）不良反应：①肝毒性。可能引发肝酶升高，严重者可能出现肝衰竭。②静脉炎。静脉注射时可能引发静脉炎。③胃肠道反应。如恶心、呕吐、腹泻。④皮肤反应。如皮疹、瘙痒等。

（3）监测要点：用药期间监测患者肝功能生化指标。

3. 两性霉素 B 类

（1）代表药物：两性霉素 B。

（2）不良反应：①肾毒性。可能导致急性肾衰竭。②发热与寒战。静脉注射时可能引发急性发热、寒战反应。③电解质紊乱。可能导致低钾血症和低镁血症。

（3）监测要点：定期检查肾功能及电解质水平；注意输注过程中患者有无发热、寒战等症状；定期检查电解质水平。

4. 其他抗真菌药物

（1）代表药物：氟尿嘧啶。

（2）不良反应：①骨髓抑制。可能引起白细胞减少、血小板减少或贫血。②胃肠道反应。包括恶心、呕吐、腹泻。③神经毒性。可导致神经系统症状，如意识混乱、精神状态改变。④肝毒性。长期使用可能引发肝药酶升高和肝功能损害。

（3）监护要点：监测血常规、肝功能、神经系统症状。

（三）抗病毒药物不良反应及监护

1. 核苷类逆转录酶抑制剂

（1）代表药物：拉米夫定、齐多夫定、阿巴卡韦等。

（2）不良反应：①骨髓抑制。可能导致贫血、白细胞减少或血小板减少。②肝毒性。可能引发肝药酶升高，严重者可能出现肝功能损害。③胃肠道反应。如恶心、呕吐、腹泻。④乳酸酸中毒。特别是齐多夫定可能引起乳酸酸中毒症状。

（3）监护要点：定期检查血常规和肝功能；在使用齐多夫定时注意监测乳酸水平。

2. 非核苷类逆转录酶抑制剂

（1）代表药物：依非韦伦、奈韦拉平等。

（2）不良反应：①皮疹。可能出现过敏性皮疹，严重者可能引发 Stevens-Johnson 综合征。②肝毒性。可能导致肝酶升高。③神经系统症状。如头痛、失眠、精神状态改变。④胃肠道反应。包括恶心、腹泻等。

（3）监护要点：定期检查肝酶水平；注意头痛、失眠等症状。

3.蛋白酶抑制剂

（1）代表药物：洛匹那韦/利托那韦、奈韦拉平。

（2）不良反应：①胃肠道反应。如恶心、呕吐、腹泻。②代谢异常。如高血糖、脂肪代谢紊乱。③肝毒性。可能导致肝酶升高，严重者可能出现肝功能损害。④心脏毒性。可能引发 QT 间期延长或心律失常。

（3）监护要点：监测胃肠道症状、代谢指标监测；监测肝酶水平；心电图监测：关注 QT 间期和心律变化。

4.其他抗病毒药物（如抗流感药物）

（1）代表药物：奥司他韦、扎那米韦等。

（2）不良反应：①胃肠道反应。如恶心、呕吐、腹泻；②神经系统症状。如头痛、眩晕、精神状态改变；③过敏反应。如皮疹、瘙痒，少数情况下可能出现严重过敏反应。

（3）监护要点：监测胃肠道症状、神经系统症状，观察有无过敏反应和皮肤状态。

三、常见抗感染药物的相互作用

（一）抗细菌药物的相互作用（表 6-1）

1.β-内酰胺类

（1）青霉素类：青霉素类药物可能与氨基糖苷类药物产生沉淀，降低后者的抗菌效果，避免在同一静脉输注青霉素和氨基糖苷类药物，使用时应分开给药；抗酸药物可能减少青霉素类药物的胃肠道吸收，导致药物效果下降。建议在服用青霉素前后间隔至少 2h 再使用抗酸药物。

（2）头孢菌素类：头孢曲松可能与氨基糖苷类药物在体内产生沉淀，增加肾毒性风险，避免头孢曲松与氨基糖苷类药物在同一静脉中使用，应分开给药，定期监测肾功能；头孢菌素类药物可能增加华法林的抗凝效果，增加出血风险。

（3）碳青霉烯类：碳青霉烯类药物（如亚胺培南、美罗培南）会降低丙戊酸盐的血药浓度，增加癫痫发作风险，使用碳青霉烯类药物时应避免与丙戊酸盐联合使用，必要时需更换抗癫痫药物或加强对患者癫痫发作的监测；碳青霉烯类与氨基糖苷类药物联合使用时可能增强后者的肾毒性和耳毒性，因此在联合用药时应密切监测肾功能及听力，尤其是肾功能受损的患者。

2.喹诺酮类　抗酸药物可能减少氟喹诺酮类药物的吸收，降低抗菌效果，建议在使用抗酸药物前至少 2h 服用，或服用后 4h 再使用抗酸药物；氟喹诺酮类药物可能增强华法林的抗凝作用，增加出血风险，应定期监测国际标准化比值（international normalized ratio，INR），调整华法林剂量以防出血。

3.氨基糖苷类　氨基糖苷类药物与某些利尿药（如呋塞米）联合使用时，可能增加耳毒性和肾毒性风险，应监测耳功能和肾功能，避免高剂量使用；氨基糖苷类药物可能增强肌松药（如维库溴铵）的作用，导致呼吸抑制，使用氨基糖苷类药物时，应调整肌松药的剂量，并监测呼吸功能。

4.糖肽类　糖肽类药物与氨基糖苷类、利尿药物联合使用时，可能增加肾毒性和耳毒性风险，应避免联合使用或密切监测肾功能和耳功能。

表 6-1　抗细菌药物相互作用

药物类别	药物	其他药品	相互作用	监护要点
β- 内酰胺类	青霉素	其他 β- 内酰胺类药物	联合使用可能导致过敏反应增加	注意过敏反应
		口服避孕药	青霉素可能降低口服避孕药的疗效	需要采取额外的避孕措施
氟喹诺酮类	左氧氟沙星	钙、镁、铝制剂	氟喹诺酮类药物吸收受限，降低药效	服用抗生素与含钙、镁、铝的药物间隔使用
		华法林	氟喹诺酮可能增强华法林的抗凝作用，增加出血风险	定期监测 INR，调整华法林剂量
氨基糖苷类	庆大霉素	利福平	利福平可能增加庆大霉素的排泄，降低其血药浓度	定期监测血药浓度和疗效
		利尿剂（如呋塞米）	联合使用可能增加耳毒性和肾毒性风险	监测耳功能和肾功能
糖肽类	万古霉素	利福平	利福平可能降低万古霉素的血药浓度，影响疗效	调整万古霉素剂量，监测疗效
		氨基糖苷类药物	联合使用可能增加肾毒性和耳毒性风险	监测肾功能和耳功能
林可酰胺类	克林霉素	其他抗生素	可能增加克林霉素的不良反应	监测不良反应
四环素类	多西环素	抗凝血药物（如华法林）	多西环素可能增强抗凝血药物的效果，增加出血风险	监测 INR，调整抗凝血药物剂量
		钙、镁制剂	吸收受限，降低药效	服用抗生素与钙、镁制剂间隔使用
噁唑烷酮类	左氧氟沙星	酮康唑	酮康唑可能增加左氧氟沙星的血药浓度，增加副作用	定期监测血药浓度和副作用
多黏菌素类	多黏菌素 E	其他肾毒性药物	联合使用时可能增加肾毒性风险	监测肾功能

5. 四环素类　抗酸药物可能减少四环素类药物的吸收，降低疗效。建议四环素类药物与抗酸药物使用时间间隔至少 2h。四环素类药物可能降低口服避孕药的疗效，增加怀孕风险。建议使用额外的避孕措施，特别是在使用四环素类药物期间。

6. 噁唑烷酮类　噁唑烷酮类药物与单胺氧化酶抑制剂（MAOI）可能发生相互作用，增加血清素综合征的风险，在使用噁唑烷酮类药物时应避免同时使用 MAOI。噁唑烷酮类药物可能增强华法林的抗凝作用，增加出血风险。应定期监测 INR，调整华法林剂量以防止出血。

7. 多黏菌素类　多黏菌素类药物与氨基糖苷类药物联合使用时可能增加肾毒性和耳毒性风险，应避免联合使用或严格监测肾功能和耳功能。多黏菌素类药物可能增强麻醉药物的神经毒性。

（二）抗真菌药物的相互作用（表 6-2）

1. 唑类　氟康唑可能增强华法林的抗凝作用，导致出血风险增加，应定期监测 INR，必要时调整华法林剂量；氟康唑可能增加他汀类药物的血药浓度，导致肌肉毒性，应监测肌肉症状和血清肌酸激酶水平。

利福平可能显著降低伏立康唑的血药浓度，影响疗效，应避免联合使用或在必要时调整伏立康唑剂量。伏立康唑可能增加噻嗪类利尿药的血药浓度，导致电解质紊乱，定期检查电解质水平。

伊曲康唑可能增加苯妥英的血药浓度，导致毒性反应。应定期监测苯妥英钠血药浓度，调整剂量以避免毒性；伊曲康唑可能增加钙通道阻滞剂（如地尔硫䓬）的血药浓度，导致低血压和心动过缓，应监测血压和心率，必要时调整剂量。

泊沙康唑可能增加环孢素的血药浓度，增加肾毒性风险，应定期监测肾功能，监测环孢素血药浓度，必要时调整环孢素剂量；泊沙康唑可能增加氟氯噻吨的血药浓度，导致低血糖或电解质紊乱，应监测血糖和电解质水平。

2. 棘白菌素类　卡泊芬净可能增加环孢素的血药浓度，导致肾毒性。应定期监测肾功能，必要时调整环孢素剂量；利福平可能降低卡泊芬净的血药浓度，影响抗真菌效果，避免联合使用或调整卡泊芬净剂量以维持疗效。

米卡芬净可能增强华法林的抗凝作用，增加出血风险，应定期监测 INR，调整华法林剂量；米卡芬净与氨基糖苷类药物联合使用可能增加耳毒性和肾毒性风险，避免联合使用或密切监测耳功能和肾功能。

3. 两性霉素 B　两性霉素 B 可能增加环孢素的血药浓度，导致肾毒性，应定期监测肾功能，调整环孢素剂量以避免肾损害。两性霉素 B 与利尿药（如呋塞米）联合使用时可能增加两性霉素 B 的肾毒性，应监测肾功能及电解质水平，调整剂量以减少毒性。

4. 其他抗真菌药物　氟尿嘧啶可能增强放疗药物的毒性，导致骨髓抑制，应监测血常规，调整氟尿嘧啶和放疗药物剂量以减少骨髓抑制；氟尿嘧啶可能与某些抗病毒药物（如阿昔洛韦）相互作用，减少其血药浓度，应定期监测药物血浓度，调整剂量以维持疗效。

表 6-2　抗真菌药物相互作用

抗真菌药物类别	药物	其他药物	相互作用	监护要点
唑类药物	氟康唑	利福平	利福平可能降低氟康唑的血药浓度	监测疗效，必要时调整剂量
	伏立康唑	酮康唑	伏立康唑可能增加酮康唑的血药浓度	监测血药浓度和副作用
	伊曲康唑	华法林	伊曲康唑可能增强华法林的抗凝作用，增加出血风险	定期监测 INR，调整华法林剂量
	泊沙康唑	环孢素	泊沙康唑可能增加环孢素的血药浓度，增加肾毒性风险	监测肾功能，调整环孢素剂量
棘白菌素类	卡泊芬净	环孢素	卡泊芬净可能增加环孢素的血药浓度，导致肾毒性	定期监测肾功能，必要时调整剂量
	米卡芬净	华法林	米卡芬净可能增强华法林的抗凝作用，增加出血风险	定期监测 INR，调整华法林剂量
两性霉素 B 类	两性霉素 B	环孢素	两性霉素 B 可能增加环孢素的血药浓度，导致肾毒性	监测肾功能，调整环孢素剂量
		利尿药（如呋塞米）	联合使用时可能增加两性霉素 B 的肾毒性	监测肾功能及电解质水平
其他抗真菌药物	氟尿嘧啶	放疗药物	氟尿嘧啶可能增强放疗药物的毒性，导致骨髓抑制	监测血常规，调整剂量
		抗病毒药物（如阿昔洛韦）	氟尿嘧啶可能与某些抗病毒药物相互作用，减少其血药浓度	监测药物血药浓度，调整剂量

（三）抗病毒药物的相互作用（表 6-3）

1. **核苷类逆转录酶抑制剂（nucleoside reverse transcriptase inhibitors，NRTI）**　利福平可能加速齐多夫定的代谢，降低其血药浓度，从而减少抗病毒效果，应避免联合使用或调整齐多夫定剂量以维持疗效；齐多夫定可能与噻嗪类利尿药联合使用时，增加骨髓抑制风险，应定期监测血常规，注意骨髓抑制征象。

氟康唑可能增加拉米夫定的血药浓度，增加副作用风险，应监测拉米夫定的血药浓度及不良反应；异烟肼可能影响拉米夫定的代谢，影响疗效，应调整拉米夫定剂量，并监测药物疗效和副作用。

2. **非核苷类逆转录酶抑制剂（non-nucleoside reverse transcriptase inhibitor，NNRTI）**　苯妥英钠可能加速依非韦伦的代谢，降低其血药浓度，影响抗病毒效果，应调整依非韦伦剂量，定期监测血药浓度；利福平显著降低依非韦伦的血药浓度，降低疗效，应调整依非韦伦剂量，并监测疗效和副作用。

3. 蛋白酶抑制剂（protease inhibitor，PI） 氟康唑可能增加洛匹那韦/利托那韦的血药浓度，增加不良反应风险，应监测洛匹那韦/利托那韦的血药浓度及不良反应，必要时调整剂量；利福平可能减少洛匹那韦/利托那韦的血药浓度，降低疗效，避免联合使用或调整洛匹那韦/利托那韦剂量以维持疗效。

沙奎那韦可能影响阿莫西林的代谢，影响抗菌效果，应调整沙奎那韦和阿莫西林剂量，监测疗效和副作用。沙奎那韦可能与某些抗病毒药物（如阿昔洛韦）相互作用，影响血药浓度。

4. 整合酶抑制剂 伏立康唑可能增加拉替拉韦的血药浓度，增加副作用，应监测拉替拉韦的血药浓度及不良反应；拉替拉韦可能影响阿昔洛韦的血药浓度，影响疗效。苯妥英钠可能降低多替拉韦的血药浓度，影响疗效，应调整多替拉韦剂量，并监测疗效和副作用；利福平可能降低多替拉韦的血药浓度，降低疗效，应调整剂量，并监测疗效和副作用。

表 6-3　抗病毒药物相互作用

抗病毒药物类别	药物	其他药物	相互作用	监护要点
核苷类逆转录酶抑制剂（NRTI）	齐多夫定（AZT）	利福平	利福平可能加速齐多夫定的代谢，降低疗效	调整齐多夫定剂量，监测疗效
		噻嗪类利尿药	齐多夫定可能与噻嗪类利尿药联合使用时增加骨髓抑制风险	定期监测血常规
非核苷类逆转录酶抑制剂（NNRTI）	依非韦伦（EFV）	苯妥英钠	苯妥英钠可能加速依非韦伦的代谢，降低疗效	调整依非韦伦剂量，监测疗效
		抗结核药物（如利福平）	利福平显著降低依非韦伦的血药浓度，影响疗效	调整依非韦伦剂量，监测疗效
蛋白酶抑制剂（PI）	洛匹那韦/利托那韦（LPV/r）	氟康唑	氟康唑可能增加洛匹那韦/利托那韦的血药浓度，增加副作用	监测药物血药浓度和副作用
		利福平	利福平可能减少洛匹那韦/利托那韦的血药浓度，降低疗效	调整洛匹那韦/利托那韦剂量，监测疗效
整合酶抑制剂（INSTI）	拉替拉韦（RAL）	抗真菌药物（如伏立康唑）	伏立康唑可能增加拉替拉韦的血药浓度，增加副作用	监测拉替拉韦的血药浓度及副作用
		抗病毒药物（如阿昔洛韦）	拉替拉韦可能影响阿昔洛韦的血药浓度，影响疗效	监测药物血药浓度，调整剂量

第二节　口腔和食管感染

一、恶性肿瘤患者口腔和食管感染的病原菌类型

口腔黏膜炎（oralmucositis，OM）是指口腔黏膜上皮炎症性病变，伴或不伴溃疡性病变，是恶性肿瘤患者接受化疗、放疗、分子靶向治疗或免疫检查点抑制剂治疗的常见并发症。恶性肿瘤患者发生 OM 的临床过程可能继发细菌、真菌（如念珠菌）或病毒（如单纯疱疹病毒、水痘 – 带状疱疹病毒）等感染，当病变的外观异常或持续时间超过预期时，必须考虑这些感染。

食管炎是指食管黏膜浅层或深层组织由于受到刺激或损伤而引发的炎症。恶性肿瘤患者由于化疗、放疗等抗肿瘤治疗，引起食管黏膜受损，从而导致食管炎的发生，加上恶性肿瘤患者本身抵抗力下降，容易继发细菌、真菌（念珠菌）、病毒感染（单纯疱疹病毒、巨细胞病毒）等感染。

二、口腔感染

（一）口腔念珠菌病

1. 口腔念珠菌病的定义、分类　口腔念珠菌病是最常见的口腔黏膜感染性疾病，由念珠菌属感染引起的急性、亚急性或慢性口腔黏膜病，恶性肿瘤及其治疗增加了此病的发生率。念珠菌与宿主之间的一系列相互作用是动态和复杂的。念珠菌表现出多方面的生长、增殖、逃避宿主防御和在宿主内存活以诱导真菌感染。口腔念珠菌病的临床表现多种多样，分类包括急性假膜性念珠菌病、急 / 慢性红斑性（萎缩性）念珠菌病、慢性增殖性念珠菌病、角状念珠菌病、罕见的化脓性念珠菌病。口腔念珠菌病的预后通常是良好的，但治疗失败或复发也是常见的，由不正确的诊断、无法解决潜在的危险因素、不准确的抗真菌药物处方等因素造成。

2. 恶性肿瘤患者合并口腔念珠菌病的特点　在恶性肿瘤这类免疫功能低下患者中，如果治疗不当，口腔念珠菌病可能会导致慢性持续性感染或侵袭性念珠菌病，这可能导致坏死性溃疡性黏膜炎、化脓性念珠菌病、炎性乳头状增生（硬腭、口咽和食管等），或潜在致命的全身性念珠菌病，如念珠菌心内膜炎等。念珠菌病或侵袭性念珠菌病患者可表现为发热、吞咽困难、营养不良、恢复缓慢或住院时间延长，死亡率极高。在所有侵袭性念珠菌病的病例中，有 50% 以上在死亡时未被诊断出来，因此，血培养中查见念珠菌不应被视为简单的污染物，尤其在免疫力低下的恶性肿瘤患者中，应始终提示寻找真菌血症的来源。口腔念珠菌病可扩散到血液或消化道，导致潜在致命的全身性侵袭性念珠菌病，长期慢性口腔念珠菌感染还有癌变的风险。

3. 口腔念珠菌病感染的常见病原菌　口腔念珠菌病的感染病原菌以白念珠菌最常见，约占所有感染病原菌的 70%，其次为热带念珠菌、光滑念珠菌，占所有感染病原菌的 10% ～ 15%。近年来，非白念珠菌感染的比例增加，且存在多种念珠菌混合感染的现象。

4. 口腔念珠菌病的临床症状和不同分类的特点　口腔念珠菌病的主要临床症状有口干、口腔黏膜烧灼感、疼痛、味觉减退等，主要体征为舌背乳头萎缩、口腔黏膜白色凝乳状斑膜、口腔黏膜充血、口角湿白、口角潮红、口角皲裂、口腔白色斑块、结节状增生等。

（1）急性假膜型口腔念珠菌病：又称鹅口疮，好发于恶性肿瘤等免疫力低下人群，表现为患者颊、舌、软腭、唇等损害区的黏膜充血，散在附着一些色白如雪的小斑点，可融合成白色丝绒状斑片，稍用力擦拭即可暴露充血的黏膜或糜烂面。病情严重者病变可波及扁桃体、咽部引起口咽部念珠菌病，还有少数严重病例可蔓延至食管、支气管引起念珠菌食管炎、呼吸道念珠菌病。

（2）急性红斑型（萎缩型）口腔念珠菌病：又称抗生素口炎，常见于长期使用广谱抗菌药物的患者，表现为口腔黏膜弥散的红斑，尤其以舌背黏膜多见，严重时舌背黏膜可呈鲜红色并且伴有舌乳头的萎缩。双颊、上腭、口角等也可发生充血性红斑。

（3）慢性红斑型（萎缩型）口腔念珠菌病：又称义齿性口炎，常见于长期佩戴义齿者，表现为义齿承托区域的口腔黏膜充血，可呈点状、片状红斑或水肿，严重者伴有黏膜颗粒、乳头样增生，同时还会伴有口角炎或舌背乳头萎缩等病变。此类口腔念珠菌病多无症状，少数仅有黏膜灼痛或口干。

（4）慢性增殖型口腔念珠菌病：常见于口角内侧的三角区、舌背或腭部黏膜，表现为结节状增生、颗粒状增生，或固着紧密的白色斑块。此类口腔念珠菌病有癌变的风险，需与口腔黏膜白斑病等疾病相鉴别。

5. 口腔念珠菌病的诊断和治疗　口腔念珠菌病的诊断需结合临床表现和病原学检查，对出现口腔念珠菌病临床表现的疑诊患者，建议进行病原学检查以确定诊断。病原学诊断方法包括真菌直接镜检、真菌培养与鉴定、体外药敏试验、血清学、分子生物学、组织病理等检查。应注意的是，如怀疑侵袭性真菌感染应留取血培养，如怀疑慢性增殖型口腔念珠菌病，需行活体组织检查及特殊染色以明确诊断。口腔念珠菌病是一种可治疗的疾病，大多数患者的预后均良好。彻底的病史询问和恰当的检查对于口腔念珠菌病患者的治疗成功率至关重要。通过消除危险因素和保持有效的口腔卫生，可以降低患口腔念珠菌病的风险。从口腔病变中去除沉着的念珠菌斑块也很重要，可以促进协同抗真菌药物的作用并加速病损处的愈合。制霉菌素仍然是口腔念珠菌病的首选药物，口服片剂为 5×10^5U/ 次，3 次 / 天，舌背含服；局部也可用 1×10^5U/ml 混悬液涂布，疗程为 14～28d。抗真菌治疗时间必须足够。对于义齿口炎，仅仅从腭黏膜中清除酵母细胞，而不消毒义齿会导致感染复发，彻底根除口腔黏膜和义齿中的酵母菌是必要的。医务人员应指导此类患者采取以下预防措施。

（1）在含服制霉菌素片时摘掉活动义齿。

（2）尽可能少佩戴义齿。

（3）有效进行口腔和义齿卫生清理。

（4）义齿在 0.2% 氯己定消毒液中保存过夜。

（5）抗真菌治疗疗程足够。

口腔念珠菌病的二线治疗以唑类抗真菌药物为主。早期的唑类药物包括克霉唑、咪康唑、酮康唑，但这些药物的缺点和副作用限制了它们的使用。克霉唑和咪康唑对革兰阳性菌和念珠菌有局部作用和双重作用。不应再将酮康唑作为任何真菌感染（包括口腔念珠菌病）的一线治疗药物，因其在病变的口腔组织中的浓度低，且存在严重的肝毒性、肾毒性及致畸作用，只有当没有其他有效的抗真菌药物可选或口服酮康唑的潜在益处大于潜在风险时，使用酮康唑才可能有益。三唑类药物，包括氟康唑、伊曲康唑、伏立康唑和泊沙康唑，可用于治疗全身真菌感染、口咽感染及因恶性肿瘤治疗等原因引起的免疫力低下患者的念珠菌病等。传统的全身抗真菌药物如两性霉素 B 和较新的抗真菌药物如棘白菌素可以为念珠菌提供广泛的用药活性，为侵袭性念珠菌病的二线治疗选择。另外，使用吸入类固醇药物后漱口有助于预防口腔念珠菌病。葡萄糖促进酵母生长，高糖类饮食会增强其对口腔上皮细胞的黏附，限制葡萄糖的摄入有助于控制口腔念珠菌的定植或感染。可将解决感染临床症状所需的时间加倍，或延长抗真菌治疗至 4 周，以期在治疗后获得更持久的真菌学治愈。早期氟康唑单药治疗或氟康唑联合制霉菌素治疗对口咽念珠菌病、化脓性念珠菌病或念珠菌相关性慢性口腔溃疡均是有帮助的。提高免疫缺陷患者的 CD4 细胞计数有助于治疗口腔念珠菌。最后，对潜在的诱发因素应同时进行识别以及治疗，并定期监测。

（二）口腔病毒感染

1. *恶性肿瘤患者口腔病毒感染的特点*　口腔的病毒感染是恶性肿瘤治疗的常见并发症，口腔的疼痛和不适会减少液体和营养素的摄入量，更严重的情况下会导致患者脱水和营养不良，需要住院治疗。口腔病毒感染的早期诊断很重要，因为早期诊断、早期治疗可以减轻症状并减少感染传播的可能性。HSV 和 VZV 是在初次感染机体后在机体的神经元、神经节中建立终身潜伏感染的 α 疱疹病毒。这些病毒的周期性再激活可导致复发性感染，对恶性肿瘤患者的生存质量造成严重影响。HSV 通常会导致口腔、生殖器黏膜或皮肤感染，而 VZV 则会导致口腔黏膜水痘、带状疱疹的发生，但由于细胞介导的免疫功能受损，恶性肿瘤患者发生包括播散性、内脏感染在内的并发症的风险尤其高。虽然 HSV 和 VZV 感染的诊断通常是基于临床的，但在免疫功能低下的宿主机体内可能存在不典型的皮肤表现甚至内脏受累的情况。目前，有针对 VZV 的疫苗可以选择接种，还没有针对 HSV 的疫苗可以接种。

2. *恶性肿瘤患者易患的口腔感染类型*　单纯疱疹是由 HSV 感染引发的急性皮肤黏膜病变，其特点是成簇小水疱伴不规则糜烂。当患者感冒、劳累或经历肿瘤放化疗、器官移植等致机体抵抗力下降时易患此病。带状疱疹是由 VZV 感染引发的局部皮肤黏膜病变，其特点是沿单侧周围神经分布的成簇小水疱及剧烈的神经痛。恶性肿瘤及长期大剂量使用糖皮质激素等易诱发该病。夏秋季发病率高，病情常较为严重。

3. *不同口腔病毒感染的临床特征*

（1）单纯疱疹：分为原发性疱疹性口炎和复发性疱疹性口炎。①原发性疱疹性口炎：机体初次感染 HSV 时大多为隐性感染，只有少数会出现明显的临床症状和体征。如为急性发作性疱疹性龈口炎有发热、头痛、乏力、肌肉酸痛、咽喉肿痛等较为严重的前驱症状。口腔黏膜及口周出现成簇透明的小水疱，壁薄且易破溃，疱破后融合成不规则的糜烂面。牙龈亦红肿，易出血。口腔疼痛明显，局部淋巴结肿痛。一般 7～10d 可愈合。极少数情况下病毒可侵犯中枢神经系统或内脏，导致这些部位的严重感染。②复发性疱疹性口炎：又称复发性唇疱疹，即原发感染痊愈后，30% ～ 50% 的患者可出现复发，复发部位常在唇部、口周。复发性唇疹在唇红部、口周皮肤出现小水疱，疱破后形成糜烂、结痂，常在原先发作过的部位或其附近。全身症状较轻，局部有灼痛、麻胀感，局部淋巴结肿痛。7 ～ 10d 可愈合。

（2）带状疱疹：以三叉神经带状疱疹居多。病损一般不超过中线，常发生于单侧面部皮肤或口腔黏膜。其特点是口腔黏膜出现密集的水疱，水疱破溃后形成糜烂面。疼痛非常剧烈，且可能遗留顽固的疱疹后神经痛。发病初期全身常会有低热、乏力症状，局部常有烧灼、刺痛、剧痛等症状。该病在免疫缺陷人群中复发概率高。

4. 不同口腔病毒感染的诊断和治疗

（1）诊断：可根据患者的临床症状、体征，医师详细的查体及病史综合分析，结合病毒的分离鉴定、聚合酶链反应、血清学检查等可确诊。

（2）治疗：急性疱疹性龈口炎患者，病情不重者可使用阿昔洛韦片每天口服 5 次，每次 200mg，疗程 10d 或每天口服 3 次，每次 400mg，疗程 10d。病情严重者，阿昔洛韦注射液单次 5mg/kg，稀释后缓慢静脉滴注 1 ～ 2h，每 8 小时一次，疗程 5d。另酌情可给予补液、营养支持、镇痛、维生素制剂、中成药、口腔冲洗、患处局部用药及超声雾化治疗。复发性唇疱疹患者可使用阿昔洛韦片每天口服 5 次，每次 200mg，疗程 5d 或每天口服 3 次，每次 400mg，疗程 5d。口外病损处局部可使用干扰素 α-2b 凝胶或阿昔洛韦软膏涂抹，每天 3 次，还可使用 0.05% 氯己定溶液或复方氯己定溶液湿敷，使其泡软后洗脱痂壳，每天 3 次。这类患者还需提升免疫力，可使用胸腺肽肠溶片每天口服 1 次，每次 20mg，疗程 1 个月。

带状疱疹可使用阿昔洛韦片每天口服 5 次，每次 800mg，疗程共 7 ～ 10d，若病情较重或免疫缺陷者可选阿昔洛韦注射液，单次 5mg/kg，稀释后缓慢静脉滴注 1 ～ 2h，每 8 小时一次，疗程 7 ～ 10d。如果患者对阿昔洛韦耐药，无明显疗效，则可换用膦甲酸钠。对于顽固的疱疹后神经痛，可选加巴喷丁胶囊，第 1 天口服 1 次，一次 0.3g，第 2 天口服 2 次，一次 0.3g，第 3 天口服 3 次，每次 0.3g，随后根据疼痛缓解程度调整剂量。另可予以镇痛、维生素、含漱等对症支持治疗。

三、食管感染

（一）念珠菌性食管炎

1. 念珠菌性食管炎（candida esophagitis，CE）的定义和症状　CE 是指某种念珠菌侵入食管黏膜引起的溃疡性、假膜性食管炎，又称食管念珠菌病、食管念珠菌感染。在感染性食管炎患者中，约 88% 是由白念珠菌感染引起，10% 是由 HSV 感染引起，2% 是由 CMV 感染引起，故感染性食管炎最常见的是念珠菌性食管炎。食管念珠菌病患者可能有多种症状，也可能无症状。最常见的症状是吞咽困难、胸骨后疼痛。其他症状包括腹痛、胃灼热、体重减轻、腹泻、恶心、呕吐、黑粪等。

2. CE 的高危因素和发生机制　食管念珠菌感染被认为是机会性感染，患食管念珠菌病的高危因素包括恶性肿瘤化疗、颈部恶性肿瘤放疗、抗生素治疗、慢性全身或局部使用皮质类固醇激素、糖尿病、肾上腺功能不全和高龄等。质子泵抑制剂的使用也是免疫功能正常患者患食管念珠菌病的一个重要危险因素。念珠菌是正常口腔菌群的一部分，当宿主防御机制受损时，由于细胞介导的免疫功能受损，食管上皮层容易受到念珠菌的感染和定植。念珠菌增生并黏附于食管黏膜，形成黄白色的斑块。在消化道内镜下可以看到斑块，这些斑块可弥漫性分布于整个食管，也可局限于食管上部、中部或远端。

3. CE 的诊断和治疗 在考虑 CE 或考虑食管炎但病因未明时，推荐行消化道内镜检查，内镜下可能见到隆起的白苔、白膜，周围黏膜充血或伴水肿，或伴溃疡，或伴管腔狭窄等。钡剂造影检查可判断和诊断是否有 CE，食管吞钡造影可能显示"泡沫状"或"羽毛状"的食管狭窄的特征性外观。双对比食管造影是诊断 CE 的一种高度敏感的方法，敏感度高达 90%。当然，对白斑进行病理活组织检查最为精准。推荐对 CE 进行三级诊断。

（1）初拟诊断：风险因素、临床表现、食管白膜。

（2）极似诊断：风险因素、临床表现、食管白膜或白斑涂片可见念珠菌样的真菌孢子或假菌丝；或风险因素、临床表现、典型的影像学表现。

（3）确定诊断：风险因素、临床表现、食管白膜或白斑微生物分离株鉴定为念珠菌属的菌种；或风险因素、临床表现、食管组织标本可见到上皮细胞间隙有念珠菌菌体或菌丝，且可确定菌种。

食管念珠菌病的治疗主要是全身性抗真菌治疗。治疗食管念珠菌病最常用的药物治疗是口服氟康唑，每天 200 ~ 400mg，持续 14 ~ 21d。如果患者不能耐受口服，则可静脉注射氟康唑，每天 400mg，然后逐渐减少剂量，当患者能耐受口服药物时改为口服。氟康唑 100 ~ 200mg，每周 3 次，可治疗复发性 CE。每天 150mg 静脉注射米卡芬净已被证明效果不逊于每天 200mg 氟康唑。其他治疗选择有伊曲康唑每天 200mg 口服或伏立康唑 200mg，每天口服 2 次，持续 14 ~ 21d。两性霉素 B 脂质体 0.3 ~ 0.7mg/（kg·d）可用于难治性 CE，但有严重的药物副作用，应尽量避免使用，相比之下卡泊芬净更受欢迎。由于食管念珠菌病是一种机会性感染，最常见于免疫功能低下的宿主，免疫抑制的原因也应得到诊断和治疗。有免疫抑制且有吞咽困难或吞咽疼痛症状的患者可经验性给予 14 ~ 21d 疗程的抗真菌治疗。如果治疗 72h 后症状未见改善，则应进行内镜检查。

（二）HSV 性食管炎

HSV 性食管炎在男性中比女性更常见，单纯疱疹病毒 1 型（HSV-1）引起 HSV 性食管炎远比单纯疱疹病毒 2 型（HSV-2）更常见。HSV 性食管炎的危险因素有血液系统恶性肿瘤、实体瘤、大面积烧伤、自身免疫病、接受皮质类固醇激素治疗等。HSV 性食管炎的突出临床症状有胸骨后疼痛和发热，其他症状包括胃痛、呕血、咳嗽、喉咙痛、吞咽困难、吞咽疼痛、厌食、盗汗等。HSV 性食管炎可在食管、嘴唇、口腔黏膜、咽部等部位同时出现病变。诊断也是基于消化道内镜检查联合组织病理学。HSV 性食管炎的特征性内镜表现包括食管远端边界明确的火山状溃疡；多个小的、穿孔的溃疡，或伴有边缘凸起及纤维蛋白渗出；中心糜烂的小圆形斑块；小的浅表水疱。病变可合并形成脆性黏膜及出血，甚至形成假膜及黏膜坏死。因 HSV 会感染食管远端的溃疡外侧缘的鳞状上皮细胞，故内镜下活检应取自此处。组织学表现为多核巨细胞、磨玻璃样染色质、"Cowdry A"包涵体。另外，免疫组织化学、病毒培养和 PCR 具有诊断价值。HSV 性食管炎通常是一种自愈性感染，如若发生于免疫功能正常的成人，自然病史通常持续 1～2 周。免疫功能低下的 HSV 性食管炎患者治疗包括阿昔洛韦（如果耐受口服），疗程 14～21d。伐昔洛韦是阿昔洛韦的替代品，尽管在治疗 HSV 性食管炎方面的经验有限。对治疗无反应的免疫抑制患者，应考虑患者对阿昔洛韦耐药，可尝试膦甲酸钠，此药仅可用于静脉给药，需注意的是该药有显著的细胞毒性。

（三）CMV 性食管炎

胃肠道 CMV 感染最常发生在免疫功能低下的患者，如艾滋病患者、器官移植患者、长期透析患者、恶性肿瘤化疗患者、皮质类固醇使用患者或免疫抑制药物使用患者，CMV 感染最常见的胃肠道表现为结肠炎和食管炎。CMV 性食管炎最典型的症状是咽痛和胸骨下疼痛，其他症状包括发热、恶心、胃脘痛、呕吐、胃肠道出血、腹泻、进行性胸痛、吞咽困难等。由于食管的内脏体反射，还可出现右胸壁持续且剧烈的疼痛。由于可能累及不止一个器官系统，全身性症状很常见。CMV 性食管炎的诊断需要结合临床病史、内镜检查结果和组织学特征。内镜下可见食管远端有较大的孤立性溃疡，而在食管上段、中段、喉部则更为零散和浅表。溃疡往往是线性和纵向的。在食管中段、末端可能有深溃疡，并覆盖白色斑块。CMV 性食管炎也可呈弥漫性糜烂，类似 HSV 性食管炎和反流性食管炎，还可能存在组织坏死和管腔狭窄。由于在 CMV 性食管炎和 HSV 性食管炎的内镜检查中有明显的重叠，可能需要组织病理学来区分。由于 CMV 易感染间充质细胞、柱状细胞，因此应从溃疡基底处进行活检，以最大限度地提高诊断的准确性。CMV 性食管炎典型的组织病理学表现为细胞核内及胞质内具有包涵体的增大细胞，即"猫头鹰眼"外观，也可能以巨噬细胞聚集为特征。使用抗 CMV 抗体的免疫组织化学染色被认为是诊断本病的金标准。血清学检测和 CMV 抗原血液检测，以及病毒培养和 CMV 感染食管组织的 PCR 检测可能是有用的诊断辅助手段。静脉注射更昔洛韦是治疗 CMV 相关的组织侵袭性疾病的主要药物，剂量为 5mg/kg，每 12 小时静脉注射一次。口服缬更昔洛韦不可用于病情严重和吸收不良的患者，但在轻症或临床和病毒学改善时可从静脉注射过渡到口服治疗。治疗的持续时间是个体化和可变的，但还是应在把控在临床症状和病毒学转阴后至少持续 2 周。

第三节　鼻窦和鼻腔感染

一、定义和分类

感染性鼻-鼻窦炎是指由细菌、病毒、真菌等病原微生物入侵患者鼻腔和鼻窦引起的该部位黏膜的感染，甚至累及骨壁或邻近的器官组织引起严重的并发症。按照病程，鼻-鼻窦炎可分为急性鼻-鼻窦炎（acute rhinosinusitis，ARS）和慢性鼻-鼻窦炎（chronic rhinosinusitis，CRS），ARS 定义为突然出现两种或两种以上的症状，症状一是鼻塞或流涕，症状二是面部疼痛/压力或嗅觉减弱/消失，症状持续时间一般在 12 周内。CRS

是指伴或不伴鼻息肉，ARS 的上述症状持续存在 12 周以上，可由 ARS 未及时治疗或未彻底治愈引发。难治性鼻窦炎定义为过去一年已施行恰当手术、鼻用糖皮质激素和两个短疗程抗生素或全身糖皮质激素的治疗，仍未控制病情。而目前又新增了急性复发性鼻 - 鼻窦炎（recurrent acute rhinosinusitis，RARS）的定义，即鼻窦炎每年急性发作 4 次及 4 次以上，发作间期临床症状均完全消除。CRS 急性发作（acute exacerbation of chronic rhinosinusitis，AECRS）定义为经糖皮质激素和抗生素治疗后能恢复到日常基线症状水平的 CRS 的症状急性加重。

二、流行病学及恶性肿瘤患者好发特点

引起 ARS 最常见的病原体是病毒，急性病毒性鼻 - 鼻窦炎（acute viral rhinosinusitis，AVRS）具有自限性，通常在 7 ～ 10d 自行消退，没有特效药物能缩短病程。AVRS 可能 10d 内无法完全缓解，但其症状会逐渐改善，如若对症治疗至少 10d 后症状仍未改善的患者可能存在急性细菌性鼻 - 鼻窦炎（acute bacterial rhinosinusitis，ABRS），应按 ABRS 治疗。ABRS 仅占 ARS 的很小一部分，可对患者进行对症治疗和观察，或给予抗生素治疗，若患者治疗不及时或免疫力持续低下，ABRS 可能会持续进展，发生眶内蜂窝织炎、眶周蜂窝织炎、颅内脓肿、脑膜炎等危及生命的严重并发症。恶性肿瘤患者免疫力低下，抗肿瘤的治疗可能会导致一系列的不良反应或并发症，例如在中性粒细胞减少或慢性移植物抗宿主病的患者身上，出现与鼻 - 鼻窦炎类似的临床症状，除应考虑细菌性鼻 - 鼻窦炎的同时，还应积极考虑侵袭性真菌性鼻 - 鼻窦炎的可能性。头颈部恶性肿瘤或转移瘤的放射治疗可能因放疗的原因，导致纤毛功能及结构的破坏，或窦口鼻道复合体的狭窄或阻塞，影响局部环境的稳态，进而引发鼻 - 鼻窦炎。

三、侵袭性真菌性鼻 - 鼻窦炎

（一）定义和常见病原体

侵袭性真菌病（IFD）是指真菌入侵人体，并在组织、器官或血液中生长、繁殖，导致炎症反应及组织损伤的感染性疾病。血液恶性肿瘤患者 IFD 的发生率高，尤其在诱导化疗期间和造血干细胞移植后，肿瘤分子靶向治疗，尤其是布鲁顿酪氨酸激酶抑制剂的使用也增加了发生 IFD 的风险。IFD 最常见的致病菌有 3 种：念珠菌、曲霉和毛霉。侵袭性真菌性鼻 - 鼻窦炎（invasive fungal rhinosinusitis，IFRS）是指真菌感染不仅位于鼻腔、鼻窦腔内，还入侵鼻窦黏膜骨壁、眼眶、前颅底、翼腭窝等周围组织引发严重的颅内及颅外并发症。IFRS 可分为急性侵袭性真菌性鼻 - 鼻窦炎（acute invasive fungal rhinosinusitis，AIFRS）、慢性侵袭性真菌性鼻 - 鼻窦炎（chronic invasive fungal rhinosinusitis，CIFRS）、慢性肉芽肿性侵袭性真菌性鼻 - 鼻窦炎（chronic granulomatous invasive fungal rhinosinusitis，CGIFRS）。IFRS 最常见的病原菌也是念珠菌、曲霉、毛霉等，均属条件致病菌。空气中悬浮的真菌孢子随着人体的正常吸气从鼻腔进入，孢子在鼻腔内萌发出侵入性的菌丝，在恶性肿瘤尤其是血液系统恶性肿瘤这类免疫功能缺陷的宿主体内大量繁殖，并随血液传播，引起机体的弥漫性感染。

（二）临床表现、影像学和病理学特点

因 AIFRS 起病急骤、病程短、病情进展快速，短时间造成严重不良后果，故笔者主要介绍 AIFRS。AIFRS 以血管侵袭、组织坏死、急性中性粒细胞浸润为特征。感染迅速蔓延至整个鼻腔、鼻窦、邻近组织、血管海绵窦，致血栓形成及组织梗死。常见的病原菌为毛霉菌。常见临床表现有突然面部疼痛及肿胀、头痛、流涕、发热和鼻塞，此时这些症状是非特异性的，并与病毒性或细菌性鼻 – 鼻窦炎重叠，但随着病情的快速进展，会出现眼球突出和化脓、眼肌麻痹、复视、视力下降或失明等现象，甚至还伴有鼻充血、鼻腔颗粒状或浆液性血性分泌物。因鼻腔结构被大量破坏，大量脓痂形成。早期 CT 常见单侧鼻及鼻窦黏膜明显增厚，但缺乏特异性，窦腔内可见软组织密度影，晚期可见骨质的破坏。MRI 显示 T_1WI 低信号或等信号，T_2WI 信号不定但增强后明显强化。组织病理学特征为真菌血管浸润、血栓形成、黏膜梗死等。

（三）诊断

AIFRS 的诊断主要依据临床表现、内镜征象、影像学、病原微生物检查和组织病理检查。及时诊断是成功管理 AIFRS 的关键，因为这对于早期治疗和降低发病率和死亡率至关重要。参照中国侵袭性真菌感染工作组于 2020 年第六次修订的《血液病 / 恶性肿瘤患者侵袭性真菌病的诊断标准与治疗原则》，将 IFRS 分为以下 4 个级别诊断。

1. 确诊　组织病理是金标准，在切片中发现皮下组织见真菌菌丝和（或）孢子可明确诊断。微生物学真菌检查结果阳性可进一步确诊，其中多种微生物学方法的联合检测（G 试验、GM 试验、PCR、真菌培养、真菌涂片等）最有意义且诊断价值最高，相比于单项检测，其敏感度、特异度都显著提高。

2. 临床诊断　具备致宿主免疫力低下的条件至少一项（如近期发生中性粒细胞减少至 < 500 个 /μl 并持续 10d 以上；接受了异基因造血干细胞移植；既往 2 个月内使用了糖皮质激素 3 周以上；既往 3 个月内使用了环孢素 A、肿瘤坏死因子等 T 细胞免疫抑制剂或核苷类似物；使用过 B 细胞免疫抑制剂；既往有过侵袭性真菌感染的相关病史；患艾滋病或遗传性免疫缺陷等疾病）。还需要至少符合以下临床标准中任意一项：局部的急性疼痛、鼻部出现溃疡伴黑痂、从鼻窦入侵骨质甚至颅内。还需微生物学标准至少符合一项。

3. 拟诊　宿主因素、临床标准均同临床诊断，但缺乏微生物学的标准。

4. 未确定　宿主因素同临床诊断，但缺乏临床标准、微生物标准。

（四）治疗

快速和积极的临床干预是治疗成功的关键。迅速逆转潜在的免疫缺陷、手术清创、全身抗真菌治疗是 AIFRS 治疗的三大支柱。

1. 逆转免疫缺陷　早期纠正已发生的疾病是有效治疗的前提，例如糖尿病有效控制血糖、中性粒细胞减少症予以粒细胞集落刺激因子（granulocyte colony-stimulating factor，G-CSF）促进中性粒细胞成熟等。

2. 外科手术　一旦确诊，早期清创术、内镜鼻窦手术、开放手术仍是降低发病率和

死亡率的关键，早期手术有利于改善预后。除获取病理诊断外，外科手术的主要目的是减少真菌负荷，提高抗真菌药物的组织通透性，手术清创应彻底，即尽可能清除所有坏死和缺血的组织，从而暴露新鲜的伤口，可在鼻窦内建立长期引流通路，还需充分通气，从而改变真菌生存的微环境。术中尽量不损伤眶骨膜、硬脑膜这类阻止病变扩散的天然屏障。

3. 抗真菌治疗 当怀疑是 AIFRS 时，及时抗真菌治疗至关重要。初始治疗可选择静脉注射两性霉素 B。对于大多数病例，特别是毛霉菌感染，给予两性霉素 B 仍然被认为是主要的治疗用药，然而，由于低钾血症、肾毒性等副作用，两性霉素 B 的使用受到限制。脂质体两性霉素 B 可替代两性霉素 B，其肾毒性风险较低，但成本较高。对于曲霉菌病感染，选择静脉注射伏立康唑。

四、急性细菌性鼻 - 鼻窦炎

（一）临床表现及临床诊断

因急性细菌性鼻 - 鼻窦炎（acute bacterial rhinosinusitis，ABRS）和 AVRS 的症状和体征相似，且无明显特异性，严格鉴别两种疾病可提高抗生素治疗的有效性，减少耐药性，但也有导致抗生素延迟使用的风险，从而加重病情。以下情况应高度怀疑 ABRS：ARS 症状或体征持续 10d 及 10d 以上，无任何临床改善的迹象；起病初始就开始出现严重的症状或体征，如高热 ≥ 39℃、脓涕、面部疼痛等，持续至少 3 ~ 4d；出现恶化的症状或体征，或随 AVRS 出现的脓涕增多持续 5 ~ 6d，且改善后又加重。恶性肿瘤合并 ABRS 的患者应十分警惕其症状或影像学是否提示有并发症的存在，如有以下情况则高度怀疑：持续高热（＞ 39℃）；眶周水肿、炎症或发红；脑神经麻痹；眼外肌运动异常；眼球突出；视觉改变（复视或视力受损）；剧烈头痛；神志改变；脑膜刺激征等。ABRS 的主要症状和体征除上述外，还可能包括鼻充血和鼻塞、脓性鼻分泌物、上颌牙不适、面部疼痛或压迫感、发热、乏力、咳嗽、嗅觉减退或嗅觉丧失、耳压迫感或胀满感、头痛、口臭等。患者还可能合并咽鼓管功能障碍的症状和体征，如耳痛、耳闷胀、耳压迫感、听力损失、耳鸣等。体格检查发现可能包括受累颧骨或眶周区域水肿发红、面颊触痛、上牙叩击痛、鼻部或后咽部脓性分泌物。

（二）常见病原菌

引起 ABRS 最常见的细菌是肺炎链球菌、流感嗜血杆菌和卡他莫拉菌。如 ABRS 为牙源性感染，则可能鉴定出厌氧菌、微需氧链球菌。ABRS 常由一种高浓度病原体引起，还有部分患者可分离出两种不同的高浓度病原体。医院获得性 ABRS 可能包含重症监护病房（intensive care unit，ICU）的患者，尤其是长期带气管插管或留置经鼻胃管、经鼻空肠营养管等患者。与社区获得性 ABRS 不同，医院获得性 ABRS 可能更多涉及耐药菌，包括金黄色葡萄球菌和假单胞菌等革兰阴性杆菌。肺炎链球菌对青霉素、大环内酯类、磺胺类药物耐药性普遍，流感嗜血杆菌对磺胺类药物耐药性普遍，流感嗜血杆菌及卡他莫拉菌易产生 β- 内酰胺酶。

（三）治疗

ABRS 只有在确保可以随访时才能提供观察等待期，如果患者的病情在 ABRS 诊断 7d 内无法改善或有任何情况恶化，则应立即开始抗生素治疗。成人 ABRS 的经验性抗生素治疗用阿莫西林 – 克拉维酸而非阿莫西林。高剂量阿莫西林 – 克拉维酸用于成人阿莫西林耐药菌感染风险增加的患者：年龄＞ 65 周岁；免疫功能低下；有慢性心脏病、肝病或肾病等合并症；复发性 ABRS；中至重度症状；过去 1 个月内使用过抗生素；与卫生保健环境的接触；耐药细菌的高流行社区等。由于多西环素对呼吸道病原菌仍有高度活性，且具有好的药代动力学和药效学特性，因此可作为成人阿莫西林 – 克拉维酸初始经验性治疗的一种替代方案。成人非复杂性 ABRS 的建议治疗疗程为 5 ～ 7d。成人 ABRS 患者可进行鼻窦内生理盐水或高渗盐水冲洗，作为辅助治疗方式。可用鼻内皮质类固醇作为抗菌药物的辅助经验性治疗，可在既往有过敏性鼻炎史的患者中使用。若初始经验性抗菌治疗后 48 ～ 72h 症状继续恶化或经 3 ～ 5d 治疗后症状仍未能改善，则应考虑更改抗菌药物治疗方案。对经验性药物治疗失败的疑似 ABRS 患者应进行直接鼻窦吸取培养物，而非鼻咽拭子或鼻咽分泌物行培养。如发现眶周蜂窝织炎，应加用万古霉素。对疑似合并化脓性并发症的重度 ABRS 患者，应行轴向和冠状对比增强 CT 对感染灶定位并指导进一步治疗。当患有免疫力低下或患有严重基础疾病，尽管延长了抗生素的治疗疗程，但临床病情仍继续恶化，或有反复发作，应建议患者至耳鼻喉科、传染病科或过敏科专科医师处行下一步诊治。

五、慢性鼻 – 鼻窦炎

（一）恶性肿瘤患者与慢性鼻 – 鼻窦炎的关系

头颈部恶性肿瘤的放疗、化疗与慢性鼻 – 鼻窦炎（CRS）的发生相关。嗅觉障碍是放疗后常见的副作用，嗅觉障碍和 CRS 的发生率和严重程度在放疗结束时及治疗后 3 个月最高，并随时间逐渐降低。放射治疗后嗅觉敏锐度下降和 CRS 的发生，可能与嗅觉区和鼻腔的放射剂量有关，但恢复程度有所不同。患者 TNM 分期中 T 期分期高、联合放、化疗与 CRS 的发病率升高有显著相关性，因此，在联合放、化疗或 T 期分期高的头颈部恶性肿瘤患者中，需要更仔细监测和积极治疗 CRS。

（二）慢性鼻 – 鼻窦炎的临床表现和诊断方法

CRS 表现出与 ARS 相似的症状，但发热和疼痛不那么突出，嗅觉下降表现较为突出。考虑到 CRS 常年性鼻炎和非典型面部疼痛或血管性头痛的症状有所重叠，在评估患者 CRS 时，应考虑在病史和体格检查后还需进行影像学或内镜检查。局部 CT 是急、慢性鼻 – 鼻窦疾病的首选影像学方式，是明确疾病范围和特定部位的金标准，应在开始药物治疗后的 4 ～ 6 周进行，并在术前或怀疑发生了 CRS 相关并发症时进行。如患者有单侧 CRS 症状，应进行影像学检查以排除肿瘤、解剖缺陷或异物。如需软组织评估，如疑似肿瘤，MRI 则是首选影像学检查方式。

（三）慢性鼻 - 鼻窦炎的治疗

CRS 的主要治疗包括药物治疗、鼻腔冲洗、手术治疗。

1. 药物治疗

（1）糖皮质激素：具有抗炎、减轻水肿、免疫抑制的作用，包括口服和鼻用两种方式，首选一线治疗药物为鼻用制剂，疗程不少于 12 周。

（2）抗菌药物：CRS 的抗菌药物治疗存在争议，但对 AECRS 患者或持续脓性引流患者使用抗菌药物是可行的，临床经验也提示 CRS 患者口服或静脉使用抗菌药物是有效的。如果使用抗菌药物后脓性引流液仍存在，应行鼻窦培养。对于常规药物疗效不佳、血清总 IgE 水平不高且变应原检测阴性、无嗜酸性粒细胞增多的 CRS 不伴鼻息肉者，可选用大环内酯类药物，因其具有抗细菌生物膜、抗炎、免疫调节的作用。成人常规剂量每天 500mg，对于黏膜充血肿胀较为明显、分泌物较多者，可先用常规剂量 1 周，病情缓解后再小剂量即每天 250mg，长期用药 3 ～ 6 个月。针对 AECRS，轻症患者应根据临床经验决定是否使用抗菌药物，重症患者首选口服阿莫西林或头孢呋辛酯，疗程 7 ～ 10d。对甲氧西林敏感的金黄色葡萄球菌感染，可静脉使用苯唑西林，对甲氧西林耐药的金黄色葡萄球菌感染，可静脉注射万古霉素、去甲万古霉素或替考拉宁，疗程 7 ～ 10d。

（3）抗组胺药：如果患者同时伴有潜在的变应性鼻炎，可以考虑使用抗组胺药物以期改善症状。

（4）白三烯受体拮抗剂：可明显改善 CRS 伴息肉患者的头痛、打喷嚏、鼻痒、面部胀痛、鼻后滴漏、嗅觉障碍等症状；减轻鼻腔鼻窦黏膜等部位的炎症反应；使得息肉缩小。手术前后使用可能会控制症状、减少外科干预、预防复发。

2. 鼻腔冲洗　可以保护鼻窦黏膜，从而改善生活质量，减少药物使用，减少感染次数。高渗盐水可能优于或等同于等渗盐水的效果，鼻腔盐水冲洗作为单一疗法或辅助治疗对 CRS 均有效，还可用于难治性鼻 - 鼻窦炎的长期治疗。

3. 手术治疗　CRS 药物治疗方式都已规范使用后效果仍不理想，或存在严重并发症时，可考虑外科手术治疗。手术的主要目的是切除鼻腔鼻窦部位不可逆的病变，重建局部通气引流，促使黏膜炎症的消退、黏膜腺体功能的恢复、纤毛清除功能的恢复。内镜鼻窦手术是首选的外科治疗手段。尽管手术治疗可以使大多数 CRS 患者在症状和生活质量方面得到显著改善，但 CRS 患者的长期管理通常需要持续的药物治疗。

第四节　腹腔感染

一、腹腔感染

腹腔感染（intra abdominal infection，IAI）是指由病原菌侵入腹腔而造成明显的局部及全身感染性疾病。狭义的 IAI 是指腹膜炎和腹腔脓肿，而广义的 IAI 泛指腹部感染性外科疾病。根据感染发生地点的不同，IAI 分为社区获得性腹腔感染（community-acquired intra abdominal infection，CA-IAI）和医疗机构或医院获得性腹腔感染（healthcare-or hospital-associated intra abdominal infection，HA-IAI）。CA-IAI 包括化脓性阑尾炎、消化道穿孔合并腹膜炎、肠梗阻、肠坏死等；HA-IAI 包括术后吻合口漏继发腹腔感染、胰腺炎合并胰周感染、器官 - 腔隙手术部位感染等。HA-IAI 需满足以下任一条件：既往 90d 内至少住院 48h；既往 1 个月在护理或看护机构居住；既往 1 个月内接受过伤口处理、静脉药物治疗、器官移植；既往 3 个月内接受数日广谱抗菌药物治疗；发生了术后感染；确定有耐药菌感染；确定有耐药菌定植。根据病因，IAI 可分为原发性腹膜炎（自发性细菌性腹膜炎）和继发性腹膜炎。原发性腹膜炎少见，其胃肠道完整性未被破坏，细菌从胃肠道移位所致。继发性腹膜炎指由各种原因所致的消化道穿孔、损伤、坏死等对腹腔造成的直接污染。第三型腹膜炎是指原发性或继发性腹膜炎经治疗后仍存在或复发的腹膜炎。根据病情的复杂程度，IAI 又可以分为非复杂性 IAI 和复杂性 IAI，非复杂性 IAI 是指感染局限于单个器官，未累及周围腹膜，需手术或抗菌药物治疗。复杂性 IAI 是指感染由原发的空腔脏器感染扩散至腹腔致腹腔脓肿、疏松结缔组织炎等继发性感染或者第三型腹膜炎，常伴有脓毒症、脓毒性休克、多器官功能衰竭等严重并发症，需手术联合抗菌药物治疗。IAI 是住院患者中发病率高的感染性疾病，病死率更是高达 20%，严重增加了疾病负担，危害了公共卫生安全。

二、恶性肿瘤患者合并 IAI 的高危因素

恶性肿瘤患者发生腹腔感染的高危因素主要有以下几个方面。

1. 胃癌、结直肠癌、胰腺癌等消化系统恶性肿瘤，其病变部位与腹腔直接关联，这些肿瘤可能会引起肠梗阻、胆道梗阻、胃肠道穿孔等情况，导致细菌进入腹腔引发感染。

2. 恶性肿瘤晚期患者一般营养状况差，免疫力低下，同时伴有肿瘤的局部侵犯以及远处转移，尤其是消化道恶性肿瘤，腹腔内组织器官往往是转移的重灾区，这些组织器官发生腹腔感染的风险更高。

3. 抗肿瘤治疗：放疗、化疗等抗肿瘤治疗及其产生的副作用会降低患者的抵抗力、增加局部组织的脆性、造成消化道穿孔等，增加腹腔感染的风险。此外，恶性肿瘤的外科手术范围一般较大、手术时间长、住院时间长，术后可能会有消化道瘘、腹腔积血、手术部位感染等并发症，导致腹腔感染。

三、IAI 的严重程度分级及预后评估指标

我国指南 CA-IAI 分为轻中度和重度两等级，而 HA-IAI 不进行分级，将急性生理与慢性健康评分 II（acute physiology and chronic health evaluation II，APACHE II）10 分及 10 分以上的或合并脓毒症的或合并急性胃肠损伤（acute gastrointestinal injury，AGI）分级为 III～IV 级的患者归于重度 IAI，将 APACHE II 评分为 10 分以下或 AGI 为 I～II 级，且不合并脓毒症的归于轻中度 IAI。APACHE II、序贯性器官功能衰竭评估（sequential organ failure assessment，SOFA）评分、曼海姆腹膜炎指数（mannheim peritonitis index，MPI）评分可用于对预后的评估。对于复杂 IAI，最新的美国指南对患有复杂性 IAI 的成人患者，建议将 APACHE II 作为首选病情严重程度评分，用于住院或入住 ICU 后 24h 内的风险分层。

四、IAI 诊断

1. 可按照从临床表现和实验室检查，再到影像学检查的思路并结合医院现有的资源进行诊断。腹腔感染的诊断主要基于临床评估，临床医师必须仔细查看这些体征和症状，通常，患者是因急性腹痛和全身炎症反应（发热、心动过速、呼吸急促）而入院。腹部僵硬和拒按表明可能存在腹膜炎。低血压和低灌注的表现如乳酸酸中毒、少尿、精神状态的急性改变说明患者可能已经发生了脓毒症。而世界范围内的很多国家，很多弥漫性腹膜炎的患者被送到医院已经被耽误了，错过了最佳治疗时机，大大降低了 IAI 患者的生存率。实验室检查可由全血细胞计数等基础检测辅助。在无条件的地区，普通腹部 X线片和超声检查有助于经济有效地识别和鉴别外科急诊。CT 是最优选的影像学诊断方法，尤其是在诊断不确定时。对于疑似 IAI 的免疫功能低下患者如出现体温升高、低血压、呼吸急促、谵妄等表现，或担心存在影响治疗方案的抗生素耐药菌感染，可行血培养用于诊断。对于免疫功能低下患者，或正在进行感染源控制的复杂 IAI，或手术时可疑有并发症者，建议进行腹腔内液体培养进行诊断。

2. 可对患者行完整的病史采集、体格检查、实验室检查、影像学检查及腹腔穿刺综合进行诊断。病史采集、体格检查可初步诊断疑似 IAI 的患者，进一步用实验室检查明确病变的程度。症状体征中，发热、腹痛、腹部压痛及反跳痛、肛门停止排气排便等对IAI 提示作用较强，而白细胞计数、C 反应蛋白、降钙素原等感染指标提示感染的严重程度。影像学检查及腹腔穿刺对感染源的定位、病变严重程度及后续治疗措施的选择有着至关重要的辅助作用。建议对怀疑 IAI 的患者都行超声检查和 CT 检查以明确诊断。有条件还可行腹腔穿刺检测以明确诊断，穿刺液常规检测和生化检测可用于判断感染程度。行血清降钙素原检测可辅助诊断。在以上方法均不能明确诊断及原发病灶时，可行腹腔镜探查。

五、IAI 治疗

（一）器官功能支持

IAI 患者的治疗应首先解决危及生命的并发症，如脓毒性休克、多器官功能衰竭等。早期识别和治疗脓毒症患者并纠正潜在的微血管功能障碍可以改善患者的预后，如果不纠正或纠正过迟，微血管功能障碍可导致全身组织缺氧，直接组织损伤，最终导致器官衰竭。紧急状况下，脓毒症的诊断需要满足有确定或可疑的感染，并满足快速序贯性器官功能衰竭评分（quick sequential organ failure assessment，qSOFA）在 2 分及 2 分以上，应行充分的液体复苏，如已接受充分的液体复苏血压仍低，需血管活性药物（如去甲肾上腺素）维持平均动脉压 ≥ 65mmHg，且血乳酸水平 > 2mmol/L，则为脓毒性休克。在IAI 导致的脓毒性休克患者中，过度液体复苏可能会引起肠水肿等，从而增加腹内压力并加重炎症反应，继而改变心、肺、肾、中枢等系统的生理功能，导致严重不良结局，应行目标导向性的液体复苏，及时使用血管活性药物，并于 1h 内使用抗生素。在严重感染或脓毒症合并的脏器功能障碍中，急性呼吸窘迫综合征（acute respiratory distress syndrome，ARDS）发生较早，可表现为难以纠正的低血压和呼吸困难，应及时予以呼吸支持，可行无创正压通气以保证有足够的吸气压力维持足够的通气，避免呼吸肌进一步疲劳和（或）呼吸停止。在无创正压通气条件下，若患者病情无改善或恶化，应立即行气管插管，有创呼吸机辅助呼吸，通气潮气量设置为低潮气量（4～6ml/kg），呼气末正压不超过15cmH$_2$O，同时保证低气道平台压不大于30cmH$_2$O，以避免气道和肺泡萎陷和确保充分的气体交换。IAI合并肝功能障碍，不仅会增加IAI的治疗难度，还将成为IAI治疗失败的原因之一。因此，密切监测葡萄糖、白蛋白、胆固醇、血尿素等肝脏生产物质可能更准确地反映肝功能。目前治疗措施，可考虑抗感染、早期肠内营养、停止和避免使用肝毒性药物、必要时使用人工肝。IAI若合并明显的甲状腺功能减退，可考虑使用甲状腺激素替代治疗。IAI若合并急性肾损伤，可考虑抗感染、停止和避免使用肾毒性药物和必要时血液透析治疗。

（二）感染源控制

感染源控制是IAI的关键环节，如不及时有效地控制感染源，其他治疗可能都是徒劳。

1. 国外指南推荐　在确诊IAI后24h内进行传染源控制，对脓毒症或脓毒性休克患者进行更紧急的源头控制。应采用最小化的侵袭性操作去移除受感染的液体和组织，防止IAI患者持续受到污染。对于主要器官生理功能不稳定、弥漫性感染、持续肠缺血的这些类型患者，控制其感染源风险高，暂时采用替代或保守治疗方法。如果关闭腹部会造成明显的腹内高压、患者的生理储备严重不足、初始手术无法实现充分的源头控制、或者由于肠系膜缺血等计划二次剖腹手术，则使用缩短剖腹手术和临时腹部关闭技术。当初次手术感染源控制好时，则不需要常规计划的再次剖腹手术，按需而非按计划行二次手术。在关闭患者腹部前用无菌晶体液冲洗可见的碎片和明显的污染区域。

2. 国内指南推荐　控制感染源包括腹腔内及腹膜后感染性液体予以充分引流，坏死的感染组织予以尽可能的彻底清除，外科手术控制继续污染并恢复正常的胃肠道功能和解剖。治疗方式和时机的选择非常重要，腹腔感染患者应早期行感染源控制。在影像学明确诊断腹腔感染性积液时，应早期主动穿刺引流。腹腔开放的时机应讨论决定，可综合考虑严重的IAI、腹腔脓毒症、腹腔间隔室综合征、腹腔大量活动性出血或无法关闭等情况，腹腔开放后可行负压辅助的临时关腹措施。

（三）抗感染治疗

1. CA-IAI　目前，导致CA-IAI的病原菌以革兰阴性菌最常见，革兰阴性菌中又以大肠埃希菌最常见，不需要常规覆盖肠球菌和真菌，应优先使用窄谱的抗菌药物，但如若患者有ESBL的肠杆菌感染风险时，应对其加以覆盖。轻中度CA-IAI单药方案选择头孢哌酮舒巴坦钠、莫西沙星、厄他培南，联合用药方案选择头孢菌素类（如头孢唑林、头孢呋辛、头孢曲松、头孢噻肟）或氟喹诺酮类（如环丙沙星、左氧氟沙星）联合硝基咪唑类（如甲硝唑）。厄他培南可用于存在产ESBL肠杆菌感染高风险患者。联合用药具有更好的抗铜绿假单胞菌活性的优势。重度CA-IAI，经验性用药选用广谱抗菌药物，覆盖革兰阴性菌的同时，也覆盖肠球菌，单药方案选择哌拉西林他唑巴坦、碳青霉烯类，联合用药方案选择第三代头孢菌素类（如头孢吡肟、头孢他啶）联合硝基咪唑类（如甲硝唑）。对于高危患者且不能耐受β-内酰胺类药物或对此类药物过敏，可选择氟喹诺酮类（如环丙沙星、左氧氟沙星）联合硝基咪唑类（如甲硝唑）。对于肠球菌感染风险高的患者，若哌拉西林他唑巴坦或碳青霉烯类疗效欠佳，可联合氨苄西林或万古霉素治疗。

2. HA-IAI　HA-IAI 的致病菌通常具有更广泛的耐药性，包括铜绿假单胞菌、不动杆菌、产 ESBL 的克雷伯菌、大肠埃希菌、肠杆菌属、变形杆菌、耐甲氧西林金黄色葡萄球菌、肠球菌、念珠菌等。单药治疗方案首选碳青霉烯类药物，联合用药方案选择第三代头孢菌素类（如头孢吡肟、头孢他啶）联合硝基咪唑类（如甲硝唑）。对于 HA-IAI 的患者尤其是近期做过腹部手术或术后吻合口瘘的患者，可针对念珠菌经验性抗真菌治疗。

第五节　肠道感染

恶性肿瘤患者具有免疫功能低下、营养状况差等特点。同时，恶性肿瘤患者还需进行化疗、放疗、免疫治疗、靶向治疗等抗肿瘤治疗和（或）手术治疗，前者可能发生骨髓抑制伴感染需要使用抗生素治疗，后者可能改变消化道正常的生理功能。以上原因，均会影响肠道的正常菌群，进而导致肠道感染。

恶性肿瘤患者，尤其是中性粒细胞减少者，特定肠道感染风险高，包括中性粒细胞减少性小肠结肠炎、细菌感染（如艰难梭菌感染）、病毒感染（如巨细胞病毒性结肠炎）和寄生虫感染（如隐孢子虫感染）等。

一、中性粒细胞减少性小肠结肠炎

中性粒细胞减少性小肠结肠炎（neutropenic enterocolitis，NE）主要累及盲肠和升结肠，是一种与中性粒细胞减少相关的危及生命的严重并发症，可发生于血液系统肿瘤及实体瘤化疗后中性粒细胞减少的患者，特别是接受较强剂量化疗的患者。NE 是中性粒细胞减少患者发生急性腹部综合征需要入住 ICU 的主要病因。

（一）诊断

需要结合临床表现、实验室检查、超声或影像学检查、病理检查、病原学检查。

1. 临床表现　发热、腹痛、腹泻、便秘、恶心和呕吐等，其中，发热、腹痛、腹泻是典型的三联征。相关并发症也可在诊断时发现，包括肠穿孔、腹膜炎、脓肿、瘘管形成、胃肠道出血等局部并发症，以及菌血症、真菌血症、脓毒性休克等全身并发症。菌血症占所有患者的 50%，细菌培养中肠杆菌科占到 60%，其次为革兰阳性球菌、真菌、假单胞菌、厌氧菌等。

2. 实验室检查　中性粒细胞减少、血小板减少、血红蛋白减少、电解质紊乱、低蛋白血症等。

3. 超声或影像学检查　肠壁增厚，横截面＞ 4mm，纵切面＞ 30mm。

4. 病理检查　NE 患者中性粒细胞及血小板都可能减少，想要获得病理组织进行活检有感染扩散和出血的风险。其主要病理表现包括肠壁水肿、黏膜坏死、黏膜下层坏死、出血、溃疡等。

5. 病原学检查　需进行粪便培养、产毒素艰难梭菌检测、寄生虫学粪便检查或 PCR 等以助于鉴别诊断，可用来排除艰难梭菌、巨细胞病毒、其他病毒、细菌、真菌、寄生虫所致的胃肠道疾病。

（二）治疗

主要包括保守治疗（抗生素治疗、血液治疗、代谢支持治疗）及手术治疗。

1. 保守治疗

（1）抗菌药物：NE 常见的病原菌包括肠球菌、大肠埃希菌、铜绿假单胞菌、肺炎克雷伯菌、脆弱拟杆菌、铜绿假单胞、α- 溶血性链球菌等。对于中性粒细胞减少伴发热患者，可选择亚胺培南或美罗培南等碳青霉烯类抗生素，或头孢他啶和头孢吡肟等头孢类抗生素。对于假单胞菌，可选择 β- 内酰胺类抗生素或与氨基糖苷类药物联合使用。对于厌氧菌而言，头孢吡肟或头孢他啶单药治疗可能无法很好地覆盖，应加用甲硝唑治疗。对于真菌而言，可选择氟康唑、卡泊芬净、两性霉素 B 等药物。脓毒症是 NE 的严重并发症，需在诊断的第 1 个小时内开始抗生素的治疗，可经验性选择头孢他啶、头孢吡肟、哌拉西林他唑巴坦或碳青霉烯类等 β- 内酰胺类抗生素药物进行治疗。在血流动力学不稳定或多药耐药的情况下，应考虑联合糖肽类或氨基糖苷抗生素，以扩大病原菌覆盖范围。在接受 5 ~ 7d 抗生素治疗后，仍持续发热或血流动力学不稳定的患者，可加用抗真菌药物治疗。

（2）血液治疗：当血小板降低到 10g/L 以下时应输注血小板，以预防出现严重的出血性并发症，但如若患者已有出血时，应将输血阈值提至 50g/L。可根据凝血酶原时间、国际标准化比率、纤维蛋白原等决定是否输注血浆和冷沉淀以纠正凝血功能。此外，还可进行粒细胞输注及使用 G-CSF 治疗。

（3）代谢支持治疗：首先，应使得肠道得到充分的休息，包括禁食、胃肠减压及肠外营养支持，同时，应避免使用止泻药及阿片类等药物，防止病情加重。另外，代谢支持治疗应包括静脉液体复苏、纠正电解质失衡、补充人血白蛋白等。

2. 手术治疗　目前 NE 患者的手术治疗的最佳时机仍有待于商榷，由于 NE 患者可能存在中性粒细胞减少和血小板减少，此时进行腹部手术有巨大的感染、出血风险，但有研究发现，手术联合强化复苏等治疗，NE 期间的腹部手术与死亡率的增加无关。还有研究提出了 NE 的手术指征：针对血小板减少和凝血障碍进行了药物及输血治疗后，仍存在胃肠道出血表现；腹腔内有游离气体显示肠穿孔；保守治疗后病情仍进行性恶化；发生了阑尾炎等其他手术适应证时。

二、艰难梭菌感染

艰难梭菌感染（Clostridioides difficile infection，CDI）是由艰难梭菌引起的肠道感染，是常见的医院获得性感染原因之一。CDI 患者的主要临床表现是发热、腹痛、腹泻、水样便等，重者可发生假膜性肠炎、肠穿孔，且常伴有脓毒性休克、中毒性巨结肠等全身感染症状。使用抗生素、高龄、住院、恶性肿瘤均为 CDI 的高危因素。恶性肿瘤，尤其是血液系统恶性肿瘤或是恶性肿瘤化疗后导致的中性粒细胞减少会进一步增加 CDI 的风险。顺铂、紫杉醇、甲氨蝶呤、博来霉素、长春新碱、环磷酰胺、多柔比星、阿糖胞苷等化疗药物的使用也可能是 CDI 的诱发因素，但化疗药物本身的不良反应也具有与 CDI 相似的临床症状，故常漏诊。恶性肿瘤患者的其他潜在危险因素包括低蛋白血症、质子泵抑制剂使用等。

（一）诊断

对临床高度怀疑 CDI 的患者应行分步检测诊断，第一步行谷氨酸脱氢酶（glutama-tedehydrogenase，GDH）或核酸扩增试验（nucleie aeidamplifcation test，NAAT）检测，第二步对 GDH 或 NAAT 阳性者行艰难梭菌毒素 A 和 B 的检测，毒素 A 或 B 任一阳性者即为确诊病例，应进行治疗。当第一步阳性而第二步阴性时，应具体情况具体分析。对于 GDH 阳性的，可行 NAAT 检测，亦为阳性者可临床诊断并行治疗；若毒素 A 和 B 检测均为阴性者，可对 GDH 或 NAAT 任一项阳性的疑似 CDI 者行经验性的治疗。

（二）治疗

对诊断 CDI 的患者应进行及时的治疗。

1. 日常护理　诊治 CDI 患者的相关的医务人员应注意一下防护措施：隔离患者、接触防护以及终末清洁消毒等。

2. 抗生素治疗　应减少不必要的抗生素使用，确需使用者，可常规选择万古霉素 0.125g，每 6 小时给药 1 次或非达霉素 0.2g，每天给药 2 次，连续使用 10d。对于进展或恶化的 CDI 患者，如初始选择万古霉素，可更换为非达霉素治疗。对于出现了脓毒性休克、中毒性巨结肠、肠梗阻的暴发型 CDI 患者，可静脉滴注甲硝唑 0.5g，每 8 小时给药一次，联合口服或管喂万古霉素 0.5g，每 6 小时给药 1 次，对于肠梗阻患者，可考虑直肠灌注万古霉素。对于复发性 CDI 患者，如前期未使用过非达霉素，可直接选择非达霉素治疗，或继续使用万古霉素并逐渐减量，前 10 ～ 14d，每 6 小时 0.125g，接下来的 7d，每 12 小时 0.125g，最后 7d 每 24 小时 0.125g。对于合并腹腔感染的 CDI 患者可选择静脉滴注替加环素。对长期使用抗菌药物的患者，有 CDI 病史且 CDI 复发风险高的，在其接受原本抗菌药物治疗的同时，可每日口服一次万古霉素 0.125g 或去甲万古霉素 0.1g 或替考拉宁 0.1 ～ 0.2g，直到原抗菌药物使用结束后 5d。

3. 手术治疗　外科医师应严格评估手术的必要性，暴发型 CDI 患者可选择结肠切除术或回肠造口术。

4. 粪便菌群移植　有条件的情况下，对于复发 2 次及 2 次以上或难治性 CDI 患者可选择使用粪便菌群移植治疗。

5. 单克隆抗体　有条件的情况下，复发风险高的 CDI 人群可使用单克隆抗体治疗。

6. 质子泵抑制剂　充分评估利弊，除消化性溃疡、出血等明确需使用质子泵抑制剂治疗会获益的情况，在治疗 CDI 时应暂停质子泵抑制剂，从而降低 CDI 复发的风险。

7. 营养支持治疗　对于电解质紊乱、不能进食、营养风险的 CDI 患者予以肠内营养支持治疗，可优先选用含可溶性膳食纤维的肠内营养制剂。对于重型、暴发型 CDI 患者，可选择肠外营养支持。

三、CMV 性结肠炎

CMV 是一种 DNA 病毒，属于疱疹病毒科，人类是其唯一的宿主，可通过体液以及密切接触传播，人群普遍易感，但免疫功能正常的人群常表现为隐性感染，绝大多数人感染后无症状，或仅表现为单核细胞增多。但恶性肿瘤患者免疫力低下，CMV 可逃避宿主的免疫监视而被重新激活，造成 CMV 的显性感染，从而引起机体器官损害及炎症的发生。CMV 性结肠炎的最常见的临床表现为水样泻和便血，其次为低热、消瘦、厌食、腹痛等。消化道大出血及消化道穿孔是致命性的并发症。内镜直视下 50% 可见边界清楚的溃疡，剩余可见溃疡浸润性改变或伪膜。免疫组织化学和（或）组织聚合酶链反应对于明确诊断 CMV 性结肠炎至关重要，可作为标准检测方法，但因组织取材的偶然性及局限性，可能会漏诊部分阳性病例，故取材组织的位置和数量至关重要。无炎症活动的黏膜通常检测不到 CMV 的 DNA，内镜下取材时应选择溃疡边缘、底部组织，此部位 CMV 阳性细胞的密度是最高的。左半结肠活检，可识别大多数 CMV 阳性的溃疡性结肠炎患者，右半结肠活检，能识别大多数 CMV 阳性的克罗恩病患者。有研究人员提出 CMV 性结肠炎患者行密集活检的要求，其中溃疡性结肠炎患者至少取 11 块组织活检，克罗恩病患者至少取 16 块组织活检，以期达到 80% 的 CMV 检出率。病理检查可见具有特征性诊断意义的 CMV 包涵体（CMV 感染的细胞明显增大，可见圆形或椭圆形的，大小 10～15μm 的紫色核内包涵体，周围透明空晕环绕，与核膜分离），呈鹰眼样改变。目前尚不清楚，使用何种检测手段和标准来评判 CMV 性结肠炎是否已经消退。

CMV 性结肠炎的治疗方面，目前首选先静脉注射更昔洛韦，单次剂量为 5mg/kg，每日 2 次，共使用 5～10d，接着每天使用缬更昔洛韦 0.9g 直至完成 2～3 周的疗程，期间根据患者治疗的反应，尽早过渡到口服治疗。需要特别注意的是，更昔洛韦的常见不良反应有血小板和（或）中性粒细胞减少，这些不良反应与全身性 CMV 的表现极其相似，使用时应密切监测血小板和中性粒细胞数目，及时发现并治疗。对于更昔洛韦不耐受或更昔洛韦耐药的患者，可选择膦甲酸治疗，但用药期间需严格监测患者的肾功能和电解质情况，并同时给予水化治疗，可能会降低不可逆的肾损伤的风险。高浓度的药物还会从尿中排出，导致泌尿生殖器官出现明显的刺激症状和溃疡的发生，应注意监测，并随时清洁保持泌尿生殖道的卫生，或可降低上述风险。

四、隐孢子虫病

隐孢子虫是一类可人畜共患寄生原虫，隶属于隐孢子虫属，主要寄生在机体的肠上皮细胞。隐孢子虫感染是指人摄入被隐孢子虫卵囊污染的水源、食物后，或与动物亲密接触而感染。隐孢子虫病是指由隐孢子虫寄生于机体肠上皮细胞内而引起的以腹泻为主要临床表现的一种疾病，也是全世界引起腹泻的六大病原体之一。隐孢子虫中主要的致病虫种为人隐孢子虫和微小隐孢子虫。隐孢子虫病的主要传染源是隐孢子虫病患者、隐孢子虫感染的人类和动物，粪－口途径是其主要传播方式。人群对隐孢子虫普遍易感，尤其是婴幼儿和免疫功能受损者。肿瘤患者因免疫力下降，尤其是经历化疗和放疗的患者，增加了感染隐孢子虫的机会。国内学者就不同地区、医疗机构的患者进行调查发现，肿瘤患者隐孢子虫的感染率高达 66.67%，其中又以消化系统的肿瘤患者隐孢子虫感染率最高，高达 77.14%，接受放疗及化疗的患者检出率也是明显高于对照组。

隐孢子虫病潜伏期在 2 ～ 28d，通常为 7 ～ 10d，病程一般持续 1 ～ 2 周，或长至 20d 至 2 个月，由急性转为慢性而反复发作者常见。其主要临床表现为腹泻、腹痛、恶心、呕吐、乏力、发热、厌食等，腹泻通常为急性水样泻或糊状腹泻，无脓血便，但恶性肿瘤等免疫功能受损的患者症状尤为严重，常表现为持续性霍乱样水泻，一日数次至数十次，更严重者为喷射状腹泻。

隐孢子虫病的诊断的主要有以下方式。

1. 粪便或呕吐物直接涂片、染色、观察　蓝绿色背景，玫瑰红色的隐孢子虫卵囊，直径 4 ～ 6μm，呈圆形或椭圆形。月牙形的颜色较深的 4 个子孢子，卵囊内子孢子排列不规则，呈多态性，残余体为暗红色颗粒。即可判定。

2. 小肠组织切片染色观察　可见小肠细胞表面 4 ～ 6μm 的卵囊。

3. PCR　利用 DNA 探针及引子，探测粪便、肠液、组织里是否有隐孢子虫的基因。

4. 免疫学检测　识别隐孢子虫的特异性蛋白抗原。

目前尚无针对隐孢子虫感染的疫苗及特效药物，免疫功能正常的患病人群，不治疗或对症支持治疗后，通常可在 2 周内自行痊愈，免疫功能受损的恶性肿瘤患者的治疗目标在于减轻症状和重建免疫系统功能，可尝试以下治疗方案。

1. 硝唑尼特　影响隐孢子虫的代谢，该药已被证实对感染隐孢子虫的儿童腹泻有效，且已被美国食品药品监督管理局批准用于免疫功能正常人群。

2. 阿奇霉素　免疫缺陷患者的辅助用药。

3. 洛哌丁胺及其衍生物　减少肠蠕动，促进小肠吸收，减轻腹泻。

4. 维持水、电解质平衡　口服和静脉补充液体及电解质。

第六节　肺部感染

肺炎是指由细菌、真菌、病毒、支原体、衣原体、寄生虫等病原体侵入终末气道、肺泡、肺间质而引起的炎症。恶性肿瘤患者，在化疗、放疗、免疫治疗、靶向治疗等过程中或治疗后，也可能引起非感染性的肺部浸润影，还可能产生类似于肺炎的相关呼吸道症状。恶性肿瘤患者的肺部非感染性及感染性因素常常并存，使得诊断和治疗难度加大。恶性肿瘤患者合并肺部感染使得死亡率升高，需及时识别并治疗，可能改善预后。

一、高危因素

肺炎的高危因素有高龄、吸烟、恶性肿瘤、其他免疫缺陷、冬春季节、接触病患、地区流行病、接触某些动物、使用类固醇激素、使用免疫抑制剂、合并慢性支气管炎等慢性基础疾病、营养不良、吞咽困难等误吸高风险、接受侵入性手术或操作、长期接触气溶胶土壤、长期处于污浊空气等。恶性肿瘤患者化疗后，中性粒细胞减少的程度重或持续时间长，直接增加了病原菌感染的风险，尤其是曲霉。另外，化疗药物的细胞毒性作用对黏膜防御屏障的损害也会增加侵袭性病原体感染的风险，还会损害呼吸道的廓清作用，进一步增加侵袭性呼吸道感染的风险。

二、病原体

恶性肿瘤发生肺炎患者的病原体多样化，包括常见和不常见的病原体，有社区获得性肺炎的病原体特点，也有医院获得性肺炎的病原体特点，例如常在门诊就诊或治疗的患者感染的病原体特点与 CAP 相类似，予以机械通气或长期住院的患者感染的病原体特点与 HAP 相类似。常见的病原体有以下几大类。

1. 细菌　肺炎链球菌、流感嗜血杆菌、卡他莫拉菌、耐药或不耐药金黄色葡萄球菌、化脓性链球菌、大肠埃希菌、肺炎克雷伯菌、铜绿假单胞菌、肺炎支原体、肺炎衣原体、军团菌、口腔厌氧菌、结核分枝杆菌等。

2. 真菌　曲霉菌、毛霉菌、念珠菌、隐球菌、耶氏肺孢子菌、双相型真菌等。

3. 病毒　流感病毒、呼吸道合胞病毒、人偏肺病毒、副流感病毒、腺病毒、鼻病毒、HSV、CMV、VZV、冠状病毒等。

恶性肿瘤患者免疫力低下，常合并多种病原体感染，经治医师应该仔细考虑潜在可疑存在的病原体。

三、临床特点

恶性肿瘤合并肺炎患者，感染不同病原菌产生的临床症状、体征、实验室检查等表现也有所不同，细菌感染的患者起病急，高热可伴随寒战，脓性痰、褐色痰液或血痰，胸痛，外周血白细胞计数升高明显，C 反应蛋白升高，肺部实变体征，肺部可闻及湿啰音。支原体、衣原体感染的患者持续咳嗽，痰少，无明显肺部体征，外周血白细胞计数常无明显升高。病毒感染的患者常有流行病学接触史或聚集性发病，多有上呼吸道感染症状、肌痛，外周血白细胞计数正常或降低，抗生素治疗无效。肺部感染若进行性加重，可能发展到呼吸困难、意识障碍、脓毒性休克、多器官功能障碍等危及生命的程度。

四、影像学检查

胸部 X 线片对疑似肺炎患者的评估是非常必要的，其敏感性、特异性均优于体格检查，推荐用于发热、中性粒细胞减少、有任何呼吸道体征或症状的恶性肿瘤患者。它可以用于鉴别其他潜在的病因（如充血性心力衰竭）和推测可能存在的病原菌。间质、支气管周围浸润通常与病毒感染有关，而大叶性肺泡浸润更常见于细菌感染。胸部 X 线片还可识别肺部感染的一些并发症，如坏死性肺炎、肺脓肿、局部胸腔积液、脓胸等。胸腔积液的存在提示可能患者发生了肺部的细菌感染，特别是肺炎链球菌、金黄色葡萄球菌或化脓性链球菌的感染。但胸部 X 线片往往存在延迟现象，临床高度怀疑肺炎的患者，应在再次复查胸部 X 线片前行抗生素治疗。CT 的灵敏度和特异度都优于胸部 X 线片，CT 有助于提示放射性肺炎、药物毒性、肺泡出血、恶性肿瘤等非感染性病因，并为随后的诊治提供精准定位。细菌感染的 CT 可表现为肺泡浸润或实变呈叶段分布。支原体、衣原体感染的 CT 可表现为上肺野、双肺病灶，小叶中心性结节、树芽征、玻璃影及支气管壁增厚，病情进展可呈实变影。病毒感染的 CT 可表现为双侧、多叶的间质性渗出，磨玻璃影及实变。CT 血管造影可同时评价有无肺栓塞。中性粒细胞减少的肿瘤感染患者如出现光晕征即结节性病变周围的出血区域，或出现"空气新月征"，高度怀疑侵蚀性肺曲霉病。卡氏肺孢子虫感染表现为肺门区域的磨玻璃影。但以上所有表现都为非特异性表现，不能用于明确诊断，还需结合其他检查。

五、实验室检查

肺炎的临床表现及影像学检查均缺乏特异性，实验室检查可辅助诊断和鉴别诊断。常规应行血常规、C 反应蛋白、降钙素原、血培养、痰培养等检查。如患者对初始治疗无反应，可进行以下检测。

1. 血液　半乳甘露聚糖抗原、隐球菌抗原、球孢子菌血清学、皮炎芽生菌和（或）组织胞浆菌抗原。

2. 尿液　皮炎芽生菌和（或）组织胞浆菌抗原、军团菌和肺炎球菌抗原。

3. 呼吸道 / 支气管镜标本　半乳甘露聚糖抗原、巨肺孢子虫 PCR 或 DNA、分枝杆菌 PCR、支原体和衣原体 PCR、通过鼻咽拭子或支气管肺泡灌洗液（bronchoalveolar lavage fluid，BALF）核酸扩增检测病毒性呼吸道病原体。其中，需要注意的是对于中性粒细胞减少症、血液系统恶性肿瘤、接受血液干细胞或实体器官移植的严重免疫功能低下的人群，建议血清半乳甘露聚糖抗原检测；怀疑患有侵袭性肺曲霉病时，建议检测全血或血清曲霉菌 PCR，建议在 BALF 检测中加入曲霉菌 PCR 作为评估的一部分；对疑似播散性和急性肺组织胞浆菌病患者的尿液或血清行组织胞质抗原检测。

六、诊断

（一）HAP 临床诊断

需同时满足以下两点：

1. 胸部 X 线或 CT 显示新出现或进展性的浸润影、实变影或磨玻璃影。

2. 以下 3 种临床症候中的 2 种或 2 种以上。

（1）发热，体温 > 38℃。

（2）脓性气道分泌物。

（3）外周血白细胞计数 > 10×10^9/L 或 < 4×10^9/L。

（二）CAP 的临床诊断

1. 社区发病。

2. 肺炎相关临床表现

（1）新近出现的咳嗽、咳痰或原有呼吸道疾病症状加重，或伴脓痰、胸痛、呼吸困难、咯血。

（2）发热。

（3）肺实变体征和（或）闻及湿啰音。

（4）外周血白细胞 > 10×10^9/L 或 < 4×10^9/L，伴或不伴细胞核左移。

3. 胸部影像学提示新出现的斑片状浸润影、叶或段实变影、磨玻璃影、间质性改变，或伴胸腔积液。

符合 1、3 及 2 中的任何 1 项，并除外肺结核、肺部肿瘤、非感染性肺间质性疾病、肺水肿、肺不张、肺栓塞、肺嗜酸粒细胞浸润症、肺血管炎等后，可建立临床诊断。

七、病原学诊断

病原学诊断是肺部感染患者明确病原体的关键，也是后续治疗的关键措施。

临床诊断基础上，若同时满足以下任意一项，可作为确定致病菌的依据。

1. 合格的下呼吸道分泌物（中性粒细胞数每低倍镜视野＞ 25 个，上皮细胞数每低倍镜视野＜ 10 个或两者比值＞ 2.5）：经支气管镜防污染毛刷获取的下呼吸道标本、支气管肺泡灌洗液、无菌体液（血液或胸腔积液）或肺活检组织培养出病原体，且与临床症状相符。

2. 肺组织标本病理学、细胞病理学或直接镜检见到真菌并有组织损害的相关证据。

3. 非典型病原体或病毒的血清 IgM 抗体由阴转阳，或急性期和恢复期双份血清特异性 IgG 抗体滴度呈 4 倍或 4 倍以上的变化。呼吸道病毒流行期间且有流行病学接触史，呼吸道分泌物相应病毒抗原、核酸检测、病毒培养阳性。

八、抗菌药物治疗

恰当的经验性抗菌药物覆盖率对于恶性肿瘤合并肺炎患者的预后至关重要。选择经验性药物的时候应考虑近期抗生素使用情况和多重耐药病原体的定植情况，还应考虑到最近医疗机构分离培养出占比高的耐药菌株。对于很少使用抗生素和接触医院环境的患者，初始选择可覆盖 CAP 的抗生素，住院患者可使用氟喹诺酮类或 β- 内酰胺类联合大环内酯类。在那些符合 VAP 和 HAP 的患者中，通常存在耐药性的危险因素，可使用抗假单胞菌 β- 内酰胺类，或碳青霉烯类联合抗假单胞菌氟喹诺酮类或氨基糖苷类，或氨基糖苷联合万古霉素或利奈唑胺。中性粒细胞减少的肺炎患者，经验性用药与 HAP/VAP 患者类似，但因患者可能来自社区，应加用氟喹诺酮类或大环内酯类抗生素以对抗非典型病原体。由于肺表面活性物质对达托霉素的抑制作用，故达托霉素治疗肺炎无效。耐碳青霉烯鲍曼不动杆菌或耐碳青霉烯肺炎克雷伯菌感染的用药，应根据当地和医疗机构的病原体的药物敏感性情况做出决定。初始治疗无效的患者应尽可能予以重新诊断或加以侵入性的诊断措施，如果可能，应缩小抗生素的覆盖范围以避免新的多重耐药病原体定植或 CDI 感染，同时，这类人群的化疗需要延迟，直到急性感染得以解决。

恶性肿瘤患者，尤其是血液系统肿瘤患者免疫力低下，外加目前干细胞和实体器官移植的展开，免疫抑制剂治疗的人群增多，肺孢子菌肺炎（pneumocystis jirovecii pneumonia，PJP）和侵袭性肺部真菌感染（invasive pulmonary fungal infection，IPFI）的患者逐渐增多。PJP 确诊后应及时首选磺胺甲噁唑 - 甲氧苄啶（trimethoprim-sulfamethoxazole，TMP-SMZ）进行治疗，推荐剂量磺胺甲噁唑 75 ～ 100mg/（kg·d）、甲氧苄啶 15 ～ 20mg/（kg·d），每 6 ～ 8 小时给药一次，疗程至少 2 周，根据临床症状调整，可适当延长。如若治疗失败或无法耐受此药，可首选伯氨喹加克林霉素的二线治疗方案。IPFI 以丝状真菌为主，其中曲霉菌为主要致病菌，IPA 的经验性治疗可选择有抗曲霉活性的新型三唑类、多烯类或棘白菌素类药物。临床诊断或确诊 IPA 的患者首选伏立康唑，建议前 24h 剂量为 6mg/kg，每天 2 次，后续剂量为 4mg/kg，每天 2 次。伏立康唑治疗情况下发生突破性感染，可更换为两性霉素 B 脂质体或艾沙康唑治疗。在唑类或多烯类抗真菌药物使用受限的情况下可选择卡泊芬净。难治性或进展性的 IPA 应行个体化治疗，免疫抑制剂可减量，同时更换为两性霉素 B 或卡泊芬净或两者联用。

目前，对于鼻病毒、腺病毒、人偏肺病毒、人副流感病毒、肠道病毒等感染尚无特效药物。呼吸道合胞病毒感染后，利巴韦林有一定的疗效，可用于实体器官移植后的下呼吸道感染患者。对于甲型、乙型流感病毒感染可应用神经氨酸酶抑制剂（奥司他韦等）及血凝素抑制剂（阿比多尔）。对于新型冠状病毒性肺炎，可以选择 α- 干扰素、利巴韦林、磷酸氯喹、阿比多尔等，但不应同时联合 3 种及 3 种以上抗病毒药物。巨细胞病毒性肺炎的治疗可使用更昔洛韦。

第七节　皮肤软组织感染

一、定义

皮肤及软组织感染（skin and soft tissue infection，SSTI）是指病原菌侵犯患者的皮肤、皮下组织、筋膜和肌肉发生的炎症性疾病。皮肤及其附属物（即头发和指甲）是机体抵御病原菌的第一道防线，恶性肿瘤患者的免疫功能下降，其作为物理屏障和免疫屏障的第一道防线的功能障碍，导致对病原菌的易感性增加。SSTI 会导致患者住院时间延长、治疗花费增多、残疾甚至死亡。复杂性 SSTI 是相对于普通 SSTI 而言，指需要住院治疗、手术治疗或合并严重基础疾病而治疗难度大的这一类型的感染。

二、恶性肿瘤合并 SSTI 的特殊性

SSTI 可以发生在恶性肿瘤患者的任何时间点。恶性肿瘤患者的抗肿瘤治疗方式和特定的并发症对全身和皮肤免疫系统的影响，以及对皮肤和指甲结构和功能的完整性破坏，导致了皮肤软组织的易感性增加。治疗的毒性反应如下。

1. 细胞毒性药物　表皮生长因子受体抑制剂用于治疗实体器官恶性肿瘤，包括乳腺、肺、头颈部、结肠和直肠，会导致丘疹脓疱疹、干燥、甲骨和头发异常。三氧化二砷用于治疗急性早幼粒细胞白血病、淋巴瘤、骨髓瘤和其他骨髓增生性疾病，已确定与多种皮肤病损有关，包括色素沉着、角化病、鳞状细胞癌、带状疱疹的再激活。硼替佐米已被证明与骨髓瘤患者的 VZV 感染风险增加相关。利妥昔单抗与淋巴瘤患者的 VZV 感染增加有关。替莫唑胺与实体恶性肿瘤的 VZV 感染相关。

2. 放射治疗　可降低患者的全身防御能力，损害皮肤屏障功能，通过定植病原体导致局部入侵。

3. 化疗　化疗患者往往发生皮下通路端口的感染，皮肤菌群可在导管外置部分生长繁殖，沿着导管腔外或腔内移动，到达血流，同时造成皮肤感染及导管相关性血流感染，最常见是革兰阳性球菌的感染。经典的中性粒细胞小汗腺炎见于接受阿糖胞苷等化疗的患者，也可见于使用 G-CSF 的患者。化疗后中性粒细胞减少的患者，患皮肤真菌感染的概率明显升高。

4. 淋巴水肿　是乳腺癌治疗中最常见并发症，主要促成因素是放疗和（或）淋巴结

切除术后机体发生淋巴淤积，继发感染链球菌引起丹毒。

不论什么感染，在恶性肿瘤本身或抗肿瘤治疗导致的中性粒细胞减少时都发生得更为频繁。

三、分类

皮肤和软组织感染按有无化脓可分为化脓性（毛囊炎、疖、痈、脓疱病、深脓疱病）和非化脓性（丹毒、蜂窝织炎、坏死性感染）感染，按病情严重程度分为轻度、中度、重度感染，按有无组织坏死分为坏死性、非坏死性感染。在皮肤软组织感染诊断中，首先要根据皮肤及软组织感染是否化脓而区分出化脓性感染和非化脓性感染，再进一步对感染进行分级评估。

四、常见病原菌

金黄色葡萄球菌常常在鼻孔、腋窝、皱褶处、腹股沟、会阴区等部位的皮肤定植。在健康的成人中，带菌者的感染率为 11% ～ 32%，故金黄色葡萄球菌感染占到 SSTI 的绝大多数。另外，在免疫力低下的恶性肿瘤患者中，常见棒状杆菌、肺炎克雷伯菌、大肠埃希菌、铜绿假单胞菌、嗜麦芽假食单胞菌、念珠菌、隐球菌、曲霉菌、毛霉菌、VZV、HSV、CMV、弓形虫、棘阿米巴原虫等病原菌感染。

五、治疗

治疗因根据感染类型、感染病原体、感染程度及有无组织坏死等多因素综合分析。可选择性对患者进行血培养、皮肤穿刺、活组织检查、抽吸培养、拭子培养、显微镜检查等，可采用超声检查来区分蜂窝织炎和脓肿。需注意的是，发热这一症状无特异性且在 SSTI 患者中不常见，不单独用于 SSTI 的诊断。在 SSTI 切开引流后应行快速分子分析检测，可加速转为针对性治疗。非化脓性感染可使用针对 β- 溶血性链球菌的治疗。SSTI 较为轻微者，可口服青霉素 V 钾、头孢氨苄、双氯西林等药物。需住院治疗的中、重度 SSTI 可予以青霉素、头孢曲松钠、头孢唑林等窄谱 β- 内酰胺类药物，如对 β- 内酰胺类药物有严重过敏反应的且需静脉用药者可予以克林霉素。严重者可单独予以蛋白合成抑制剂或与克林霉素、利奈唑胺等具有细胞壁活性的药物联合使用。对之前定植或感染、脓毒性休克患者等高危患者应经验性覆盖 MRSA。单纯的蜂窝织炎可单独使用头孢氨苄。一般来说，普通的 SSTI 使用抗生素时长不超过 5d。复杂性 SSTI 的抗菌药物治疗应考虑经验性覆盖 MRSA，尤其是在化脓性感染者中。对疑似或确诊 MRSA 感染者予以利奈唑胺、多西环素、米诺环素、甲氧苄啶 – 磺胺甲噁唑口服治疗，或万古霉素、利奈唑胺、达托霉素、头孢洛林静脉治疗。单纯脓肿切开引流后可予以 TMP-SMZ 或克林霉素治疗 7 ～ 10d。早期抗 MRSA 治疗对减少复发来说非常重要，辅以 TMP-SMZ 或克林霉素。对于稳定的蜂窝织炎患者，门诊口服药物治疗无效的患者应予以 3d 的静脉输注治疗，接而再行 7d 的口服治疗。

第八节　中枢神经系统感染

一、概况

中枢神经系统感染（CNSI）是指细菌、真菌、病毒、寄生虫等各种病原菌侵犯中枢神经系统的脑实质、脑膜、血管引起的急慢性炎症。虽然 CNSI 不是恶性肿瘤患者的常见并发症，但发生于这一脆弱群体后会导致严重后果甚至高死亡率。由于与恶性肿瘤及其治疗相关的免疫缺陷，恶性肿瘤患者，易受多种社区获得性和机会性病原体的感染。随着免疫调节治疗剂的引入，新型病原体的暴发及抗菌药物耐药性的出现，感染谱也在不断演变。此外，恶性肿瘤患者常伴有中枢神经系统以外部位的感染，非感染性神经系统异常在恶性肿瘤患者中也很常见，和感染性中枢神经系统异常症状有交叉，这使 CNSI 的诊断复杂化或容易混淆。因此，识别这些患者中枢神经系统感染的早期症状和体征具有挑战性。

二、感染途径

恶性肿瘤合并 CNSI 的患者中占比较高的是血液系统恶性肿瘤、中枢神经系统恶性肿瘤和相关手术、头颈部恶性肿瘤，当然其他部位恶性肿瘤患者中也可见。同样，CNSI 有社区获得性和医院获得性的途径，社区获得性是指近期没有住院、没有施行侵入性中枢神经系统手术、没有头部外伤、没有留置材料的 CNSI。医院获得性可源于医院环境，也可源于神经外科手术，神经外科中枢神经系统感染（neurosurgical central nervous system infection，NCNSI）是指继发于神经外科手术或需要由神经外科手术处理的颅内或椎管内的感染，包括神经外科术后硬膜外脓肿、硬膜下积脓、脑膜炎、脑室炎、脑脓肿；颅脑创伤引起的颅内感染；脑室和腰大池外引流术、分流及植入物相关的脑膜炎或脑室炎等。

三、常见病原菌

恶性肿瘤患者 NCNSI 的常见病原菌分为以下几大类。

1. 细菌　肺炎链球菌、脑膜炎奈瑟菌、流感嗜血杆菌、李斯特菌、金黄色葡萄球菌、肠杆菌、铜绿假单胞菌、不动杆菌、金黄色葡萄球菌、凝固酶阴性的金黄色葡萄球菌、痤疮丙酸杆菌、ESBL、碳青霉烯耐药肠杆菌、碳青霉烯耐药铜绿假单胞菌、碳青霉烯耐药鲍曼不动杆菌等。

2. 真菌　念珠菌、曲霉菌、毛霉菌、隐球菌等。

3. 病毒　HSV、肠道病毒、多瘤病毒、CMV 等。

4. 寄生虫　弓形虫等。

四、感染部位和临床症状

正常情况下，脑屏障能使脑和脊髓免受内、外环境等各种理化因素的影响，维持相对稳定的状态。在脑屏障损伤时，脑屏障的通透性发生改变，易使脑和脊髓神经细胞受到各种致病因素的影响而导致严重后果。屏障破坏在患有原发性中枢神经系统肿瘤并接受过手术治疗、脑室内装置置入、鞘内化疗或放射治疗的患者中更为明显。此外，化疗相关的黏膜炎和中心静脉导管的留置进一步增加了感染风险。中枢神经系统感染可分为脑膜炎、脑炎、原发性脑实质病变（如脑脓肿）。脑膜炎的症状通常是头痛、脑膜刺激征，或伴发热、视力变化、畏光、恶心、呕吐等。脑炎的表现是精神状态改变，从意识模糊、行为怪异到昏迷，伴癫痫、发热。还会出现两者症状皆有的患者，因为脑膜炎和脑炎的病程是连续的，为脑膜脑炎。脑脓肿患者的典型临床症状是发热、占位性病变症状（如癫痫、局灶性功能障碍和感觉改变）。虽然脑膜炎、脑炎往往是免疫功能正常的宿主 NCNSI 最常见的临床表现，但免疫功能低下的患者更常表现为脑脓肿等改变。感染性脑膜炎患者还需与药物性无菌性脑膜炎、化学性脑膜炎、肿瘤性脑膜炎等相区分，应询问是否有非甾体抗炎药、静脉注射免疫球蛋白、甲氧苄啶、磺胺类、β- 内酰胺类、氟喹诺酮类、异烟肼等药物的用药史，以及甲氨蝶呤和阿糖胞苷等药物的鞘内注射史，此类患者症状、脑脊液的常规生化检查与感染性脑膜炎相比无特异性，但影像学有所不同，脑脊液微生物学常为阴性可鉴别诊断。

五、诊断

诊断对于后续治疗非常重要，需结合患者病史、症状、体征、影像学检查及实验室检查综合分析。影像学方面：对于高度疑似颅内感染的患者，可行 CT 或 MRI 检查以协助诊断和治疗，有条件时应使用增强 MRI，除诊断较 CT 敏感外，还可协助脑脓肿的鉴别诊断；对于在水肿高峰期出现新发神经功能缺损症状（除外脑神经麻痹）、新发癫痫及意识障碍加重等高度疑似颅内感染者需在腰椎穿刺前行头颅 CT 检查评估脑疝的发生风险；脑室 – 腹腔分流患者出现不明原因的腹膜炎症状，可行腹部超声和 CT 检查协助诊断分流管腹腔端情况。实验室检查方面：对疑似 CNSI 者，若无禁忌证，可进行腰椎穿刺测定开放压、进行脑脊液的常规和生化检查、脑脊液培养；疑似 CNSI 时，在行脑脊液培养的同时进行血培养，检测脑脊液 PCT 和乳酸；若疑似 CNSI 者首次脑脊液培养为阴性，建议连续留取 2 ～ 3 次脑脊液进行培养，同时建议培养在 10d 及 10d 以上；若疑似 CNSI，2 ～ 3 次脑脊液培养均阴性，且治疗效果欠佳建议行脑脊液 mNGS 检测。临床诊断依据：患者出现发热、颅内高压症状、脑脊液浑浊或脓性、白细胞增多、葡萄糖＜ 2.2mmol/L、脑脊液葡萄糖含量 / 血清葡萄糖含量≤ 0.4。病原学诊断：在临床诊断的基础上，出现标本涂片、引流管头、植入物及脑脊液微生物培养阳性（排除污染和定植），CNSIs 病原学诊断即成立。

六、治疗

（一）对症支持治疗

氧疗、控制颅内压、维持水及电解质平衡、预防和治疗癫痫、营养脑神经、纠正激素水平低下、抑酸、营养支持、免疫调节、维持各脏器功能等治疗。

（二）细菌感染治疗

CNSI 细菌感染以脑膜炎和脑脓肿居多。

1. 抗生素治疗　细菌感染经验性治疗应包括覆盖假单胞菌、革兰阳性菌（包括李斯特菌）和多重耐药（multidrug resistant，MDR）的革兰阴性杆菌。经验性抗生素治疗方案包括第三代头孢菌素（如头孢曲松或头孢噻肟）和万古霉素联合使用，临床高度怀疑李斯特菌脑膜炎的患者可选择加入氨苄西林，在过敏或不耐受的情况下，TMP/SMX 可替代。侵袭性肺炎链球菌等对第三代头孢菌素的耐药率高，因此，第三代头孢菌素联合万古霉素已成为确保能覆盖耐药肺炎链球菌的典型经验性治疗方案。氟喹诺酮类（尤其是左氧氟沙星和莫西沙星）的广谱活性、生物利用度高和对脑脊液的渗透性高，被认为是侵袭性肺炎球菌感染的替代药物。医院获得性的 CNSI 通常施行了手术及中枢设备置入，无法实现手术源控制和未根治 MDR 的细菌是治疗的主要难题。目前的初始治疗包括经验性广谱抗菌药物运用和尽可能去除感染的置入物或脓肿引流。由于 MDR 和广泛耐药（extensively drug resistant，XDR）病原体引起的 CNSI 的治疗选择有限，通常需要使用静脉注射和脑室内注射或鞘内注射抗生素的多模式治疗方法，后者可以绕过血 - 脑脊液屏障，直接在感染部位达到更高的药物浓度，并最大限度地减少全身毒性反应。初始抗生素应选择可覆盖肠杆菌、铜绿假单胞菌、不动杆菌、金黄色葡萄球菌、凝固酶阴性葡萄球菌、痤疮丙酸杆菌等病原菌的药物，可运用头孢吡肟或美罗培南联合万古霉素的用药方案。对于脑脊液培养发现 ESBL 的病原体应选择美罗培南，CRE 可选头孢他啶阿维巴坦，CR-AB 可高剂量并延长输注美罗培南，另需联用多黏菌素、TMP/SMX、米诺环素、替加环素、磷霉素之一。在经验性治疗 48 ～ 72h 后对治疗进行反应评估，若反应不佳，应重新考虑诊断，仍怀疑 CNSI 时，需考虑调整方案，如换药、加大剂量、联合用药、脑室内及鞘内注射注射药物。药物使用应根据致病菌、感染程度、治疗效果来决定疗程。需要注意的是，IVT 和 IT 的药物应避免使用 β- 内酰胺类等有神经毒性的药物，可选择阿米卡星、达托霉素、庆大霉素、利奈唑胺、美罗培南、多黏菌素 B、妥布霉素、万古霉素等药物。对于轻、中度 CNSI，革兰阴性杆菌治疗 3 周，金黄色葡萄球菌治疗 10 ～ 14d；对于重度 CNSI 推荐 1 ～ 2 个月长疗程治疗，符合临床治愈标准后继续应用抗菌药治疗 10 ～ 14d 以防复发。脑脓肿治疗通常 4 ～ 6 周或治疗至 CT 或 MRI 显示病灶吸收为止。

2. 外科干预

（1）对神经外科植入物引起的感染，如若抗感染治疗无效，需取出植入物。

（2）脑室和腰大池外引流术，建议将引流管经过皮下隧道潜行。

（3）脑脓肿直径＞ 2cm，存在颅内高压等占位效应甚至脑疝，外科干预治疗。

（4）脑室积脓行脑室灌洗，或行脑室镜治疗。

（三）真菌感染

1. 念珠菌性 CNSI　可单用两性霉素 B 脂质体或联合氟胞嘧啶治疗，如对两性霉素 B 无法耐受，可单用氟康唑或联合氟胞嘧啶治疗。

2. 曲霉菌性 CNSI　首选伏立康唑治疗，次选两性霉素 B 脂质体或泊沙康唑。

3. 毛霉菌性 CNSI　一线抗真菌疗法选择多烯类，其他方式包括联合抗真菌治疗：例如两性霉素 B 脂质体联合卡泊芬净治疗。

4. 隐球菌　标准治疗方案是两性霉素 B 联合氟胞嘧啶诱导治疗，由于疾病复发率高，应进行较长疗程的巩固治疗 6 周，可降低复发率。

（四）病毒感染

经验性加用大剂量阿昔洛韦治疗，同时予以水化，并严密监测肾功能。

（五）寄生虫感染

弓形虫感染性 CNSI，磺胺嘧啶加乙胺嘧啶和亚叶酸钙的组合是经典的治疗选择，其他活性药物包括克林霉素、阿奇霉素、螺旋霉素等。

第九节　血管通路装置相关感染

一、血管通路装置

血管通路装置（vascular access device，VAD）是指为便于输液、输血、采血、监测血流动力学、透析、肠外营养支持等医疗操作而建立在血管内的设备装置。临床上比较常见的静脉 VAD 有外周血管通路装置（peripheral vascular access device，PVAD）、中心静脉血管通路装置（central vascular access device，CVAD）。PVAD 主要包括短外周静脉导管、中线导管。CVAD 主要是中心静脉导管（central venous catheter，CVC），包括经中心进入中心静脉导管（centrally inserted central catheter，CICC）、经外周置入中心静脉导管（peripherally inserted central catheter，PICC）及输液港（totally implantable access port，PORT）等，另外，除静脉 VAD，比较常见的还有动脉导管、脐导管。

二、恶性肿瘤患者 VAD 相关感染及特点

恶性肿瘤患者，治疗周期漫长，需要反复输液、输血、采血等，定期还需输注一些特殊药物进行抗肿瘤治疗，另外，疾病比较紧急和危重的患者，常需 VAD 进行液体复苏、透析、血流动力学监测、血管活性药物治疗、营养支持等。为提高医疗救治水平、提升患者的生存质量，恶性肿瘤患者通常选择建立 VAD，建立 VAD 后的患者存在发生 VAD 相关感染的风险。我国指南中定义血管导管相关感染（vessel catheter associated infection，VCAI）是指留置血管导管期间及拔除血管导管后 48h 以内发生的，原发性的，与其他部位感染无关的感染，包括血管导管相关局部感染及血管导管相关血流感染，是医院获得性感染的主要原因之一，与高死亡率、医疗费用增加均有关。国外将中心静脉置管相关性血流感染（central line-associated bloodstream infection，CLABSI）定义为在抽血培养前 48h 之前接受中心静脉置管的患者发生的实验室确诊血流感染，且未发现菌血症或真菌血症的其他来源。该定义是基于监测而非临床表现，未提出关于感染症状和体征的要求。由于很难确定血流感染是与中心静脉导管本身相关，还是有继发感染源（如腹腔脓肿或肺炎），因此可能会高估中心静脉导管相关感染的真实发生率。目前，导管

相关性血流感染（catheter-related bloodstream infections，CRBSI）是用于诊断和治疗的临床定义，需进行特定实验室检查以确定导管是血流感染的源头。在 CLABSI 的标准上，CRBSI 定义还应包括抽血培养时的感染症状、体征，而且还受其他因素影响，如移除导管、实验室资源、导管尖端送检培养等。笔者将使用 CRBSI 进行阐述。

三、导管相关性血流感染发生途径和常见病原菌

导管相关性血流感染的发生途径主要有以下几种。

1.穿刺部位皮肤病原菌进入导管皮肤遂道，沿导管外表面向尖端迁移，常发生于置管后 7d 内，多数发生在置管时。还有就是导管皮肤部位消毒不严格，微生物密度逐渐增加，造成置管部位的污染。

2.操作导管接口时发生导管腔内污染。病原体进入器械的腔内表面，它们在此附着，进而导致持续感染和血行播散。这种污染通常发生在置管 7d 之后，与导管护理和维护，以及操作或接触导管次数相关。

3.因体内另一感染灶（如肺炎或尿路感染等）引起的继发性血流感染而受到血源性污染。细菌黏附在形成的生物膜上，并附着在导管内腔。这种情况较少见。

4.极少数情况下，来自受污染的输液污染导管。CRBSI 的发生率在很大程度上取决于导管的类型和预期用途、插入部位、置管者的经验、导管使用频率、导管放置的持续时间、患者的免疫特点，以及是否施行证明有效的预防策略等。CRBSI 通常由皮肤定植的微生物引起，如金黄色葡萄球菌、凝固酶阴性葡萄球菌、棒状杆菌、芽孢杆菌、念珠菌等。

四、导管相关性血流感染相关临床表现及诊断

血管导管相关局部感染，患者局部出现红、肿、热、痛、硬结、脓性渗出等炎性反应，血管导管相关血流感染除局部反应外还可能出现 38℃以上的发热、寒战、少尿、低血压等全身感染的表现。对于留置静脉导管并有发热、寒战或其他脓毒症体征的患者，即使没有局部感染体征，尤其是没有发现其他感染来源的情况下，也应怀疑 CRBSI。对于有微生物血行传播引起转移性感染的静脉导管患者，也应怀疑 CRBSI。合并心内膜炎、化脓性血栓性静脉炎、腔外感染、脓毒性休克、不可治愈性 CRBSI、免疫功能低下的 CRBSI 患者应归类于复杂性 CRBSI。在开始抗微生物治疗之前，使用无菌技术进行血培养。对于疑似 CRBSI 的患者，应进行两套血培养，一套来自外周静脉，另一套来自导管。对于多腔静脉导管，应从所有管腔采集血培养样本。导管入口部位如存在引流液或渗出，应进行培养。CRBSI 的诊断中，导管血培养阳性到外周血培养阳性报警时间差非常重要，时间差在 120min 及 120min 以上是高度提示 CRBSI 的，但此时间差的解读应考虑遵循所使用的操作技术和微生物类型，例如诊断导管相关性念珠菌血症的最佳时间差界值尚未确定。定量的血培养通过导管采集的样本菌落计数比外周静脉采集的样本多 3 倍即支持 CRBSI 的诊断。因疑似 CRBSI 而移除的 VAD 应送往微生物实验室。对于血流动力学稳定、无自身免疫病或免疫抑制治疗、无血管内异物或器官移植、置入部位无化脓、无菌血症及真菌血症的患者，当怀疑 CRBSI 时，常规不建议立即拔除 VAD。

五、导管相关性血流感染的预防

临床上，良好的医疗护理行为可以预防 CRBSI 的发生，可从以下方面进行。

1. 检查表　包括标准预防感染的措施和无菌操作置管的流程（从手卫生开始，列出与感染控制相关的所有步骤，严格按照要求执行，包括穿隔离衣、戴手套、戴口罩、铺覆盖患者全身的无菌单、用消毒剂将患者皮肤消毒等），可提高置管时对感染控制措施的依从性，并降低感染发生率。

2. 选择穿刺置管时机和部位　严格掌握穿刺置管指征，不选择穿刺点皮肤患皮肤病处，中心静脉导管首选锁骨下静脉穿刺置管，血液透析导管首选颈内静脉，维持性血液透析应选择动静脉内瘘，与置管部位皮肤菌群密度、方便保留、护理和操作等相关。外周动脉导管及压力监测装置：成人宜选择桡动脉、肱动脉、足背动脉。儿童宜选择桡动脉、足背部动脉及胫骨后动脉。中心静脉宜首选颈内静脉置管。紧急置管，若不能保证有效的无菌原则，应在 2d 内尽快拔除导管，病情需要则重新评估置管。

3. 专用置管器械包　使用功能、用物全面的置管器械包或专用车可降低感染的风险。

4. 手卫生与最大限度无菌屏障　在 VAD 置管、更换、连接、维护前后，必须保持手卫生、戴手套。最大限度无菌屏障措施包括戴口罩、工作帽、无菌隔离衣、无菌手套，并且铺覆盖患者全身的大无菌单。

5. 皮肤消毒　使用含至少 2% 葡萄糖酸氯己定的氯己定醇制剂进行皮肤消毒，因其作用迅速、与乙醇混合后干燥时间短、暴露于血液和体液后仍有持续活性、在置管部位的残留效果更长。

6. 敷料　氯己定敷料覆盖导管出口部位，针对导管腔外污染途径降低感染风险，可在该部位产生长达 7d 抗菌活性，此类敷料所需的更换频率比标准敷料低。敷料出现潮湿、松动、可见污染时应当立即更换。对穿刺点渗出、出血或高热、多汗的患者可使用无菌纱布覆盖。

7. 抗感染中心静脉导管　已被推荐用于遵守基本预防措施后 CLABSI 发生率仍较高的医院病房或特殊患者人群，不适用于 CLABSI 发生率很低的患者病房。

8. 导管接口和导管帽　使用消毒剂擦洗导管接口或导管帽 10 ～ 15s，之后等其干燥后再置管。也可使用含消毒剂的连接器或导管帽保护器，可对导管接口或导管帽进行被动消毒，为通路部位提供物理屏障和化学消毒。

9. 超声引导　如血管条件差的患者进行中心静脉置管，可选择超声引导下穿刺，尽量减少穿刺次数。

10. 观察评估　每天应对导管保留的必要性进行评估，非必要时应尽早拔除。每天观察穿刺点及全身有无感染症状、体征，怀疑 CRBSI 时，应权衡患者病情综合评估是否予以拔除导管，中心静脉导管拔除时建议进行导管尖端培养。若无感染征象时，VAD 不宜常规更换，不为预防感染而定期更换。

六、导管相关性血流感染的治疗

（一）经验性治疗

当怀疑 CRBSI 时，应尽早使用对金黄色葡萄球菌和凝固酶阴性葡萄球菌有活性的杀菌剂，如立刻加用万古霉素开启经验性抗菌治疗，或初始未用万古霉素，治疗 48h 后感染部位无反应则立即加万古霉素，合并脓毒症或脓毒性休克时直接开启万古霉素的经验性治疗，不将替考拉宁用于经验性治疗，因存在对替考拉宁敏感性降低的凝固酶阴性葡萄球菌。对于最近使用过万古霉素的或万古霉素的最小抑菌浓度 2.0g/ml 及 2.0g/ml 以上的金黄色葡萄球菌分离株占比高的医疗机构和地区，或伴有脓毒性休克、急性肾损伤的 CRBSI 患者可使用达托霉素。利奈唑胺只用于有药物禁忌证的 CRBSI 患者。疑似 CRBSI 患者，如合并血流动力学不稳定、脓毒性休克、中性粒细胞减少、血液系统恶性肿瘤、实体器官或骨髓移植、股动脉或静脉插管、革兰阴性杆菌定植指数高、ICU 住院时间长者，经验性抗生素应覆盖革兰阳性病原体的同时，还应覆盖革兰阴性杆菌，应根据当地流行病学考虑用药，但需包含抗假单菌剂（如哌拉西林他唑巴坦、碳青霉烯类、第四代头孢菌素、氨曲南、喹诺酮类或氨基糖苷类）。疑似导管相关念珠菌血症者，应评估拔除导管的可能性，对于血流动力学不稳定且合并以下任意一种及一种以上情况者，应考虑经验性抗真菌治疗：长期运用广谱抗生素、全肠外营养、恶性肿瘤、股动脉或静脉插管、多个部位念珠菌定植或既往强力抗厌氧菌的治疗。

（二）精准治疗

1. 病原学培养为甲氧西林敏感金黄色葡萄球菌（methicillin susceptible Staphylococcus aureus，MSSA）的首选药物是苯唑西林或头孢唑林，对 β- 内酰胺类过敏的可用达托霉素或糖肽类。MRSA 首选万古霉素，如若万古霉素发生严重副作用，替考拉宁可替代。有以上药物禁忌的患者可选利奈唑胺。路邓葡萄球菌与金黄色葡萄球菌一样进行管理。

2. 对甲氧西林敏感的凝固酶阴性葡萄球菌首选苯唑西林或头孢唑林，耐甲氧西林的凝固酶阴性葡萄球菌，首选糖肽类，如若万古霉素发生严重副作用，替考拉宁可替代。

3. 肠球菌应通过拔除导管并使用一种活性抗菌药物进行治疗，敏感株首选氨苄西林，对氨苄西林耐药的或对 β- 内酰胺过敏的患者选用万古霉素，如若对万古霉素耐药或存在严重不良反应，可选利奈唑胺，疗程是标准的 1 ～ 2 周。

4. 革兰阴性杆菌应根据药敏选择药物，治疗疗程 1 周。

5. 念珠菌血症尤其是脓毒性休克和疑似念珠菌 CRBSI 者，应移除所有 VAD，病情稳定的敏感念珠菌并已拔除导管的，应将两性霉素 B 脂质体或棘白菌素降为氟康唑。无明显转移性并发症的念珠菌血症，治疗至第 1 次血培养阴性后的 2 周。念珠菌 CRBSI 者导管确实无法移除需留在原位，则应运用对生物膜具高活性的棘白菌素或两性霉素 B 脂质体。

6. 对非结核分枝杆菌 CRBSI 患者的治疗应拔除感染导管，联合抗菌治疗 6 ～ 12 周，防止感染复发和进展转移。

7. 管道感染、输液港囊袋感染、脓毒性静脉炎，应拔除导管并加用万古霉素。

参考文献

[1] 中国抗癌协会肿瘤临床化疗专业委员会, 中国抗癌协会肿瘤支持治疗专业委员会. 肿瘤化疗导致的中性粒细胞减少诊治中国专家共识 (2023 版). 中华肿瘤杂志, 2023(7):575–583.

[2] Rolston KVI. Infections in cancer patients with solid tumors: a review. Infectious diseases and therapy, 2017, 6: 69–83.

[3] Khabbaz RF, Moseley RR, Steiner RJ, et al. Challenges of infectious diseases in the USA. The Lancet, 2014, 384(9937): 53–63.

[4] 中国临床肿瘤学会抗肿瘤药物安全管理专家委员会, 中国临床肿瘤学会肿瘤支持与康复治疗专家委员会. 抗肿瘤治疗引起急性口腔黏膜炎的诊断和防治专家共识. 临床肿瘤学杂志, 2021,26(5):449–459.

[5] Elad S, Yarom N, Zadik Y, et al. The broadening scope of oral mucositis and oral ulcerative mucosal toxicities of anticancer therapies. CA–CANCER J CLIN, 2021, 72 (1): 57–77.

[6] Lu, SY. Oral candidosis: pathophysiology and best practice for diagnosis, classification, and successful management. J Fungi (Basel), 2021 Jul 13, 7(7): 555.doi:10.3390/jof7070555.

[7] Vila, T, Sultan, AS, Montelongo–Jauregui, D, et al. Oral candidiasis: A disease of opportunity. J Fungi (Basel), 2020 Jan 16, 6(1): 15. doi:10.3390/jof6010015.

[8] 周红梅, 周刚, 周威, 等. 口腔黏膜病药物治疗精解. 第 2 版. 北京: 人民卫生出版社, 2023.

[9] 重庆市医师协会检验医师分会, 北京市朝阳区医学会检验医学分会. 念珠菌性食管炎诊疗专家共识. 临床检验杂志, 2023,41(4):241–246.

[10] Fokkens, WJ, Lund, VJ, Hopkins, C, et al. European position paper on rhinosinusitis and nasal polyps 2020. Rhinology, 2020, 58 (Suppl S29): 1–464.

[11] 中国医师协会血液科医师分会, 中国侵袭性真菌感染工作组. 血液病 / 恶性肿瘤患者侵袭性真菌病的诊断标准与治疗原则（第六次修订版）. 中华内科杂志, 2020, 59(10):754–763.

[12] 张贵玲, 程雪晴, 王惟一, 等. 侵袭性真菌性鼻 – 鼻窦炎的病因机制与诊断治疗研究新进展. 中国眼耳鼻喉科杂志, 2022,22(2):186–190.

[13] Luo, YT, Zhu, CR, He, B, et al. Diagnostic and therapeutic strategies of acute invasive fungal rhinosinusitis. Asian J Surg, 2022, 46 (1): 58–65.

[14] 中华耳鼻咽喉头颈外科杂志编辑委员会鼻科组, 中华医学会耳鼻咽喉头颈外科学分会鼻科学组. 中国慢性鼻窦炎诊断和治疗指南（2018）. 中华耳鼻咽喉头颈外科杂志, 2019, 54(2):81–100.

[15] 中华医学会外科学分会外科感染与重症医学学组, 中国医师协会外科医师分会肠瘘外科医师专业委员会. 中国腹腔感染诊治指南 (2019 版). 中国实用外科杂志, 2020,40(1):1–16.

[16] 中华医学会外科学分会, 中国研究型医院学会感染性疾病循证与转化专业委员会, 中华外科杂志编辑部. 外科常见腹腔感染多学科诊治专家共识. 中华外科杂志, 2021,59(3):161–178.

[17] Bonomo, RA, Chow, AW, Abrahamian, FM, et al. 2024 Clinical practice guideline update by the infectious diseases society of america on complicated intra–abdominal infections: Risk assessment in adults and children. Clin Infect Dis, 2024.

[18] Singer, M, Deutschman, CS, Seymour, CW, et al. The third international consensus definitions for sepsis and septic shock (Sepsis–3). JAMA–J AM MED ASSOC, 2016, 315 (8): 801–810.

[19] 许婧, 张静萍. 腹腔感染治疗中抗生素使用的基本原则、争议与共识. 中国实用外科杂志, 2019,39(6):564–568.

[20] 中国抗癌协会肿瘤营养专业委员会 , 中华医学会肠外肠内营养学分会 , 石汉平 . 肿瘤相关性腹泻的营养治疗专家共识 . 肿瘤代谢与营养电子杂志 ,2023,10(6):738–742.

[21] Kapandji, N, Azoulay, E, Zafrani, L. Recent advances in neutropenic enterocolitis: Insights into the role of gut microbiota. Blood Rev, 2022, 54:100944.

[22] 中华医学会外科学分会 , 中国研究型医院学会感染性疾病循证与转化专业委员会 . 中国艰难梭菌感染诊治及预防指南（2024）. 中华外科杂志 ,2024,62(10):893–908.

[23] Nakase H, Herfarth H. Cytomegalovirus colitis, cytomegalovirus hepatitis and systemic cytomegalovirus infection: common features and differences. Inflamm Intest Dis, 2016, 1 (1): 15–23.

[24] Kucharzik T, Ellul P, Greuter T, et al. ECCO guidelines on the prevention, diagnosis, and management of infections in inflammatory bowel disease. J Crohns Colitis, 2021, 15 (6): 879–913.

[25] 王旭 , 沈玉娟 , 曹建平 . 我国隐孢子虫病流行现状与防控进展 . 热带病与寄生虫学 ,2022,20(3):136–148.

[26] 中华人民共和国卫生和计划生育委员会 . 隐孢子虫病的诊断 (WS/T 487–2016)[S/OL]. 北京 : 中国标准出版社 , 2016.

[27] 刘彩霞 , 赵继学 , 尹继刚 . 隐孢子虫病诊断和治疗研究进展 . 传染病信息 ,2015,28(3):133–136,148.

[28] 中华医学会呼吸病学分会 . 中国成人社区获得性肺炎诊断和治疗指南 (2016 年版). 中华结核和呼吸杂志 , 2016, 39(4):253–279.

[29] Hage CA, Carmona EM, Evans SE, et al. Summary for clinicians: microbiological laboratory testing in the diagnosis of fungal infections in pulmonary and critical care practice. Ann Am Thorac Soc, 2019, 16 (12): 1473–1477.

[30] 王瑜琼 , 詹庆元 , 黄琳娜 . 肺孢子菌肺炎的治疗研究进展 . 中国实用内科杂志 ,2022,42(9):778–781,792.

[31] Ledoux MP, Guffroy B, Nivoix Y, et al. Invasive pulmonary aspergillosis. Semin Respir Crit Care Med. 2020 Feb, 41(1): 80–98.

[32] 成人急性呼吸道病毒感染急诊诊疗专家共识组 . 成人急性呼吸道病毒感染急诊诊疗专家共识 . 中华急诊医学杂志 ,2021,30(12):1417–1428.

[33] Duane TM, Huston JM, Collom M, et al. Surgical infection society 2020 updated guidelines on the management of complicated skin and soft tissue infections. Surg Infect, 2021, 22 (4): 383–399.

[34] Ciummo F, Srinivas P, Biedny J. Antimicrobial use in central nervous system infections. Curr Opin Infect Dis, 2021, 34 (3): 255–263.

[35] 中国医师协会神经外科医师分会神经重症专家委员会 , 北京医学会神经外科学分会神经外科危重症学组 . 神经外科中枢神经系统感染诊治中国专家共识 (2021 版). 中华神经外科杂志 , 2021, 37(1):2–15.

[36] 耿可 , 王华芬 , 俞超 , 等 . ICU 成人患者静脉血管通路装置评估与选择的最佳证据总结 . 护理学杂志 ,2024,39(14):54–58,74.

[37] 血管导管相关感染预防与控制指南 (2021 版). 中国感染控制杂志 ,2021,20(4):387–388.

[38] O'Grady, NP. Prevention of Central Line–Associated Bloodstream Infections. NEW ENGL J MED, 2023, 389 (12): 1121–1131.

第7章

恶性肿瘤易感特殊病原体的特点和治疗

第一节　常见耐药细菌

耐药菌感染是目前全球性的疾病负担。据估计，2019年约有130万人直接死于耐药菌感染。恶性肿瘤患者由于长期反复住院和使用抗菌药物，易于发生耐药菌感染。常见的耐药菌包括产超广谱β-内酰胺酶肠杆菌科细菌（ESBL-E）、产AmpC β-内酰胺酶的肠杆菌科细菌（AmpC-E）、耐碳青霉烯类肠杆菌科细菌（CRE）、难治性耐药铜绿假单胞菌（DTR-PA）、耐碳青霉烯类鲍曼不动杆菌（CRAB）、嗜麦芽窄食单胞菌及耐甲氧西林金黄色葡萄球菌（MRSA）等。

一、产超广谱β-内酰胺酶肠杆菌科细菌（ESBL-E）

（一）病原学和流行病学特征

产超广谱β-内酰胺酶是肠杆菌目细菌最重要的耐药机制。ESBL是由质粒介导的能水解青霉素类、氧亚氨基头孢菌素（包括第三、四代头孢菌素）及单环酰胺类氨曲南，但能被β-内酰胺酶抑制剂所抑制。CTX-M、TEM、SHV型是ESBL的主要基因型。以大肠埃希菌、肺炎克雷伯菌、奇异变形杆菌、产酸克雷伯菌等较为常见。据中国细菌耐药检测网（China Antimicrobial surveillance network，CHINET）显示，2023年，大肠埃希菌、克雷伯菌属、肠杆菌属对头孢曲松的耐药率分别为52.6%、41.6%和40.1%；到2024年上半年，耐药率稍有下降，分别为51.5%、40.4%和38.7%。在一项恶性肿瘤院内感染的研究中，最常见的是产超广谱β-内酰胺酶大肠埃希菌感染（约15%）。一项实体恶性肿瘤多重耐药菌血流感染的研究中，约12.4%为多重耐药菌感染，其中多重耐药革兰阴性菌约85%，主要为产ESBL菌株，约71%。其中，产ESBL肺炎克雷伯菌和大肠埃希菌分别为29.7%和36.2%。另一项研究也显示ESBL-E是恶性肿瘤患者最常见的多重耐药菌，约72.8%，因此，恶性肿瘤患者易发生ESBL感染，进行规范诊治十分重要。

（二）治疗

1.美罗培南、亚胺培南/西司他丁、厄他培南是治疗由ESBL-E引起的非尿路感染的首选药物，但若哌拉西林/他唑巴坦、头孢吡肟作为经验性初始治疗有效，则无须改变或延长治疗方案。

2.对于危重症和（或）出现低蛋白血症，首选美罗培南、亚胺培南 / 西司他丁。

3.治疗有效者，应考虑降阶梯为口服复方磺胺甲噁唑（TMP-SMX）、环丙沙星、左氧氟沙星。

4.对于无并发症单纯性膀胱炎，首选呋喃妥因、TMP-SMX，而环丙沙星、左氧氟沙星、碳青霉烯类药物是治疗 ESBL-E 引起的无并发症膀胱炎的替代药物。

5.TMP-SMX、环丙沙星、左氧氟沙星是治疗由 ESBL-E 引起的肾盂肾炎和复杂尿路感染（complicated urinary tract infection，cUTI）的首选治疗方案，当 TMP-SMX、氟喹诺酮类耐药或难以耐受时，厄他培南、美罗培南、亚胺培南 / 西司他丁可作为首选药物。

（三）疗程

针对 ESBL 感染的疗程，建议结合患者的具体情况，包括感染部位、严重程度及抗菌药物的敏感性等因素指定。

1.社区获得性肺炎　推荐抗感染疗程不少于 5d，呼吸机相关性肺炎推荐抗感染疗程为 8 ～ 15d。

2.社区获得性泌尿道感染　推荐抗感染疗程 7 ～ 10d，过长的使用时间可能与并发念珠菌感染有关。

3.血流感染　推荐抗感染疗程为 7 ～ 14d。

4.腹腔感染　推荐抗感染疗程为 5 ～ 10d。

二、产 AmpC β- 内酰胺酶肠杆菌科细菌（AmpC-E）

（一）病原学和流行病学特征

AmpC β- 内酰胺酶是染色体介导的丝氨酸头孢菌素酶，可介导对头孢菌素、头孢唑林、头孢西丁、大多数青霉素和 β- 内酰胺酶抑制剂等产生耐药性。临床上常以头孢西丁敏感性实验进行判断。CHINET 2023 年的数据显示，大肠埃希菌、克雷伯菌属、肠杆菌属、柠檬酸杆菌属对头孢西丁的耐药率分别为 10.3%、29.4%、93.4% 和 48.8%，到 2024 年上半年，耐药率分别为 10%、30.2%、93.4% 和 52.7%。临床常见的具有中高风险产 AmpC 的肠杆菌包括阴沟肠杆菌复合群、产气克雷伯菌、弗氏柠檬酸杆菌。在一项恶性肿瘤合并产 AmpC 大肠埃希菌（AmpC-EC）菌血症的临床研究中（共纳入 248 例大肠埃希菌血培养阳性患者），AmpC-EC 阳性率约为 20.6%，前期暴露于头孢菌素、碳青霉烯酶和有创操作是 AmpC 感染的独立危险因素。相对于非 AmpC-EC 感染患者，AmpC-EC 血培养报阳时间更短（8.33h ± 2.18h vs. 9.48h ± 3.82h），30d 死亡率更高（25.5% vs. 12.2%），转移、脓毒性休克和器官衰竭与总死亡率独立相关。此外，如 48h 内未进行适当的抗生素治疗（AAT），死亡率也将逐渐增加，因此需进行早期合理规范治疗。

（二）中高风险产 AmpC 的肠杆菌感染的治疗

1.头孢吡肟是治疗 AmpC-E 感染的有效药物（头孢吡肟是 AmpC 弱诱导剂，且可形成稳定的酰基酶复合物而耐受 AmpC β- 内酰胺酶的水解）。当头孢吡肟 MIC ⩾

4μg/ml，如果碳青霉烯类敏感，可首选碳青霉烯类，因为可能存在同时产 ESBLs 的情况（而头孢吡肟对 ESBL-E 作用较弱）。虽然哌拉西林 / 他唑巴坦、头孢曲松、头孢噻肟、头孢他啶、氨曲南也是相对较弱的 AmpC 诱导剂，但不推荐作为治疗药物（因其耐受 AmpC 水解的能力较弱）。

2. TMP-SMX、氟喹诺酮类、氨基糖苷类、四环素类和其他非 β- 内酰胺类抗生素不诱导 AmpC，也不是 AmpC 水解的底物，因此呋喃妥因或 TMP-SMX 可作为单纯性 AmpC-E 膀胱炎的首选。氨基糖苷类是 AmpC-E 引起的单纯性膀胱炎、肾盂肾炎和 cUTI 的替代疗法。TMP-SMX 或氟喹诺酮类可考虑用于治疗中高风险 AmpC 引起的侵袭性感染。

3. 血流感染的口服序贯建议使用 TMP-SMX 和氟喹诺酮类，不建议使用呋喃妥因、磷霉素、多西环素、阿莫西林 / 克拉维酸（因呋喃妥因、磷霉素血清浓度差，而阿莫西林 / 克拉维酸、多西环素血清浓度不可靠）。

（三）疗程

针对 AmpC 抗感染的疗程，建议结合患者的具体情况，包括感染部位、严重程度以及抗菌药物的敏感性等因素指定，具体可参考 ESBL-E 抗感染治疗的疗程。

三、碳青霉烯耐药肠杆菌科细菌（CRE）

（一）病原学特点及流行病学特征

1. CRE 的定义　CRE 是指至少对一种碳青霉烯类耐药的肠杆菌科细菌。但因个别种属菌株（如变形杆菌属、摩根菌属、普罗维登斯菌属）对亚胺培南天然耐药，至少需要对亚胺培南以外的另一种碳青霉烯类耐药才能判定为 CRE。

2. CRE 的发生机制　CRE 机制包括以下 4 个方面。

（1）产生 A、B、D 类碳青霉烯酶，水解碳青霉烯类抗菌药物。

（2）外膜孔道蛋白缺失或表达降低，导致抗菌药物不能透过细胞膜进入细菌内，通常合并 AmpC 头孢菌素酶或超广谱 β- 内酰胺酶的生成过多。

（3）编码外排泵的基因过度表达、导致抗菌药物清除增加。

（4）青霉素结合蛋白的结构改变，导致其与碳青霉烯类药物的亲和力下降。其中，第（1）和第（2）种是主要机制，见表 7-1。

表 7-1　碳青霉烯酶分类

分类	活性位点	代表酶	常见细菌
A 类	丝氨酸	KPC、SME、GES 型	肠杆菌科细菌
B 类	锌	NDM、VIM、IMP 型	肠杆菌科细菌，铜绿假单胞菌，不动杆菌属
D 类	丝氨酸	OXA-48、OXA-23、OXA-24 型	部分肠杆菌科细菌（以 OXA-48 为主），不动杆菌属（OXA-23、OXA-24）

　　我国 CRE 以产 KPC 酶及 NDM 酶为主，部分产 IMP 酶。不同 CRE 菌株其产酶方式不同，大肠埃希菌以产 NDM（74.8%）为主，肺炎克雷伯菌以产 KPC（77.1%）为主，阴沟肠杆菌以产 NDM 为主（52.5%）。KPC 与 NDM 都属于碳青霉烯酶，都可以水解绝大多数 β- 内酰胺药物，包括碳青霉烯类。不同之处在于，KPC 为丝氨酸酶，可以水解氨曲南，但能被新型酶抑制剂阿维巴坦、韦博巴坦抑制；而 NDM 为金属酶，不能水解氨曲南，但不被阿维巴坦、韦博巴坦等抑制。

　　3. 流行病学特征　2023 年 CHINET 数据显示，大肠埃希菌对亚胺培南和美罗培南耐药率均为 1.9%，2024 年分别为 1.7% 和 1.9%，克雷伯菌属对亚胺培南和美罗培南的耐药率分别为 22.5% 和 23.6%，到 2024 年上半年基本保持不变，肺炎克雷伯菌对亚胺培南和美罗培南的耐药率从 2005 年的 3.0% 和 2.9% 持续上升至 2018 年的 25.0% 和 26.3%，从 2019 年开始呈下降趋势，2023 年上升至 24.8% 和 26.0%；肠杆菌属细菌对亚胺培南和美罗培南的耐药率分别为 9.5% 和 9.8%，到 2024 年上半年略有上升，约为 10.6% 和 11.1%。在入住 ICU 的恶性肿瘤患者中，约 20% 患者存在耐碳青霉烯革兰阴性菌和耐万古霉素肠球菌定植，约 20% 患者将由定植转为感染。一项来自我国血液系统恶性肿瘤合并 CRE 血流感染的研究中，CRE 为 21.6%，其中肺炎克雷伯菌是最常见的 CRE（约为 69.2%），KPC-2 是最主要的碳青霉烯酶（80%）。肛周感染、多发性感染病灶和多次住院、ICU 住院和既往 CRE 感染被确定为 CRE 血流感染的风险因素。CRE 组脓毒性休克发生率（43.1% *vs.* 19.9%）和 30d 全因死亡率（56.9% *vs.* 24.6%）均显著升高。患者的年龄和疾病类型、菌株亚型和抗菌治疗方案显著影响患者的生存率。一项来自印度的血液恶性肿瘤合并 CRE 感染的研究中，肺炎克雷伯菌是最常见的 CRE（约 78.4%），其最主要碳青霉烯酶为 NDM+OXA-48（46.3%），其次是 OXA-48（34.7%），28d 死亡率约为 26.6%，抗生素使用不当是死亡的独立危险因素。

（二）CRE 的治疗

1. 治疗原则

（1）临床无菌标本分离到 CRE，多为致病菌，病死率高，应及时给予有效的抗菌治疗，如为血流感染，应尽力寻找、积极处理感染源。如为非无菌体液分离到 CRE 需区分是定植还是感染。

（2）CRE 感染常需要联合使用抗菌药物，尤其是血流感染（目前除头孢他啶 / 阿维巴坦敏感的可以单药治疗）、中枢神经系统感染和同时存在多部位感染的患者。

（3）根据 PK/PD 原理设定给药方案，如增加给药剂量、延长某些抗菌药物的滴注时间等。

（4）肝、肾功能异常者，老年人，抗菌药物的剂量应做适当调整。

（5）抗菌药治疗的疗程取决感染部位、感染严重程度、基础疾病、药物对 CRE 的抗菌活性及感染源控制等多方面因素，疗程一般较长。

2. 治疗药物　CRE 目前的治疗药物主要包括多黏菌素、替加环素、磷霉素、半合成四环素类，氨基糖苷类、碳青霉烯类，以及新的 β- 内酰胺类抗生素 /β- 内酰胺酶抑制剂，其作用机制及用法用量详见表 7-2。

表 7-2　CRE 感染的主要治疗药物

药物	作用机制	适应证	推荐剂量
多黏菌素	属阳离子多肽类	血流感染 VAP 腹腔感染 中枢神经系统感染 CMS 推荐用于 CRE 尿路感染	多黏菌素 E 甲磺酸钠（CMS）：多黏菌素 E 基质（CBA）2.5～5mg/（kg·d），分 2～4 次静脉滴注 多黏菌素 B 硫酸盐：1.5～2.5mg/（kg·d），分 2 次静脉滴注 多黏菌素 E 硫酸盐：每日 100 万～150 万 U（相当于 58.8～88.8 mg 多黏菌素 E 基质），分 2～3 次静脉滴注，剂量不得超过每日 150 万 U
替加环素	四环素类，与 30S 核糖体 A 位结合，阻止氨基酸转运 RNA 进入核糖体	HAP/VAP 皮肤软组织感染腹腔感染	首剂 100mg 静脉滴注，继之 50mg 每 12 小时一次静脉滴注。首剂加倍可提高临床有效率和微生物清除率
磷霉素	可抑制细菌细菌壁的合成	单用仅适用于尿路感染联合其他抗菌药物可用于 CRE 所致的肺部感染、腹腔感染、血流感染	常规推荐方案为 3～4g 每 8 小时一次或每 6 小时一次
半合成四环素类	四环素类，与 30S 核糖体 A 位结合，阻止氨基酸转运 RNA 进入核糖体	联合其他抗菌药物可用于 CRE 所致的重症感染	米诺环素：口服首剂 200mg，以后 100mg 每 12 小时一次；或在首次用量后，50mg 每 6 小时一次（易透过血脑屏障，脑脊液中浓度较高） 多西环素：首日 100 mg 每 12 小时一次，以后 100mg 每天 1 次（尿液浓度高）
氨基糖苷类	细菌核糖体结合，干扰细菌蛋白质合成过程	联合其他抗菌药物如碳青霉烯类、β-内酰胺酶抑制剂复方制剂或替加环素治疗 CRE 引起的重症感染	每天 1 次给药方案，常用剂量为庆大霉素和妥布霉素均为 5mg/kg、阿米卡星 15mg/kg 和异帕米星 8mg/kg（严重者 15mg/kg）
碳青霉烯类	抑制青霉素结合蛋白 PBPs	仅使用于碳青霉烯类抗生素 MIC ≤ 8mg/L 的 CRE 感染	对碳青霉烯类抗生素 MIC ≤ 8mg/L 的 CRE 感染可通过加大剂量（如美罗培南 2g 每 8 小时一次）并延长静脉滴注时间至 4h，可使血药浓度高于 MIC 的时间（T > MIC）延长

续表

药物	作用机制	适应证	推荐剂量
头孢他啶 / 阿维巴坦	抑制 A 类、C 类碳青霉烯酶，对某些 D 类（OXA10，OXA48）具有抑制作用，但对 B 类金属酶无效	成人复杂性腹腔感染，HAP 和 VAP，复杂尿路感染	头孢他啶 / 阿维巴坦：2.5 g 每 8 小时一次，输注时间 2h
美罗培南 / 法硼巴坦	抑制 A 类、C 类碳青霉烯酶，对 B 类和 D 类酶无效	HAP、VAP 及血流感染，成人复杂性尿路感染	4.0g 每 8 小时一次，输注 3h
亚胺培南西司他丁 / 雷利巴坦	抑制 A 类、C 类碳青霉烯酶，对 B 类和 D 类酶无效	复杂性尿路感染、复杂性腹腔感染、HAP 及 VAP	给药剂量为 0.5g（以亚胺培南计算）每 6 小时一次，静脉滴注 0.5h
氨曲南 / 阿维巴坦	抑制 A 类、B 类和 C 类碳青霉烯酶	产金属酶肠杆菌科细菌所致的严重感染	临床 III 期试验中

3. 联合用药方案 CRE 感染常需联合使用抗菌药物，尤其是血流感染（目前除头孢他啶 / 阿维巴坦敏感的可以单药治疗）、中枢神经系统感染和同时存在多部位感染的患者，目前常见的联合用药方案见表 7-3。

表 7-3 CRE 感染联合抗菌方案推荐

联合抗菌方案
两药联合
多黏菌素为基础的联合
多黏菌素 + 碳青霉烯类（MIC ≤ 8mg/L）
多黏菌素 + 替加环素 / 米诺环素
多黏菌素 + 磷霉素
替加环素为基础的联合
替加环素 + 碳青霉烯类（MIC ≤ 8mg/L）
替加环素 + 氨基糖苷类
替加环素 + 磷霉素
替加环素 + 多黏菌素
碳青霉烯类为基础的联合（MIC ≤ 8mg/L）
碳青霉烯类 + 多黏菌素
碳青霉烯类 + 替加环素
碳青霉烯类 + 氨基糖苷类
碳青霉烯类 + 喹诺酮类

联合抗菌方案
其他联合
氨曲南 + 替加环素
双碳青霉烯类（厄他培南联合美罗培南、多利培南等）
氨曲南 + 头孢他啶 / 阿维巴坦
磷霉素 + 氨基糖苷类
三药联合
替加环素 + 多黏菌素 + 碳青霉烯类（MIC ＜ 8mg/L）

CRE. 碳青霉烯耐药肠杆菌科细菌；MIC. 最低抑菌浓度

4. 疗程　CRE 所致感染较重、治疗难度大、疗程较长。

（1）中枢神经系统感染疗程常需要 3 ～ 4 周甚至更长的时间。在积极抗感染的同时需尽早去除感染源，如拔除脑室内或腰大池置管等。

（2）血流感染患者需尽早拔除深静脉置管，有明确感染源的应在诊断后 12h 内处理感染源。根据血流感染类型和治疗反应，血流感染疗程通常为 2 周。如存在心内膜炎或血栓性静脉炎，血管内存在人工植入物，初始治疗后 2 ～ 4d 血培养仍阳性，存在血源性迁移灶等复杂血流感染，则疗程相应延长。

（3）其他感染部位目前指南尚无统一推荐，建议结合患者症状、体征、影像学、炎症指标等个体化制订。

四、碳青霉烯耐药铜绿假单胞菌（CRPA）和难治性铜绿假单胞菌（DTR-PA）

（一）定义

CRPA 指至少对一种碳青霉烯类耐药的铜绿假单胞菌；DTR-PA 定义为对以下药物不敏感：哌拉西林 / 他唑巴坦、头孢他啶、头孢吡肟、氨曲南、美罗培南、亚胺培南 / 西司他丁、环丙沙星、左氧氟沙星。

（二）流行病学

2023 年 CHINET 的数据显示，铜绿假单胞菌的总检出率约为 7.8%，且对抗菌药物的耐药率有降低的趋势，对亚胺培南和美罗培南的耐药率分别为 21.9% 和 17.4%；对环丙沙星和氨曲南的耐药率分别为 10.7% 和 19.5%；对多黏菌素 B、黏菌素、阿米卡星和头孢他啶 – 阿维巴坦的耐药率均≤ 7.5%；对哌拉西林 – 他唑巴坦、头孢哌酮 – 舒巴坦、庆大霉素、头孢他啶、头孢吡肟和哌拉西林的耐药率均≤ 14.8%。一项实体恶性肿瘤多重耐药菌血流感染的研究中，多重耐药的铜绿假单胞菌为 11.5%。在另一项血液系统恶性肿瘤患者感染的病原学特征中，革兰阴性杆菌约为 45.8%，而铜绿假单胞菌占据主导地位，约为 40.9%，且对环丙沙星（60%）和亚胺培南（59.3%）表现出高度耐药，16.7%（11 株）为难治性铜绿假单胞菌。

（三）治疗

1. CRPA 感染的治疗

（1）对于轻度 CRPA 感染，推荐使用大剂量延长输注时间的传统 β- 内酰胺类药物。若患者感染对碳青霉烯类耐药，但对传统 β- 内酰胺类药物敏感，且为中重度或感染源控制不佳，可考虑使用新型 β- 内酰胺类药物（如头孢洛扎 – 他唑巴坦、头孢他啶 – 阿维巴坦、亚胺培南 – 西司他丁 – 雷利巴坦，但需确保敏感）。

（2）对于 CRPA 感染患者的经验用药和重症感染治疗，建议采用联合用药策略，如多黏菌素 +β- 内酰胺类 + 环丙沙星、多黏菌素 +β- 内酰胺类 + 磷霉素、多黏菌素静脉滴注 + 碳青霉烯类 + 多黏菌素雾化吸入，或氨曲南 + 头孢他啶 + 阿米卡星等。

2. DTR-PA 感染的治疗

（1）单纯性膀胱炎：头孢洛扎 / 他唑巴坦、头孢他啶 / 阿维巴坦、亚胺培南 / 西司他丁 / 瑞来巴坦、头孢地尔是治疗 DTR-PA 单纯性膀胱炎的首选。单剂量妥布霉素、阿米卡星作为替代治疗药物。

（2）肾盂肾炎和复杂尿路感染（cUTI）的治疗：头孢洛扎 / 他唑巴坦、头孢他啶 / 阿维巴坦、亚胺培南 / 西司他丁 / 瑞来巴坦、头孢地尔是治疗 DTR-PA 引起的肾盂肾炎和 cUTI 的首选。

（3）其他感染（非尿路感染）的治疗：头孢洛扎 / 他唑巴坦、头孢他啶 / 阿维巴坦、亚胺培南 / 西司他丁 / 瑞来巴坦是治疗 DTR-PA 引起非尿路感染的首选。头孢地尔是一种替代治疗方案。

（4）治疗 DTR-PA 的其他建议：①对产金属 β- 内酰胺酶的 DTR-PA 分离株首选头孢地尔。②如果已确认 DTR-PA 对头孢洛扎 / 他唑巴坦、头孢他啶 / 阿维巴坦、亚胺培南 / 西司他丁 / 瑞来巴坦、头孢地尔敏感，不建议联合治疗。

3. 疗程 敏感株感染或治疗 3d 后临床症状明显改善者，推荐疗程为 7～10d；若涉及多重耐药株感染或重症感染，则建议疗程延长至 10～14d，复杂情况下可酌情进一步延长。

五、碳青霉烯耐药鲍曼不动杆菌（CRAB）

（一）定义和流行病学特征

随着碳青霉烯类药物的广泛使用，院内耐碳青霉烯类鲍曼不动杆菌（CRAB）的感染率居高不下。CRAB 感染可导致患者住院时间延长，住院费用增加并增加患者死亡风险。2023 年 CHINET 数据显示，鲍曼不动杆菌对头孢哌酮舒巴坦耐药率为 50.7%，对亚胺培南和美罗培南耐药率分别为 67.5% 和 68.1%，对多黏菌素和替加环素敏感性较好，耐药率为 1.7%～1.8%，对米诺环素的耐药率为 20.3%。在一项恶性肿瘤患者多重耐药菌的分析中，CRAB 约占 11.7%。在另一项恶性肿瘤患者血培养标本的分析中，CRAB 分离率约占 15.1%，其主要耐药机制为产 NDM（约 67.7%）、OXA-23 型酶介导（约 55.9%）、产 KPC 酶（约 50%）等碳青霉烯酶。在一项血液系统恶性肿瘤肠道定植菌群的研究中，CRAB 约占 0.3%。一项来自 ICU 恶性肿瘤患者合并感染病原体的研究中，鲍曼不动杆菌约占 36.6%，其中，约 94% 为 CRAB。

（二）治疗

1. 以舒巴坦或含舒巴坦的复合制剂为基础的联合，舒巴坦的常用剂量 4.0g/d（国外指南推荐用量 6 ～ 9g/d），分剂量给药（每 8 小时 1 次），持续滴注 4h，同时联合以下一种：米诺环素（或多西环素）、多黏菌素 E、氨基糖苷类抗生素。

2. 以多黏菌素为基础的联合：联合含舒巴坦的复合制剂（或舒巴坦），尿路感染选择多黏菌素（或多黏菌素 E）。

3. 以替加环素为基础，联合以下一种：含舒巴坦的复合制剂（或舒巴坦）、多黏菌素 E、喹诺酮类抗菌药物、氨基糖苷类抗生素。上述方案中，国内目前较多采用以头孢哌酮 / 舒巴坦为基础的联合方案和以替加环素为基础的联合治疗方案。

4. 头孢地尔限用于对其他抗生素难治、耐药或药物不耐受的 CRAB 感染患者，但需联合用药。

5. 不建议使用高剂量持续输注美罗培南、亚胺培南 / 西司他丁治疗 CRAB 感染。也不建议使用利福布丁等利福霉素类治疗 CRAB 感染。

（三）疗程

1. 单纯血流感染，若治疗反应好，则抗感染治疗至末次血培养阳性和症状体征好转后 10 ～ 14d。

2. 若出现迁徙性感染等严重并发症，应延长疗程（感染性心内膜炎 4 ～ 6 周，骨髓炎 6 ～ 8 周，感染性血栓性静脉炎 4 ～ 6 周）。

3. 颅内感染疗程往往需要 4 ～ 6 周。

4. 泌尿系感染一般抗菌药物使用 7d；对于导尿管相关泌尿系统感染，如果起始治疗反应相对延迟，一般推荐 10 ～ 14d，甚至需要 21d。

六、嗜麦芽窄食单胞菌

（一）病原学和流行病学特征

嗜麦芽窄食单胞菌是一种广泛存在于自然界和医院环境的非发酵革兰阴性杆菌，属条件致病菌，对碳青霉烯类抗生素天然耐药，对青霉素、头孢菌素、氨基糖苷类抗生素耐药率高。恶性肿瘤患者因免疫抑制或长期使用广谱抗菌药物从而易于发生感染。2023 年 CHINET 数据显示，嗜麦芽窄食单胞菌对复方磺胺、米诺环素和左氧氟沙星的耐药率分别为 5.9%、0.9% 和 8.5%。恶性肿瘤患者嗜麦芽窄食单胞菌感染发病率约 6.2%。感染的危险因素包括急性白血病、粒缺、中心静脉导管、黏膜炎、超过 3d 碳青霉烯类抗菌药物使用等。在国内一项血液系统恶性肿瘤患者下呼吸道感染病原体的研究中，嗜麦芽窄食单胞菌的感染率为 5.4%，但对左氧氟沙星、复方磺胺甲噁唑和米诺环素敏感。另有研究报道食管癌患者嗜麦芽窄食单胞菌感染率约 12.88%。

（二）治疗

建议治疗嗜麦芽窄食单胞菌的方案如下。

1. 使用下列药物中的两种联合：TMP-SMX、米诺环素（200mg，每 12 小时 1 次，口服或静脉）/ 替加环素、头孢地尔、左氧氟沙星。

2. 当病情不稳定或对其他药物不耐受或无活性时，可使用头孢他啶 / 阿维巴坦 + 氨曲南。

（三）疗程

1. 肺部感染　尚无推荐疗程，但不建议短疗程，停药重点参考临床病情改善，而非细菌学清除。

2. 血流感染　无置入物或免疫正常患者，建议血培养阴性和临床改善后 10 ～ 14d，复杂血流感染疗程可延长；感染性心内膜炎 4 ～ 6 周，骨髓炎 6 ～ 8 周，感染性血栓性静脉炎 4 ～ 6 周，必要时外科干预。

3. 泌尿系统感染　症状改善后使用 7d，对于导尿管相关的尿路感染，其疗程可以适当延长。

七、耐甲氧西林金黄色葡萄球菌（MRSA）

（一）流行病学特征

MRSA 流行率在我国仍处于较高水平，虽然近年来有所下降，但流行率仍维持在 30% 左右，2023 年 CHINET 的数据显示，金黄色葡萄球菌中甲氧西林耐药株（MRSA）的检出率为 29.6%，表皮葡萄球菌中甲氧西林耐药株（MRSE）的检出率为 81.9%。对于恶性肿瘤患者，约 68.4% 的革兰阳性菌均为多重耐药菌，其中葡萄球菌（包括凝固酶阴性葡萄球菌和金黄色葡萄球菌）对苯唑西林的耐药率可高达 91.7%。

（二）治疗

1. 常用药物

（1）万古霉素 / 去甲万古霉素：万古霉素是糖肽类抗生素的代表，是治疗 MRSA 感染的经典药物。常见不良反应是过敏反应、红人综合征和肾损害。去甲万古霉素是我国研制的糖肽类抗菌药物，其作用、不良反应与万古霉素相当。

（2）替考拉宁：替考拉宁是从放线菌中提取的糖肽类抗生素，抗菌谱及抗菌活性与万古霉素相似，体外试验对金黄色葡萄球菌和肠球菌的抗菌活性与万古霉素相比相当或稍优，临床研究显示其与万古霉素疗效无差异，耳、肾毒性和红人综合征等不良反应的发生率低于万古霉素。不易透过血脑屏障，因此不适用于中枢神经系统感染。

（3）利奈唑胺：利奈唑胺是噁唑烷酮类抗菌药物，作用于 50S 亚基上核糖体 23S 结合位点，抑制细菌蛋白质的合成，属于抑菌剂。利奈唑胺脂溶性高，具有良好的渗透性，在骨、肺、组织、脑脊液浓度较高。可透过血脑屏障，用于中枢神经系统感染。我国批准其可用于治疗 MRSA 引起的成人及儿童社区及非社区获得性肺炎，皮肤软组织感染、菌血症。

（4）达托霉素：达托霉素是环脂肽类抗生素，通过与细胞膜结合从而干扰细胞膜功能，属于浓度依赖型的杀菌剂，仅对革兰阳性细菌有作用。由于其与肺表面活性物质结合而被灭活，不能用于 MRSA 所致的肺炎。达托霉素可用于金黄色葡萄球菌菌血症、右侧心内膜炎和皮肤软组织感染的治疗。不良反应主要是肌酸磷酸激酶升高，可引起肌肉疼痛和无力，少数患者可引起严重的嗜酸细胞性肺炎。

2. 治疗方案　MRSA 可能会导致全身多部位感染，其治疗方案见表 7-4。

表 7-4　MRSA 感染治疗方案

感染部位	首选	二线	不推荐
菌血症	万古霉素	利奈唑胺	
医院获得性肺炎	万古霉素 / 利奈唑胺		达托霉素
脓疱疮	局部过氧化氢	局部夫西地酸 / 莫匹罗星	
皮肤软组织感染	万古霉素 / 替考拉宁	利奈唑胺 / 达托霉素，可选替加环素	
尿路感染	万古霉素 / 替考拉宁	达托霉素	利奈唑胺
骨关节感染	万古霉素 / 替考拉宁	达托霉素	
耳鼻喉 / 上呼吸道	万古霉素 / 替考拉宁 / 利奈唑胺		
颅内 / 脊柱感染	万古霉素 / 利奈唑胺		
脑膜炎	万古霉素		利奈唑胺 / 替考拉宁

3. 疗程

（1）菌血症和感染性心内膜炎：非复杂性菌血症可进行至少 2 周万古霉素或达托霉素治疗，复杂菌血症依据病情轻重疗程 4 ～ 6 周。感染性心内膜炎选择万古霉素或达托霉素治疗 6 周。

（2）骨、关节 MRSA 感染：通常疗程需较长，至少 8 周，之后再进行 1 ～ 3 个月的治疗。

（3）中枢神经系统感染：疗程 4 ～ 6 周，加强病灶引流十分重要。

恶性肿瘤患者发生耐药菌感染后常导致感染难以控制、病情恶化，临床医师应对患者进行临床动态评估和耐药菌感染风险评估，积极开展多种病原学检测手段，以尽早获取病原学结果，及时开启目标治疗，最大程度地避免不良预后。此外，对于轻症患者和非耐药菌高危患者，应尽量避免早期和长程使用广谱抗生素以避免诱导或筛选出耐药菌。

第二节　侵袭性真菌

近年来，侵袭性念珠菌病（invasive candidiasis，IC）发病率呈明显上升趋势。根据最新发布的研究显示，全球每年约 650 万例患者发生侵袭性真菌感染，其中年死亡人数约 380 万例，直接死亡人数约 250 万例（约 68%）。其次是念珠菌血症（约 19%）、毛霉菌病（约 5.8%）、其他霉菌（约 5%）和其他酵母菌（4.1%）。唑类耐药/不敏感很常见。100d 死亡率为 47.1%；由此可见，侵袭性真菌病发病率高、治疗效果差。而恶性肿瘤患者由于存在化学治疗、器官移植、糖皮质激素、免疫抑制剂和长期反复使用广谱抗菌药物等多种危险因素，是侵袭性真菌感染的高危人群，本节将详述恶性肿瘤患者IC 的诊治。

一、侵袭性念珠菌病

（一）流行病学

目前，全球范围内念珠菌血流感染或侵袭性念珠菌病（invasive candidiasis，IC）年发病人数约为 156.5 万，其中约 99.5 万人死亡，死亡率约为 63.6%。血液系统恶性肿瘤患者念珠菌血症发病率约为 19%，侵袭性念珠菌病以白念珠菌、光滑念珠菌、热带念珠菌、近平滑念珠菌和克柔念珠菌最为常见，白念珠菌占 65%～70%，但近年来在 ICU、血液系统恶性肿瘤、实体器官移植等患者中，非白念珠菌所占比例高于白念珠菌。我国一项纳入 67 所医院 ICU 的前瞻性调查研究结果显示，ICU 侵袭性念珠菌病的发病率为0.32%，以白念珠菌为主（41.8%），其次为近平滑念珠菌（23.8%）、热带念珠菌（17.6%）和光滑念珠菌（12.3%）。中国医院侵袭性真菌病监测网（China Hospital Invasive Fungal SurveillancNet，CHIF-NET）一项纳入 65 所医院 5 年里 8829 株念珠菌的临床分离株数据显示，4 种最常见念珠菌依次为白念珠菌（44.9%）、近平滑念珠菌复合群（20.0%）、热带念珠菌（17.2%）和光滑念珠菌复合群（10.8%）。近年来报道的多重耐药耳念珠所致新发念珠菌病，因其传播快、耐药广、鉴定难、病死率高而引起全球范围极大关注；我国也已有耳念珠菌病报道，应予以高度重视。

（二）临床诊断

侵袭性念珠菌病的诊断主要根据宿主高危因素（如抗菌药物的使用、持续粒细胞缺乏、实体器官或干细胞移植、导管置入、全肠外营养、腹腔手术、糖皮质激素、其他免疫抑制剂的使用等）和临床特征（临床症状、体征、充分的抗细菌治疗无效等）、病原学检查（各科体液真菌涂片、培养，血清真菌 G 试验，组织病理学真菌特征性改变等）等，进行分层诊断。

1. 拟诊　同时具有宿主危险因素和临床特征。

2. 临床诊断　拟诊基础上兼有微生物学非确诊检查结果阳性。真菌 G 试验是诊断侵袭性念珠菌病的一个重要参考指标，灵敏度和特异度分别为 76.8% 和 85.3%，真菌 G

试验的特异度随着检测结果数值的升高而升高，动态监测真菌 G 试验对于疗效判断也有重要意义。建议对高危患者进行每周两次动态监测以提高其特异度，并结合临床表现和其他微生物学检查结果综合判断。

3. 确诊　血液、其他深部组织样本和无菌体液［24h 内的手术部位样本和（或）引流液］微生物学涂片检查和（或）组织病理检查发现念珠菌可以确诊。怀疑念珠菌菌血证时，推荐进行血液样本直接聚合酶链反应检测。与常规血培养相比，该检查具有更高的敏感度，特异度为 90%。

非无菌部位的样本发现念珠菌应注意排除定植，但如有多部位定植（同时在 2 个或 2 个以上部位分离出念珠菌，即使菌种不同）或某一部位持续定植（指每周至少 2 次非连续培养阳性）可作为侵袭性念珠菌病的风险因素。

（三）治疗

通过评估临床风险因素和定植状态，结合非培养方法结果，考虑临床诊断的可能性，及早启动抗真菌治疗。在启动治疗之前，临床可考虑常规开展念珠菌对唑类药物的敏感试验，耐药菌感染史、耐药菌高流行区、迁延不愈者，尤其应该进行敏感试验。尤其是耳念珠菌，建议对所有培养到的耳念珠菌进行药敏试验。

1. 非重症无氟康唑暴露患者可选择氟康唑治疗。

2. 棘白菌素类药物主要用于 3 种情况

（1）近期有棘白菌素暴露史。

（2）近平滑念珠菌、光滑念珠菌、耳念珠菌所致感染。

（3）抗真菌治疗超过 1 周仍能分离出致病念珠菌。

3. 对中枢神经系统或者尿路感染，推荐两性霉素 B，或者同时联合氟胞嘧啶。

（四）疗效评估

1. 经验性抗真菌治疗 4 ～ 5d 症状无改善，在启动经验性治疗后仍未发现侵袭性念珠菌感染证据，或非培养方法阴性，建议停止抗真菌治疗。

2. 明确念珠菌菌血症诊断后，应进行迁徙部位的评估，重点包括眼底检查以排除眼内炎，完善肝、肾 CT 以排除感染，腰椎穿刺脑脊液进行培养等检查以排除中枢神经系统感染。

3. 对念珠菌血症推荐每天或隔天进行随访血培养，确认念珠菌是否清除，从而评估抗真菌治疗的疗程，在确认培养阴性、病原菌清除后再继续用药 14d。

4. 目标性治疗无效，需重新评估感染灶是否彻底清除、是否存在感染迁徙部位，以及选择的抗真菌药物在感染灶分布浓度等因素，比如中枢和肾感染，棘白菌素类不能到达，需要联合其他种类的敏感抗真菌药物，或需要外科干预去除感染灶。

二、侵袭性曲霉病

（一）病原学和流行病学

曲霉菌（aspergillus）是广泛存在于自然界的真菌，属于真菌的一个亚型，为典型的丝状菌，属于常见的条件致病性真菌，能产生大量的孢子，由呼吸道进入人体后可引起曲霉菌感染，人的呼吸系统如鼻窦、咽部、气管支气管及肺部最易受累，可在呼吸系统内寄生、定植进而播散至全身，可累及支气管、肺、胃肠道、神经系统、骨骼、皮肤、黏膜、眼和鼻等多器官系统，临床常见的曲霉菌包括烟曲霉、黄曲霉等。据统计每年侵袭性曲霉病（invasive aspergillosis，IA）总发病人数约为 211.3 万，粗略统计年死亡人数约为 180.1 万，死亡率为 85.2%。IA 好发于恶性肿瘤患者。有研究报道进展期肺癌患者侵袭性肺曲霉的发病率约为 11.7%，发生肺曲霉感染的患者生存期更短，而化疗和免疫检查点抑制剂治疗是侵袭性曲霉感染的危险因素。血液系统恶性肿瘤和造血干细胞移植患者也是 IA 的高危人群，造血干细胞移植后曲霉感染占所有 IFD 的 50.7% ～ 88.0%。对于血液系统恶性肿瘤患者而言，即便在抗真菌治疗的前提下，仍可能发生突破性侵袭性真菌病，以非烟曲霉为主（约 45.5%），主要见于急性白血病（64.5%）和造血干细胞移植患者（48.8%）。

（二）诊断

1. 侵袭性曲霉病的确诊标准

（1）无菌部位培养、组织核酸检测是确诊 IA 的标准。

（2）无菌标本微生物分析：针吸或活检获得标本，进行组织病理、细胞病理或直接显微镜检，显示菌丝或黑酵母样形态，同时伴随组织损伤证据。

（3）无菌标本培养：从临床或影像学显示的病灶部位（正常无菌部位），通过无菌操作位获取标本，显示透明或着色的霉菌。

（4）组织核酸诊断：组织病理 PCR 检测到真菌 DNA。

2. 侵袭性曲霉病的临床诊断　临床诊断 IA 时，患者需符合 1 项宿主因素、1 项临床标准和 1 项微生物学标准。

（1）宿主因素：①近期发生中性粒细胞缺乏（中性粒细胞计数 $< 0.5 \times 10^9$/L）并持续超过 10d；②接受异基因造血干细胞移植；③既往 60d 内，长时间使用皮质类固醇（除外变应性支气管肺曲霉菌病）：超过 3 周的平均最低剂量为 0.3mg/（kg·d）的泼尼松当量；④既往 90d 内接受 T 细胞免疫抑制剂治疗，如环孢素、TNF-α 阻滞剂、特定的单克隆抗体（如阿仑单抗）或核苷类似物；⑤血液系统恶性肿瘤患者；⑥实体器官移植受者；⑦接受 B 细胞免疫抑制剂治疗；⑧累及肠、肺或肝的Ⅲ级或Ⅳ级移植物抗宿主病，且对一线皮质类固醇治疗无效。

（2）临床标准

1）肺曲霉病：影像学表现较为典型，存在以下 4 种胸部 CT 特征中的一种。①致密、边界清楚的病变，伴或不伴晕征；②"空气新月征"；③空洞；④楔形和节段性或大叶性实变。

2）气管支气管炎：镜下可见气管支气管溃疡、结节、假膜、斑块或焦痂。

3）鼻窦感染：①急性局部疼痛（包括放射至眼部的疼痛）；②鼻溃疡伴黑痂；③从鼻窦延伸至穿过骨屏障，包括进入眼眶。

4）中枢神经系统感染：存在以下 2 种症状中的 1 种。①影像学局灶性病变；② MRI 或 CT 提示脑膜强化。

（3）微生物学标准

1）半乳甘露聚糖抗原（GM）：血浆、血清、BALF 或脑脊液中检测到抗原，结果为以下任意一项。①单次血清或血浆 ≥ 1.0；② BALF ≥ 1.0；③单次血清或血浆 ≥ 0.7 且 BALF ≥ 0.8；④ CSF ≥ 1.0。GM 试验的变化还可作为临床疗效的评估。

2）曲霉 PCR 检测，以下任意一项。①血浆、血清或全血连续 2 次或 2 次以上 PCR 检测阳性；② BALF 重复 2 次或 2 次以上 PCR 检测阳性；③血浆、血清或全血至少 1 次 PCR 检测阳性，同时 BALF 至少 1 次 PCR 检测阳性。

3）痰、BALF、支气管毛刷或抽吸液培养检出曲霉。mNGS 对真菌的检出率显著高于培养；NGS 的灵敏度显著高于培养（50.7% vs. 35.2%），而两者的特异度无显著性区别。因此，如痰、BALF、支气管毛刷等标本 mNGS 提示曲霉，可考虑作为微生物标准。

（三）治疗

1. 伏立康唑是 IA 的一线治疗药物，用药时需监测药物浓度。

2. 其他新型三唑类抗真菌药，如艾沙康唑也可作为一线治疗药物，特别是在严重和长期免疫抑制，不能除外合并其他真菌时。

3. 泊沙康唑作为挽救性治疗。

4. 两性霉素 B 脂质体可作为三唑类不耐受者的替代治疗。

5. 棘白菌素类可考虑作为伏立康唑、艾沙康唑之后的二线治疗或挽救治疗。

6. 三唑类预防治疗发生突破性感染时，推荐应用两性霉素 B 脂质体。

7. 如果两性霉素 B 脂质体治疗时出现突破性感染，推荐改用伏立康唑或艾沙康唑。

三、毛霉病

（一）病原学和流行病学

毛霉病（mucormycosis）是由毛霉目真菌引起的感染性疾病。毛霉广泛分布于空气、发霉食物和土壤中，其孢子可通过吸入、食入或外伤等途径感染人体引起毛霉病。在致病性毛霉目真菌中，根霉属最常见，其次为横梗霉属、毛霉属、根毛霉属和小克银汉霉属等。我国报道的毛霉病中，以根霉和横梗霉多见。毛霉病好发于免疫功能低下的患者，毛霉菌年发病人数约 21.1 万，死亡率约 25%。早期诊断和及时开展有效治疗是降低病死率的关键。

（二）诊断

毛霉病的病原学诊断方法包括微生物学、组织病理学及分子生物学方法。对高危患者应积极进行微生物学和组织病理检查。活检组织或坏死组织是最有诊断价值的检测样本，对毛霉病诊断有重要意义。

1. 微生物学诊断

（1）真菌直接镜检：显微镜下观察到宽大（直径 7 ~ 15μm）、无（少）隔、近直角分支的透明菌丝提示毛霉菌丝。可采用革兰染色、氢氧化钾（KOH）涂片、荧光染色或六胺银染色。痰或支气管肺泡灌洗液（bronchoalveolar lavage fluid，BALF）标本可直接涂片，若查到毛霉样菌丝，则高度怀疑毛霉感染。坏死组织或活检组织压片后进行荧光染色，发现毛霉样菌丝可以作为毛霉病的确诊证据。

（2）真菌培养、鉴定及体外药敏试验：可对合格的下呼吸道标本、坏死组织或活检新鲜组织进行真菌培养。血培养一般无法培养出毛霉目真菌（血培养阳性提示污染可能性大）。用于培养的组织切勿加入福尔马林，也不宜过度研磨。

2. 组织病理诊断　对活检组织进行组织病理检查是毛霉病确诊的重要手段。推荐对组织进行过碘酸希夫（PAS）染色或六胺银染色，可使真菌成分更为清晰。毛霉感染的组织中可见毛霉样菌丝（宽大、易折叠、壁薄菌丝）。毛霉目真菌的菌丝有时难以和曲霉菌丝区别，需要专业人员辨认，也可以进一步采用免疫组化方法或分子生物学方法对二者进行区分。

3. 分子生物学诊断　对于疑难重症病例，怀疑感染（包括毛霉感染）且常规方法检查阴性时，可以采集非污染组织标本、血液、脑脊液、浆膜腔积液及 BALF 等进行 mNGS 检查。mNGS 无偏性的特点，在相对罕见的毛霉感染及混合感染诊断层面具有一定作用，尤其通过 mNGS 将病原菌鉴定至种级别，可对临床用药起到指导作用。就 mNGS 报告解读而言，毛霉目真菌中横梗霉科、毛霉科、根霉科、小克银汉霉科等多个科有导致人类疾病的报道，血液检测中发现上述菌种且序列数较多支持感染的可能。但对于 mNGS 检出的毛霉目真菌低序列（一般 < 10 条），尤其是非无菌部位，不能排除试剂污染或环境来源污染，临床医师需结合患者临床表现、常规微生物学和组织病理检查结果综合判断。

4. 临床诊断　对于来自无菌部位取材的组织或其他标本，采用病原学或组织病理学诊断方法发现毛霉目真菌可以确诊毛霉病。

毛霉病临床诊断依据：①宿主因素。②临床表现。肺部出现特征性影像学表现，或急性面部疼痛（可放射至眼部）、鼻部溃疡焦痂、病变从鼻窦扩散到骨及眼眶，或头颅 CT 或 MRI 有特征性表现。③微生物学证据。痰、BALF、支气管刷取物、鼻窦穿刺吸取物病原学诊断发现毛霉目真菌。同时具备宿主因素、临床表现和微生物学证据为临床诊断毛霉病。只具备宿主因素和临床表现为拟诊毛霉病。

（三）治疗

1. 治疗原则

（1）毛霉病的治疗首先要积极处理基础疾病，包括控制血糖、纠正酸中毒、提高粒细胞水平、尽可能减少或停用糖皮质激素或免疫抑制剂、停用去铁胺等。

（2）毛霉病治疗的重要原则是在条件允许的情况下及早进行外科治疗，包括局部清创、感染组织或脏器的切除。

（3）毛霉病的系统性抗真菌药物治疗也是十分必要的，可选药物包括两性霉素 B 脂质制剂及脱氧胆酸盐、艾沙康唑、泊沙康唑等。

2. 目标治疗

（1）两性霉素 B 脂质制剂及脱氧胆酸盐：两性霉素 B 脂质制剂包括脂质体（liposomal amphotericin B，L-AmB）、脂质复合物（amphotericin B lipid complex，ABLC）和胶状分散体（amphotericin B colloidal dispersion，ABCD，即胆固醇硫酸酯）三种制剂。两性霉

素 B 不同制剂的特点比较见表 7-5。

表 7-5　两性霉素 B 不同制剂的特点

特征	AmBD	ABCD	ABLC	L-AmB
结构	胶束结构	盘状结构	多层带状结构	单层球形脂质体
分子大小（nm）	35	122×4	1600～11 000	80
急性输液反应	较高	最高	较低	最低
肾损害风险	高	较低	较低	最低
通常目标剂量 [mg/（kg·d）]	0.5～0.7	3～4	3～5	3～5
国外指南毛霉病推荐剂量 [mg/（kg·d）]	无	无	5～10	5～10
输注速度	≥6h	起始1mg/(kg·h)，最少2h	2.5mg/（kg·h）	0.5～1h，剂量＞5mg/kg 体重时2h
用前试验剂量	可选	建议	无须	无须

AmBD. 两性霉素 B 脱氧胆酸盐；ABCD. 两性霉素 B 胶状分散体；ABLC. 两性霉素 B 脂质复合物；L-AmB. 两性霉素 B 脂质体

国外指南针对国外两性霉素 B 脂质制剂推荐剂量为 L-AmB 3～5mg/（kg·d）；ABCD 3～4mg/（kg·d），治疗无效时可增加至 6mg/（kg·d）。我国国产两性霉素 B 脂质制剂与国外制剂存在一定差异，用药剂量以说明书为准，用药早期可选用较低剂量，同时密切监测不良反应。对于重症毛霉病患者，剂量递增给药方案可能增加预后不良的风险，2019 年国际毛霉病指南建议在使用 L-AmB 或 ABLC 时直接使用目标剂量以使患者尽快获益。

两性霉素 B 脱氧胆酸盐（amphotericin B deoxycholate，AmBd）对毛霉病治疗效果肯定，但由于其不良反应限制了其应用。免疫功能正常或没有严重基础疾病、肾功能正常的毛霉病患者，尤其是皮肤毛霉病患者可以选用。推荐剂量为 0.5～0.7mg/（kg·d），成人一日剂量不超过 1mg/（kg·d）。

AmBd 不良反应主要有急性输液反应（寒战、发热等）、低血钾、肾损害、心律失常和白细胞减少等。两性霉素 B 脂质制剂同样存在类似不良反应，其发生率低于AmBd。ABCD 应用的前 3d 应特别关注输液反应。两性霉素 B 治疗出现的以上不良反应多为可逆性，及时停药后可以恢复，治疗时注意监测。

（2）艾沙康唑：艾沙康唑有静脉制剂和口服制剂。临床上使用前体药物硫酸艾沙康唑，进入人体后可在酯酶的作用下转化为艾沙康唑。口服药物的生物利用度高，不受进食的影响。艾沙康唑通常不需要进行血药浓度监测。

艾沙康唑静脉制剂或口服制剂治疗毛霉病，其治疗疗效与两性霉素 B 类似。我国已经批准艾沙康唑口服制剂用于治疗毛霉病。患者已经存在肾功能不全时更推荐艾沙康唑作为首选药物。艾沙康唑剂量为第 1～2 天，200mg，每天 3 次；第 3 天及以后，200mg，每天 1 次。尽管存在肝损伤报道，但发生率不高于其他唑类药物。临床使用时注意其使用禁忌证和药物之间的相互作用。对艾沙康唑过敏者禁用。艾沙康唑可缩短 QT 间期，家族性 QT 间期缩短者应禁用。艾沙康唑通过肝脏细胞色素 P450 酶的同工酶 CYP3A4 代谢，与 CYP3A4 抑制剂或诱导剂联合应用时会影响艾沙康唑血药浓度，需要注意相互作用风险。

（3）泊沙康唑：泊沙康唑有静脉制剂和口服制剂。口服制剂包括口服混悬液和肠溶片。口服混悬液的生物利用度个体差异较大，受食物、胃内 pH 和胃肠动力情况等影响。肠溶片则有更高和更加稳定的生物利用度，在治疗毛霉病时优于口服混悬液。口服泊沙康唑治疗时应进行泊沙康唑血药谷浓度监测，口服混悬液建议首次血药谷浓度监测的采血时间为用药后第 7 天。

泊沙康唑静脉制剂或肠溶片也可以用于已经存在肾功能不全的毛霉病患者。泊沙康唑静脉制剂和肠溶片剂量为第 1 天，300mg，每天 2 次；第 2 天及以后，300mg，每天 1 次。也可选用泊沙康唑口服混悬液，200mg，每天 4 次或 400mg，每天 2 次，需与餐同服。临床使用时注意其使用禁忌证和药物之间的相互作用。泊沙康唑可有过敏、肝损伤、心律失常和 QT 间期延长的不良反应，但相对少见。已知对泊沙康唑过敏者禁用，既往有心律失常尤其是 QT 间期延长或心力衰竭者慎用。泊沙康唑是肝脏细胞色素 P450 酶的同工酶 CYP3A4 的强效抑制剂，可增加通过 CYP3A4 酶代谢药物的血药浓度，需要注意相互作用风险。

3. 联合治疗　毛霉病的联合治疗可以选择两性霉素 B（脱氧胆酸盐或脂质制剂）与唑类药物（艾沙康唑或泊沙康唑）。

首选治疗时，一般选择单药治疗。但近期小样本临床研究中显示对于造血干细胞移植者，两性霉素 B 脂质制剂联合艾沙康唑或泊沙康唑比单用两性霉素 B 脂质制剂治疗失败率更低。

4. 挽救治疗　首选药物疗效不佳或不能耐受时需要更换药物，开展挽救治疗。若首选治疗为两性霉素 B 脂质制剂或 AmBd，疗效不佳或出现肾损害等严重或无法逆转副作用时，换用艾沙康唑静脉制剂、泊沙康唑静脉制剂或肠溶片或口服混悬液。若首选治疗为艾沙康唑或泊沙康唑，疗效不佳或出现严重或无法逆转副作用时，可换用两性霉素 B 脂质制剂或 AmBd。若首选治疗为 AmBd，出现严重或无法逆转副作用时，可换用两性霉素 B 脂质制剂、艾沙康唑或泊沙康唑。

5. 序贯治疗（降阶梯治疗）　毛霉病初始治疗有效，患者病情稳定后可采用序贯治疗（降阶梯治疗），序贯治疗可将静脉制剂转换为口服制剂，口服制剂选择艾沙康唑或泊沙康唑肠溶片，也可以选择泊沙康唑口服混悬液。

6. 不同部位感染的特殊治疗

（1）中枢神经系统毛霉病：鼻 - 眶 - 脑毛霉病出现脑部累及，或者播散性毛霉病累及中枢神经系统时，两性霉素 B 脂质制剂为首选药物，选用较高剂量疗效更好。艾沙康唑和 AmBd 也可以用于中枢神经系统毛霉病。对于危重病例，可以采用联合用药，两性霉素 B 脂质制剂联合艾沙康唑。

（2）肺毛霉病：在充分系统抗真菌药物治疗基础上，对于系统性抗真菌治疗效果差、治疗失败或不能耐受的患者，有经支气管镜肺空洞腔内注射 L-AmB 治疗成功的案例。肺毛霉病支气管病灶可通过支气管镜清除，联合 AmBd 局部应用。毛霉易于破坏血管，局部治疗要慎重选择，谨防大出血。

（3）肾脏毛霉病：原发肾脏毛霉病建议应用 AmBd 联合手术治疗。艾沙康唑肾脏浓度高，也可以应用。

（4）皮肤毛霉病：系统抗真菌治疗的同时可以辅助局部 AmBd 皮损处湿敷或局部注射。

（四）预防

积极控制易感人群基础疾病。存在高危因素的患者应避免接触被毛霉污染的食物、生活用品及医疗护理物品，积极改善居住环境，避免潮湿、通风不良，做好防霉菌措施。对曾经患有毛霉病的患者，治疗完全缓解或部分缓解后，再次接受化疗或造血干细胞移植治疗时，可以给予前次治疗有效的药物。

四、耶氏肺孢子菌

（一）病原学和流行病学特点

耶氏肺孢子菌（PJP）作为一种机会性病原体，可长期潜伏于气管、支气管或肺泡腔内，形成无症状的隐性感染，当宿主免疫力低下时，处于潜伏状态的病原体将大量增殖、并在肺组织内迅速扩散导致弥漫性间质性肺炎。有研究报道，PJP 年发病人数约 50.5 万，其中约 21.4 万人死亡，年死亡率约 42.4%，其中艾滋病患者 PJP 感染约 40 万人，年死亡率约 15%；非艾滋病患者 PJP 感染约 10.5 万人，年死亡率约 40%，这显示非 HIV 患者 PJP 感染后死亡率更高。PJP 好发于恶性肿瘤患者，尤其是血液系统恶性肿瘤患者和移植后患者，有研究报道，血液系统恶性肿瘤患者占所有非 HIV 患者 PJP 感染的 56%～67%。血液系统恶性肿瘤患者 PJP 感染率约为 25.9%。实体瘤患者 PJP 感染率为 28.9%，其中在肺癌人群中 PJP 的发病率为 2.6/10 万人年，肺癌患者在非艾滋病 PJP 感染患者中占 2%，在感染 PJP 的实体肿瘤患者中占 10.7%。而在日本的一项 2006—2018 年的回顾性研究中，感染 PJP 的非艾滋病实体肿瘤患者中肺癌患者占 30%。肺癌合并 PJP 感染 3 个月的病死率高达 61.6%，另有研究显示，与 HIV 患者、血液系统恶性肿瘤患者相比，实体肿瘤感染 PJP 预后最差，其 6 个月生存率约为 35.7%，1 年生存率约为 26.8%，2 年生存率仅为 12.5%。其危险因素包括糖皮质激素的使用用（等效醋酸泼尼松 20mg/d，持续＞3 周）、放疗和化疗和免疫治疗等。

（二）诊断

1. 通过组织、BALF、痰液及诱导痰的常规六胺银染色镜检，发现肺孢子菌特征性微观结构如包囊或滋养体可作为 PJP 的确诊证据。

2. 核酸检测（PCR、mNGS 等）方法阳性，需要除外定植状态，结合患者风险因素和影像学特征可以作为极似诊断的微生物学证据，从而开始早期的治疗。

3. G 试验也可作为极似诊断的微生物学证据，但其升高程度与病情严重程度无相关性。

4. G 试验及 LDH 同时阴性对 PJP 有较高的阴性预测价值。

（三）治疗

1. 推荐免疫抑制患者应以预防为主，尤其是有定植的患者。

2. 复方磺胺甲噁唑是目前临床预防和治疗 PJP 的首选药物。有磺胺类过敏史的患者因病情所需却无更好的替代药品治疗时，可以尝试脱敏治疗。

3. 因肾功能受损，限制了磺胺药物的足量应用而影响疗效，可以联合卡泊芬净以达到较好的治疗效果。

五、隐球菌

（一）病原学和流行病学

隐球菌是一种酵母型真菌，包括 37 个变种，其中对人类具有致病性的主要是新型隐球菌和格特隐球菌。隐球菌细胞多呈圆形或卵圆形，不形成菌丝和孢子，出芽生殖。新型隐球菌是一种腐物寄生性酵母菌，能在 37℃生长，具有荚膜。根据其荚膜抗原分为 A、B、C、D 4 个血清型。不同变种及不同血清型所致感染呈现一定的地域性差异。A、D 型和 AD 型呈全球性分布，广泛存在于土壤和鸽粪中，与免疫抑制（尤其是 AIDS）患者感染有关，而格特隐球菌（B、C 血清型）和上海变种（B 型）则见于热带和亚热带地区。我国以 A 型居多，未见 C 型。可以从土壤、鸽粪和水果中分离到，也可从健康人的皮肤、黏膜和粪便中分离出来。格特隐球菌多发生在免疫正常的人群。而新型隐球菌属于机会性病原体，在免疫力低下时，可通过呼吸道，也可通过皮肤或消化道进入人体导致隐球菌病，其中中枢神经系统、肺和皮肤是该病的常见感染部位。隐球菌肺炎一般预后较好，但隐球菌脑膜炎由于治疗困难、死亡率高，特别是在免疫功能低下患者中死亡率极高。HIV 患者并发急性隐球菌性脑膜炎后 3 个月内的死亡率接近 20%。据最新统计数据显示隐球菌性脑膜炎年发病人数约 19.4 万，年死亡人数约为 14.7 万，年死亡率约为 75.8%。在一项针对非 HIV 患者隐球菌感染的研究中，恶性肿瘤患者约占 21.4%，器官移植约占 19%，约 13% 患者存在无症状隐球菌脑膜炎，这部分患者同时存在高滴度隐球菌抗原阳性。非 HIV 患者隐球菌感染 1 年全因死亡率约为 20.9%，与非 HIV 患者相当（21.7%）。

（二）诊断

1. 血液、其他深部组织样本和无菌体液（脑脊液等）涂片墨汁染色阳性、培养阳性和（或）组织病理发现隐球菌可以确诊。

2. 脑脊液、血液的隐球菌荚膜抗原检测阳性也可作为隐球菌病的确诊证据。

3. 痰液、BALF 等隐球菌可定植部位样本培养出隐球菌不可作为确诊指标，但可作为肺隐球菌病极似诊断的微生物学证据。

4. 非培养方法 PCR 等分子诊断方法也可作为极似诊断的微生物学证据。

（三）治疗

1. 非侵袭性隐球菌病首选氟康唑治疗，重症播散性感染推荐应用两性霉素 B 脂质体联合氟胞嘧啶强化治疗，巩固期选用氟康唑治疗。

2. 伏立康唑和泊沙康唑用于补救治疗，而棘白菌素类（阿尼芬净、卡泊芬净和米卡芬净）对隐球菌没有体内活性。

3. 持续感染及复发者，推荐测定最初分离菌株和复发菌株的 MIC。如果 MIC 较前升高 3 个稀释度或更多，需考虑可能已经产生耐药。

4. 如果菌株对氟康唑的 MIC ≥ 16mg/L 或氟胞嘧啶 ≥ 32mg/L，要考虑耐药，更换药物。

5. 已经使用过唑类药物者，单独增加唑类药物剂量通常无效，不予推荐。

6. 脑脊液的培养、墨汁染色及血清抗原滴度的连续监测不是治疗反应的可靠指标，疗效需要临床综合评估。

恶性肿瘤患者侵袭性真菌感染诊断困难、治疗疗程长、预后差，临床医师应根据宿主因素、影像学、病原学、分子生物学结果等进行综合评估，早诊断、早治疗，在关注临床疗效的同时需密切监测治疗过程中的不良反应。

第三节　病　毒

恶性肿瘤患者由于免疫缺陷易发生病毒感染，多为社区获得性感染，具有季节性，病情严重程度不等。常见的包括单纯疱疹病毒、巨细胞病毒、肝炎病毒、呼吸道病毒等，本节将进行详细阐述。

一、单纯疱疹病毒

（一）病原学

单纯疱疹病毒（Herps simplex virus，HSV）是一种嗜神经性的双链 DNA 包膜病毒，大量生存于自然界，可侵入人体和动物体发生感染，病毒通常经由黏膜、皮肤、神经组织等感染机体而致相关的病变。有两种血清型，即 HSV-1 和 HSV-2，基因组结构相似，具有约 50% 的同源性。HSV-1 和 HSV-2 在急性发作时，口唇和生殖器等部位会出现疱疹。感染痊愈之后，病毒可潜伏于神经节神经元内，当机体出现免疫功能下降、疲劳、应激等情况时，潜伏的病毒会被激活并大量复制，引起局部复发性疱疹。对于免疫功能低下患者，HSV 还可侵入气管、支气管黏膜，导致患者出现支气管炎或肺炎，HSV-1 是 HAP 患者最主要的非细菌性病原体，同时还与 VAP 也密不可分，多数免疫功能低下的 ICU 患者的痰液中均可检测出 HSV-1。

（二）治疗

本病有自限性，1 ～ 2 周即可自愈。阿昔洛韦等药物只能减轻临床症状、缩短病程，但不能防止再次感染。与阿昔洛韦相比，伐昔洛韦具有更高的生物利用度并且需要更少的给药频率。

1. 治疗口唇部病变（持续时间：5～10d） 伐昔洛韦 1g 口服，每天 2 次；或泛昔洛韦 500mg 口服，每天 2 次，或阿昔洛韦 400mg 口服，每天 3 次。

2. 治疗原发生殖器疱疹（持续时间：7～10d）和复发性生殖器疱疹（持续时间：5～10d） 伐昔洛韦 1g 口服，每天 2 次；或泛昔洛韦 500mg 口服，每天 2 次；或阿昔洛韦 400mg 口服，每天 3 次。

3. 治疗严重的皮肤黏膜 HSV 感染 对于初始治疗，阿昔洛韦 5mg/kg 静脉注射，每 8 小时一次。皮损开始消退后，改用上述口服疗法。继续治疗直到病变完全愈合。

（三）预防

在疫苗研发方面，目前疫苗免疫接种仍是预防疱疹病毒感染的有效手段，但不能防止机体发生复发性感染，也无法清除潜伏性感染。新型治疗性疫苗可以控制和清除潜伏感染或阻止复发性感染，减轻疾病复发的症状、降低疾病复发率。现阶段 HSV-1 治疗性疫苗仍处于实验研究阶段，但在防止疱疹病毒的复发感染以及替代药物治疗方面应用前景广阔。

二、巨细胞病毒

（一）病原学和流行病学

巨细胞病毒（cytomegalovirus，CMV）属于 β- 疱疹病毒，是包膜 DNA 病毒，其增殖缓慢、复制周期长。CMV 感染潜伏期为 28～60d（平均 40d），原发感染后 2～3 周可检测到病毒，多数人可产生抗体，但不能完全清除病毒，会发展为长期病毒携带或潜伏感染。机体免疫功能正常者，通常无临床表现。但当免疫功能低下时，如恶性肿瘤化疗、器官移植等，CMV 可再度激活导致临床感染。

（二）临床分型

1. CMV 感染 无论患者有无临床症状，组织、血液或其他体液中都存在 CMV 复制。通过定量核酸检测（QNAT）、抗原检测和病毒培养检测 CMV 复制。根据使用的检测方法不同，CMV 在血液中的复制可称为 CMV-DNA 血症（QNAT）、CMV 抗原血症（抗原检测）和 CMV 病毒血症（病毒培养）。

2. CMV 病 伴有临床症状和体征的 CMV 感染。可细分如下。

（1）CMV 综合征：通常表现为发热、不适、非典型淋巴细胞增多、白细胞减少或中性粒细胞减少、血小板减少和肝转氨酶升高。

（2）CMV 相关疾病：如胃肠道疾病、肺炎、肝炎、肾炎、心肌炎、胰腺炎、脑炎、视网膜炎等。

（三）诊断

1. 检测血 CMV-DNA 载量，血 CMV-DNA 水平与 CMV 病的发生有着较好的一致性，推荐采用 IU/ml 为单位。

2. 检测血 CMVIgM 抗体或 IgG 抗体。

3. 建议使用 CMV 聚合酶链反应（PCR）检测方法来指导抢先治疗的时机及评估抗病毒治疗的疗效。

4. 肺泡灌洗液 CMV PCR 或宏基因组二代测序（mNGS）对于 CMV 肺炎的诊断有一定的帮助。

5. 对怀疑 CMV 病（除视网膜炎）的受者进行局部活组织检查（活检），怀疑 CMV 视网膜炎的受者建议行眼底镜检查以帮助诊断和排除。

（四）治疗

1. 静脉滴注更昔洛韦或口服缬更昔洛韦，根据肾功能状态来调整用量。严重或危及生命的 CMV 病，推荐静脉滴注更昔洛韦作为初始治疗方案。轻、中度 CMV 病，也可推荐缬更昔洛韦作为初始治疗方案，不建议将阿昔洛韦和口服更昔洛韦用于 CMV 病的治疗。存在危及生命的 CMV 病、CMV 肺炎或其他严重疾病时，可考虑加用 CMVIG。

2. 静脉滴注更昔洛韦达到临床症状缓解和病毒复制得到控制，推荐改为口服缬更昔洛韦继续治疗。

3. 建议维持 CMV 病的治疗至少持续抗病毒治疗 2 周，直至达到以下标准：临床症状缓解，CMV DNA 或 CMV-pp65 抗原转阴。

三、乙型肝炎病毒

（一）病原学和流行病学

乙型肝炎病毒（hepatitis B virus，HBV）属嗜肝 DNA 病毒科，其基因组为部分双链环状 DNA，编码 HBsAg、HBcAg、HBeAg、病毒聚合酶和 HBx 蛋白。HBV 的抵抗力较强，但 65℃ 中 10h、煮沸 10min 或高压蒸汽均可灭活 HBV。环氧乙烷、戊二醛、过氧乙酸和碘伏对 HBV 也有较好的灭活效果。

HBV 感染呈全球性流行，根据 WHO 报道，2019 年全球一般人群 HBsAg 流行率为 3.8%，约有 150 万例新发 HBV 感染者，全球约有 2.96 亿例慢性 HBV 感染者，约有 82 万人死于 HBV 感染相关疾病。根据 Polaris 国际流行病学合作组织推算，2016 年我国一般人群 HBsAg 流行率为 6.1%，慢性 HBV 感染者为 8600 万例。恶性肿瘤合并 HBV 感染率远高于普通人，乳腺癌患者中 HBsAg 阳性率为 8.3%，胃癌中为 17.2%，非小细胞肺癌中为 15.3%，非霍奇金淋巴瘤患者中 HBsAg 阳性率最高，可达 23.5%。

恶性肿瘤合并慢性 HBV 感染者接受化学治疗、靶向药物及免疫抑制剂治疗有可能导致 HBV 再激活（HBV 再激活是指 HBsAg 阳性 / 抗 -HBc 阳性，或 HBsAg 阴性 / 抗 -HBc 阳性患者接受免疫抑制治疗或化学治疗时，HBV-DNA 较基线升高 ≥ 2log IU/ml，或基线 HBV-DNA 阴性者转为阳性，或 HBsAg 由阴性转为阳性），重者可发生肝衰竭。HBsAg 阳性患者 HBV 再激活风险为 HBsAg 阴性患者的 5 ～ 8 倍。抗 -HBs 血清水平与 HBV 再激活有关，抗 -HBs 阳性和阴性患者 HBV 再激活风险分别为 5% 和 14%。而预防性抗病毒治疗可以明显降低 HBV 再激活发生率。

（二）治疗

1. 适应证及常用药物

（1）所有接受化学治疗、靶向药物及免疫抑制剂治疗的恶性肿瘤患者，开始治疗前均应常规筛查 HBsAg、抗 –HBc 和（或）HBV–DNA。

（2）对于 HBsAg 和（或）HBV–DNA 阳性者，在开始化学治疗、靶向药物及免疫抑制剂治疗前至少 1 周启动恩替卡韦（entecavir，ETV）、富马酸替诺福韦酯（tenofovir disoproxil fumarate，TDF）或富马酸丙酚替诺福韦（tenofovir alafenamide fumarate，TAF）抗病毒治疗，紧急情况下不能提前开始抗病毒治疗的也可以与抗肿瘤治疗同时启动。

（3）对于 HBsAg 阴性、抗 –HBc 阳性患者，若使用 B 淋巴细胞单克隆抗体或进行造血干细胞移植，或伴进展期肝纤维化/肝硬化，建议使用 ETV、TDF 或 TAF 抗病毒治疗。

（4）如果 HBV–DNA 阴性，可每 1 ～ 3 个月监测 HBV–DNA、HBsAg 和 ALT 水平，一旦 HBV–DNA 或 HBsAg 转为阳性，应立即启动 ETV/TDF/TAF 抗病毒治疗。

2. 随访及疗程

（1）恶性肿瘤合并慢性乙型肝炎或乙肝肝硬化的抗病毒治疗疗程、随访监测和停药原则与普通乙型病毒性肝炎或肝硬化患者相同。

（2）对于慢性 HBV 携带状态和非活动性 HBsAg 携带状态，或 HBsAg 阴性、抗 –HBc 阳性且采用核苷类似物（nucleoside analogue，NA）预防治疗者，在化学治疗、靶向药物及免疫抑制剂治疗结束后，应继续抗病毒治疗 6 ～ 12 个月。

（3）对于应用 B 淋巴细胞单克隆抗体或进行造血干细胞移植患者，前述治疗结束至少 18 个月后方可考虑停用 NA。

（4）NA 停用后有可能会出现 HBV 复制反弹，甚至病情恶化，应随访 12 个月，其间每 1 ～ 3 个月监测 HBV–DNA 及肝脏生物化学指标。

四、丙型肝炎病毒

（一）病原学和流行病学

丙型肝炎病毒（hepatitis C virus，HCV）属于黄病毒科肝炎病毒属，其基因组为单股正链 RNA，由约 9.6×10^3 个核苷酸组成。HCV 基因组含有一个开放读框（ORF），编码 10 余种结构和非结构（NS）蛋白（NS2、NS3、NS4A、NS4B、NS5A 和 NS5B），NS3/4A、NS5A 和 NS5B 是目前 DAAs 的主要靶位。HCV 呈全球性流行，不同性别、年龄、种族人群均对 HCV 易感。2019 年全球有慢性 HCV 感染者 5800 万人，29 万人死于 HCV 感染引起的肝硬化或 HCC，2019 年全球新发感染者约 150 万人。根据 Polaris Observatory HCV Collaborators 发表的数据，2020 年我国估计 HCV 感染者 948.7 万人。HCV 基因易变异，目前可至少分为 8 个基因型及 57 个亚型，基因 1b 和 2a 型在我国较为常见，其中以 1b 型为主，约占 56.8%；其次为 2 型和 3 型，基因 4 型和 5 型非常少见，6 型相对较少。

同乙肝病毒一样，恶性肿瘤合并丙肝病毒感染可能因化疗、免疫抑制剂治疗等导致丙肝病毒激活。丙肝病毒再激活定义为化疗期间 HCV–RNA 水平较基线水平增加≥

1log10IU/ml。丙肝肝炎暴发为化疗期间 ALT 升高至正常上限的 3 倍，HCV-RNA 水平较基线升高≥ 1log10IU/ml。

（二）治疗

接受化疗的所有肿瘤患者均须筛查 HCV 感染，筛查方法为在肿瘤治疗前检测抗 -HCV 抗体。抗 -HCV 抗体阳性患者需进一步检测 HCV-RNA，如检测为 HCV-RNA 阳性，则需要对接受化疗且无治疗禁忌证的患者进行直接抗病毒药物（direct antiviral agent，DAA）治疗，DAA 治疗可在化疗前、化疗中或化疗后进行。如果需要同时使用化疗和抗病毒药物，可考虑选择药物 - 药物相互作用较少的 DAA，并密切监测肝功能。

1. 治疗药物

（1）索磷布韦 / 维帕他韦：400mg/100mg，每天 1 次，治疗 HCV 基因 1 ～ 6 型初治或聚乙二醇干扰素 + 利巴韦林 + 索磷布韦经治患者（PRS 经治）患者，无肝硬化或代偿期肝硬化疗程 12 周，针对基因 3 型代偿期肝硬化可考虑增加利巴韦林，失代偿期肝硬化患者联合利巴韦林疗程 12 周。

（2）可洛派韦联合索磷布韦：60mg/400mg，每天 1 次，治疗 HCV 基因 1 ～ 6 型初治或 PRS 经治患者，无肝硬化或代偿期肝硬化疗程 12 周，针对基因 3 型代偿期肝硬化可以考虑增加利巴韦林。

（3）格卡瑞韦 / 哌仑他韦：100mg/40mg，3 片，每天 1 次，治疗 HCV 基因 1 ～ 6 型，疗程 8 ～ 16 周。该方案禁用于肝功能失代偿或既往曾有肝功能失代偿史的患者。

（4）索磷布韦 / 维帕他韦 / 伏西瑞韦：400mg/100mg/100mg，1 片，每天 1 次，治疗基因 1 ～ 6 型，既往含 NS5A 抑制剂的 DAA 治疗失败患者，疗程 12 周。针对基因 3 型不含 NS5A 抑制剂的 DAA 治疗失败患者，或者基因 3 型初治或 PRS 经治肝硬化患者，可选择该方案治疗 12 周。

2. 治疗方案　根据患者有无肝硬化及丙肝病毒基因型不同，治疗方案有所差异，对于无肝硬化的患者，其治疗方案和疗程见表 7-6。

表 7-6　初治或 PRS 经治的无肝硬化 HCV 感染者治疗方案

HCV 基因型	既往治疗经验	SOF/ VEL	SOF/ CLP	GLE/ PIB	SOF/ LDV	GZR/ EBR	SOF/ EMV	DNV/ RDV
基因 1a 型	初治	12 周	12 周	8 周	12 周			
	经治	12 周	12 周	8 周	12 周			
基因 1b 型	初治	12 周	12 周	8 周	8 周 /12 周	12 周	12 周	12 周
	经治	12 周	12 周	8 周	12 周	12 周	12 周	12 周
基因 2 型	初治	12 周	12 周	8 周	12 周			
	经治	12 周	12 周	8 周	12 周			
基因 3 型	初治	12 周	12 周	8 周				
	经治	12 周	12 周	16 周				

续表

HCV 基因型	既往 治疗经验	SOF/ VEL	SOF/ CLP	GLE/ PIB	SOF/ LDV	GZR/ EBR	SOF/ EMV	DNV/ RDV
基因 4 型	初治	12 周	12 周	8 周	12 周	12 周		
	经治	12 周	12 周	8 周		16 周 +RBV		
基因 5 型	初治	12 周	12 周	8 周	12 周			
	经治	12 周	12 周	8 周				
基因 6 型	初治	12 周	12 周	8 周	12 周			
	经治	12 周	12 周	8 周				

PRS. 聚乙二醇干扰素 α 联合利巴韦林或索磷布韦；HCV. 丙型肝炎病毒；SOF. 索磷布韦；VEL. 维帕他韦；CLP. 可洛派韦；GLE. 格卡瑞韦；PIB. 哌仑他韦；LDV. 来迪帕韦；GZR. 格拉瑞韦；EBR. 艾尔巴韦；EMV. 依米他韦；DNV. 达诺瑞韦；RDV. 拉维达韦；RBV. 利巴韦林

对于有肝硬化的患者，其治疗方案和疗程见表 7-7。

表 7-7　初治或 PRS 经治的代偿期肝硬化 HCV 感染者治疗方案

HCV 基因型	既往 治疗经验	SOF/ VEL	SOF/ CLP	GLE/ PIB	SOF/ LDV	GZR/ EBR	SOF/ EMV
基因 1a 型	初治	12 周	12 周	12 周	12 周		
	经治	12 周	12 周	12 周	12 周		
基因 1b 型	初治	12 周	12 周	12 周	12 周	12 周	12 周
	经治	12 周	12 周	12 周	12 周		12 周
基因 2 型	初治	12 周	12 周	12 周	12 周		
	经治	12 周	12 周	12 周	12 周		
基因 3 型	初治	12 周 +RBV	12 周 +RBV	12 周			
	经治	12 周 +RBV	12 周 +RBV	12 周			
基因 4 型	初治	12 周	12 周	12 周	12 周	12 周	
	经治	12 周	12 周	12 周		16 周 +RBV	
基因 5 型	初治	12 周	12 周	12 周	12 周		
	经治	12 周	12 周	12 周			
基因 6 型	初治	12 周	12 周	12 周	12 周		
	经治	12 周	12 周	12 周			

PRS. 聚乙二醇干扰素 a 联合利巴韦林或索磷布韦；HCV. 丙型肝炎病毒；SOF. 索磷布韦；VEL. 维帕他韦；CLP. 可洛派韦；GLE. 格卡瑞韦；PIB. 哌仑他韦；LDV. 来迪派韦；GZR. 格拉瑞韦；EBR. 艾尔巴韦；EMV. 依米他韦；RBV. 利巴韦林

（三）监测和随访

在治疗过程中应定期监测血常规、生化和 HCV-RNA，以及不良反应等。建议基线（治疗开始前）、治疗 4 周、治疗结束时、结束后 12 周评估肝肾功能、HCV-RNA。

五、人类免疫缺陷病毒

（一）病原学和流行病学

人类免疫缺陷病毒（human immunodeficiency virus，HIV），又称艾滋病病毒。人类免疫缺陷病毒直径 80～140nm，呈圆形或卵圆形。病毒外膜是类脂包膜，来自宿主细胞，并嵌有病毒的蛋白 gp120 与 gp41。其中 gp41 是跨膜蛋白，gp120 位于表面，与 gp41 通过非共价作用结合。向内是由蛋白 p17 形成的球形基质，以及蛋白 p24 形成的半锥形衣壳，衣壳在电镜下呈高电子密度。衣壳内含有病毒的 RNA 基因组、酶（逆转录酶、整合酶、蛋白酶）及其他来自宿主细胞的成分（如 tRNAlys3，作为逆转录的引物）。截至 2020 年底，全球现存 HIV/ 获得性免疫缺陷综合征（acquired immunodeficiency syndrome，AIDS）患者 3770 万例，当年新发 HIV 感染者 150 万例。

（二）治疗

HIV 感染患者恶性肿瘤发病率高于普通人群，所以新确诊的肿瘤患者合并 HIV 病毒感染的病例数越来越多；对于需要接受抗肿瘤治疗的患者，多项指南均建议在抗肿瘤之前筛查 HIV；NCCN 指南、欧洲临床艾滋病学会指南及中国艾滋病诊疗指南建议所有艾滋病合并肿瘤的患者尽早启动抗转录病毒治疗（antiretroviral therapy，ART），此外需要注意抗病毒药物和抗肿瘤药物的相互作用，尽量选用骨髓抑制作用和药物间相互作用小的 ART 方案，如含整合酶抑制剂（integrase strand transfer inhibitor，INSTI）或融合抑制剂（fusion inhibitor，FI）的方案；提倡 MDT 模式来为 HIV 合并肿瘤患者提供标准化诊疗。

目前国际上抗 HIV 的药物共有六大类 30 余种药物，分别为核苷类逆转录酶抑制剂（NRTI）、非核苷类逆转录酶抑制剂（NNRTI）、蛋白酶抑制剂（PI）、整合酶抑制剂（INSTI）、融合抑制剂（FI）及 CCR5 抑制剂。国内的抗逆转录病毒治疗药物有 NRTI、NNRTI、PI、INSTI 及 FI 五大类（包括复合制剂）。

成人初治患者推荐 ART 方案通常由 2 种 NRTI 类骨干药物联合第三类药物组成，第三类药物可以为 INSTI 或 NNRTI 或增强型 PI（含利托那韦或考比司他）；也可以选用 STR（A1）；对于 HBV 表面抗原（HBsAg）阴性、病毒载量 $< 5 \times 10^5$ 拷贝 /ml 的初治患者可首选多替拉韦 / 拉米夫定的 ART 方案，具体治疗方案见表 7-8。

表 7-8　推荐成人及青少年初治患者抗病毒治疗方案

方案	药物	
推荐方案	2NRTI：TDF+3TC（FTC）FTC/TAF 复方单片制剂：BIC/FTC/TAF，EVG/c/FTC/TAF， DTG/ABCª/3TC，DOR/3TC/TDF，ANV/3TC/TDF INRTI+IINSTI：DTG/3TCᵇ，或 DTG+3TCᵇ	+ 第三类药物：+NNRTI（EFV、RPVᵉ 或 +PI（DRV/c、LPV/r），或 +INSTI（DTG RAL）
替代方案	AZT（ABC）+3TC	+NNRTIs：EFV 或 RPV 或 DOR 或 ANV 或 NVPᶠ 或 +PI（LPV/r、DRV/e），或 +INSTI（DTG、RAL）
	TDF+3TC（FTC） FTC/TAF	+NNRTI：NVPᶠ
	TDF+ 阿兹夫定ᶜ	+NNRTI：EFV

NRTI. 核苷类逆转录酶抑制剂；TDF. 替诺福韦；3TC. 拉米夫定；FTC. 恩曲他滨；TAF. 丙酚替诺福韦；BIC. 比克替拉韦；EVG/c. 艾维雷韦 / 考比司他；DTG. 多替拉韦；ABC. 阿巴卡韦；DOR. 多拉韦林；ANV. 艾诺韦林；INSTI. 整合酶抑制剂；AZT. 齐多夫定；NNRTs. 非核苷类逆转录酶抑制剂；EFV. 依非韦伦；RPV. 利匹韦林；PI. 蛋白酶抑制剂；DRV/c. 达芦那韦 / 考比司他；LPV/r. 洛匹那韦 / 利托那韦；RAL. 拉替拉韦；NVP. 奈韦拉平；HLA. 人类白细胞抗原；HBsAg. 乙型肝炎表面抗原；HIV. 人类免疫缺陷病毒；HBV. 乙型肝炎病毒；HCV. 丙型肝炎病毒。a. 用于 HLA-B5701 阴性者；b.DTG+3TC 和 DTG/3TC 用于 HBsAg 阴性、病毒载量＜ 5×10⁵ 拷贝 /ml 的患者：对于 HIV 病毒载量、HBV 血清学结果尚不可及的 HV 感染者，不推荐 DTG/3TC 用于快速启动治疗；c. 国产药附条件批准上市药物，用于与 NRTI 及 NNRT 联用，治疗高病毒载量（≥ 1×10⁵ 拷贝 /ml）的成年患者；dEFV 不推荐用于病毒载量＞ 5×10⁵ 拷贝 /ml 的患者；e. RPV 仅用于病毒载量＜ 1×10⁵ 拷贝 /ml 和 CD4⁺T 淋巴细胞计数＞ 200 个 /μl 的患者；f. 对于基线 CD4⁺T 淋巴细胞＞ 250 个 /μl 的患者要尽量避免使用含 NVP 的治疗方案，合并 HCV 感染的避免使用含 NVP 的方案

六、呼吸道病毒

（一）概述

急性呼吸道感染（acuterespiratoryinfection）分为上呼吸道感染和下呼吸道感染，导致急性呼吸道感染的致病微生物包括病毒、细菌、真菌、支原体和衣原体等。上呼吸道感染致病微生物中 70%～ 80% 是病毒，而在下呼吸道感染中致病微生物中 6%～ 61% 是病毒，其中，社区获得性肺炎的致病微生物中 2%～ 30% 是病毒。

常见的上呼吸道病毒（表 7-9）感染依次为鼻病毒、副流感病毒、呼吸道合胞病毒；下呼吸道感染依次为流感病毒、呼吸道合胞病毒、副流感病毒。

表 7-9　常见的呼吸道病毒

病毒	病毒类型	临床表现
鼻病毒	单股正链 RNA 病毒	鼻充血，鼻炎和咽喉痛，毛细支气管炎及肺炎和慢性阻塞性肺疾病急性加重
呼吸道合胞病毒	负单链 RNA 病毒	流感样表现，下呼吸道感染

病毒	病毒类型	临床表现
腺病毒	双链 DNA 病毒	隐性感染、急性上呼吸道和下呼吸道感染，少数可发展为重症肺炎
副流感病毒	单链 RNA 病毒	轻微的上呼吸道感染，下呼吸道感染患者则多合并基础疾病，且易合并混合感染
偏肺病毒	单股负链 RNA 病毒	急性上、下呼吸道感染，引起毛细支气管炎或肺炎
流感病毒	单链负链 RNA 病毒	高热、乏力、头痛、咳嗽、全身肌肉酸痛等全身中毒症状为主，而呼吸道症状较轻
新冠病毒	单股正链 RNA 病毒	发热、干咳、乏力为主要表现

（二）诊断

1.急性呼吸道感染症状或体征为非典型细菌感染，影像学表现可正常或为支气管炎 / 细支气管炎，或以多灶性实变或磨玻璃影及弥漫性病变沿支气管周围及胸膜下分布为特征的肺炎，应考虑为病毒感染可能。

2.在呼吸道感染早期（尽可能在起病 5d 内，最好在起病 48h 内）采用基于 PCR 技术的 POCT 以检测可能的病原体核酸，对于上述检测完成后仍不能确定原因且病情有加重趋势的呼吸道感染可推荐 NGS 检测。

3.成人重症急性呼吸道病毒感染的高危因素包括：①年龄 ≥ 65 岁；②男性；③吸烟；④患有至少 1 种慢性基础性疾病或恶性肿瘤、免疫功能抑制；⑤体重过轻（BMI $<$ 18.5kg/ m^2）或肥胖（BMI $>$ 30kg/m^2）；⑥妊娠期妇女；⑦用药时间延迟。

4.对于不明原因肺炎，应结合流行病学史，采用 NGS 检测法进行快速的病原学检测，排除和发现新发传染性呼吸道病毒性感染。

（三）治疗原则

1.一般支持治疗。
2.抗病毒治疗，合并细菌、真菌等感染时使用抗菌药物。
3.器官功能支持治疗。

（四）预防

1.使用口罩、勤洗手、保持社交距离等。
2.接种疫苗。

（五）常见的呼吸道病毒

1.呼吸道合胞病毒

（1）病原学特点及流行病学：人类呼吸道合胞病毒（humanrespiratorysyncytialvirus，

HRSV）最早于 1957 年从婴儿呼吸道标本中分离出来，由于该病毒在组织培养时可引起细胞间界限消失而融合在一起形成合胞体，故命名为呼吸道合胞病毒。2015 年，国际病毒分类委员会将 HRSV 归为肺炎病毒科人正肺病毒属。RSV 是下呼吸道感染的主要病原体之一。来源于欧洲呼吸道合胞病毒联盟（RESCEU）的数据显示，2006—2017 年，估计成人平均每年有 158 229 例次与 RSV 感染相关住院，其中 ≥ 65 岁成人占相关住院患者总人数的 92%。2009—2019 年对我国 110 058 例成人急性呼吸道感染（ARTI）患者进行 8 种病毒病原体的检测，其中 4.5% 病原体为 RSV，在老年患者中，RSV 所致 ARTI 的比例达 7.4%。在成年人群中，RSV 下呼吸道感染发展为重症的危险因素包括 > 85 岁、慢性心脏病、慢性肾脏疾病、免疫抑制人群、慢性肺部疾病。

（2）临床评估

1）评估住院指征：> 65 岁、存在基础疾病、体检存在明显异常体征、实验室和影像学异常，满足上述 2 项及 2 项以上时，推荐住院。

2）评估入 ICU 指征：符合 1 项主要标准或 ≥ 3 项次要标准，有条件时可收住 ICU 治疗。主要标准：①需要气管插管行机械通气治疗；②脓毒症休克经积极液体复苏后仍需要血管活性药物治疗。次要标准：①呼吸频率 ≥ 30 次 / 分；②氧合指数 ≤ 250mmHg；③多肺叶浸润；④意识障碍和（或）定向障碍；⑤ BUN ≥ 7.14mmol/L；⑥动脉收缩压 < 90mmHg 需要积极的液体复苏。

3）评估有无并发症：慢性阻塞性肺疾病急性加重、心血管事件（充血性心力衰竭、急性冠脉综合征等）为成人 RSV 感染的并发症。

（3）治疗

1）RSV 目前尚无特效抗病毒治疗，临床主要以对症支持治疗为主，不推荐全身使用糖皮质激素、免疫球蛋白制剂和抗菌药物。

2）RSV 诱发支气管哮喘急性发作时使用支气管舒张剂，首选短效 β_2 受体激动剂（short-Acting beta 2 agonist，SABA），代表药物沙丁胺醇、特步他林。

3）RSV 诱发 COPD 急性加重期增加短效支气管舒张剂的剂量和次数，症状仍不能改善时可雾化吸入 SABA 或 SABA+ 短效抗胆碱能药物（short-acting muscarinic antagonists，SAMA）联合制剂。

4）氧疗指征：当严重感染患者出现以下情况时应立即考虑氧疗。低氧血症（呼吸空气时 PaO_2 < 60mmHg 或 SpO_2 < 93%）、呼吸过速（呼吸频率 > 24 次 / 分）、低血压（收缩压 < 90mmHg），氧疗方式包括鼻导管吸氧、高流量氧疗、机械通气等。

5）抗病毒药物如干扰素雾化、AK0529 等还需进一步临床数据证实。

2. 流感病毒

（1）病原学和流行病学：流行性感冒（简称流感）是由流感病毒引起的急性呼吸道传染病，流感病毒包括甲、乙、丙、丁 4 种类型，目前感染人的主要是甲型流感病毒中的 H1N1、H3N2 亚型及乙型流感病毒中的 Victoria 和 Yamagata 系。流感病毒对乙醇、碘伏、碘酊等常用消毒剂敏感；对紫外线和热敏感，56℃条件下 30min 可灭活。国外研究估测在世界范围内每年 291 243 ～ 645 832 人死于季节性流感，国内研究估测我国每年约 88 100 人死于季节性流感。免疫抑制患者如恶性肿瘤化疗、造血干细胞移植（HSCT）、实体器官移植（SOT）、长期血液透析及全身糖皮质激素、免疫抑制剂、生物制剂应用等出现流感并发症的风险更高，流感病毒转阴时间延长，且可进展为下呼吸道感染，也可能出现横纹肌溶解和心肌炎等。此外，免疫功能受损患者更易继发细菌感染。接受实体器官移植的流感患者最常见的呼吸道症状为咳嗽（85%）和鼻炎（45%），近40%的患者没有发热，非呼吸道症状也较为常见，30%为肌痛和头痛，40%为胃肠道症状。可有肺外并发症，如心肌炎、肌炎或中枢神经系统受累。造血干细胞移植患者感染流感的症状包括咳嗽（89%）、发热（64.9%）、咽痛（29.7%）、呼吸困难（29.7%）和肌痛（21.6%）。

（2）临床评估

1）评估重症高危人群：①年龄 ≥ 65 岁的老年人；②伴有以下疾病或状况者，慢性呼吸系统疾病、心血管系统疾病（高血压除外）、肾病、肝病、血液系统疾病、神经系统及神经肌肉疾病、代谢及内分泌系统疾病、恶性肿瘤、免疫功能抑制等；③肥胖者（$BMI > 30kg/m^2$）。

2）评估有无并发症：肺炎是最常见的并发症，其他并发症有神经系统损伤、心脏损伤、肌炎和横纹肌溶解、休克等。

3）评估重症和危重症：出现以下情况之一者为重症病例。①持续高热 > 3d，伴有剧烈咳嗽，咳脓痰、血痰，或胸痛；②呼吸频率快，呼吸困难，口唇发绀；③反应迟钝、嗜睡、躁动等神志改变或惊厥；④严重呕吐、腹泻，出现脱水表现；⑤合并肺炎；⑥原有基础疾病明显加重；⑦需要住院治疗的其他临床情况。

出现以下情况之一者为危重病例：①呼吸衰竭；②急性坏死性脑病；③休克；④多器官功能不全；⑤其他需进行监护治疗的严重临床情况。

（3）抗病毒治疗：目前的抗病毒药物主要可分为 RNA 聚合酶抑制剂、神经氨酸酶抑制剂（neuramindaseinhibitors，NIA）、血细胞凝聚素（hemagglutinin，HA）抑制剂、M2 离子通道阻滞剂等。

1）奥司他韦（胶囊 / 颗粒）：成人剂量每次75mg，每天2次。

2）玛巴洛沙韦：玛巴洛沙韦适用于成人及年龄 ≥ 12 岁青少年，给药方式为单剂次口服，体质量为40 ～ 80kg的患者使用剂量为40mg，体质量≥ 80kg的患者使用剂量为80mg。

3）扎那米韦（吸入喷雾剂）：适用于成人及7岁以上青少年。用法：每次10mg，每天2次（间隔12h），疗程5d。不推荐原有哮喘或其他慢性呼吸道疾病患者使用吸入性扎那米韦。不推荐扎那米韦吸入粉剂用雾化器或机械通气装置给药。

4）帕拉米韦：成人用量为300 ～ 600mg，每天1次，1 ～ 5天，重症患者疗程可适当延长。

5）血凝素抑制剂阿比多尔：可用于成人甲、乙型流感的治疗。用量为每次200mg，每天3次，疗程5d。我国临床应用数据有限，需要密切观察疗效和不良反应。

3. 腺病毒

（1）病原学特点及流行病学：人腺病毒（human adenovirus，HAdV）属于哺乳动物腺病毒属，为无包膜的双链 DNA 病毒，病毒颗粒呈二十面体对称结构，直径90 ～ 100nm，可划分为 A ～ G 共7个亚属，目前已发现至少90个基因型。由于不同人腺病毒对人体的组织嗜性不同，人腺病毒可导致多种人类疾病，其中与呼吸道疾病相关的人腺病毒主要有 B 亚属（HAdV-3、7、11、14、16、21、50、55）、C 亚属（HAdV-1、2、5、6、57）和 E 亚属（HAdV-4）。人腺病毒常与其他呼吸道病毒共同感染，也有不同型别人腺病毒共同感染的报道。大多数人腺病毒在 pH 6 ～ 9，-20 ～ 100℃条件下可稳定保存。在 56℃条件下暴露 60min，或利用 0.25% 的十二烷基磺酸钠（SDS）、0.5μg/ml 游离氯、1 ∶ 400 ～ 1 ∶ 4000 稀释的福尔马林等，病毒可被灭活。

　　HAdV 感染的高危易感人群为健康儿童、免疫力低下及生活在封闭环境中的人群。在血液系统恶性肿瘤患者中，已报道过多种腺病毒感染表现，包括病毒诱发的噬血细胞性淋巴组织细胞增生症。有研究总结了 2000—2020 年发表的 228 例成人腺病毒感染病例，血液系统恶性肿瘤是最常见的潜在疾病（32%），其次是实体器官移植（28.1%）和 HCT（23.2%）。在另一项研究种，有 4 例非移植恶性肿瘤腺病毒肺炎患者，其中 3 例为淋巴细胞恶性疾病，1 例正在治疗乳腺癌；结局有 3 例（75%）死亡。

　　（2）诊断：具有呼吸道感染临床表现，并具备以下任意一项检测结果的病例可作为实验室确诊病例。①呼吸道标本检测人腺病毒特异性核酸阳性；②呼吸道标本检测人腺病毒特异性抗原阳性；③呼吸道标本中分离培养到人腺病毒；④急性期与恢复期双份血清标本（采样间隔应为 2 ～ 4 周）人腺病毒特异性 IgG 抗体由阴性转为阳性，或呈 4 倍及 4 倍以上升高。

　　（3）临床重症患者评估同流感病毒。

　　（4）治疗：腺病毒感染大多呈自限性，采用对症支持、免疫调节及针对并发症治疗为主。但对于恶性肿瘤患者而言，由于免疫功能低下，腺病毒感染可以致命，应注意重视。

　　4. 偏肺病毒

　　（1）概述：人偏肺病毒（humanmetapneumovirus，hMPV）属于肺炎病毒科，偏肺病毒属，为有包膜的单股负链 RNA 病毒，平均直径约 200nm。hMPV 对热敏感，60℃ 30min 可灭活；对乙醚、氯仿等有机溶剂敏感；1% 次氯酸钠等含氯消毒剂、5% 福尔马林、2% 戊二醛、1% 碘伏等常用消毒剂可灭活病毒；对 0.1% 脱氧胆酸钠、十二烷基硫酸钠（SDS）和曲拉通 X-100（TritonX-100）等去污剂敏感。

　　人偏肺病毒感染是人体感染 hMPV 后引起的一种急性呼吸道传染病，全年散发，多发生于冬末及春初。潜伏期 3 ～ 9 d，多为 3 ～ 6 d。多表现为上呼吸道感染症状，如发热、咳嗽、鼻塞、流涕、声音嘶哑等，约 1 周症状逐渐缓解。病情严重者可出现毛细支气管炎、重症肺炎和 ARDS，COPD 患者感染后病情可加重，支气管哮喘患者可诱发急性发作。严重下呼吸道感染多见于幼儿、老年人等人群。肺移植、造血干细胞移植等免疫功能低下人群感染后症状更重，病死率也相对较高。

　　（2）诊断：有 hMPV 感染相关临床表现者，具有以下 1 种或 1 种以上病原学、血清学检查结果。①hMPV 核酸检测阳性；②hMPV 抗原检测阳性；③hMPV 培养分离阳性；④IgG 抗体转为阳性或恢复期 IgG 抗体水平为急性期 4 倍或 4 倍以上升高。

　　（3）治疗：对症支持治疗保证充分能量和营养摄入，注意水、电解质平衡，维持内环境稳定。高热者可进行物理降温、应用解热药物。合理选用退热药物。咳嗽咳痰明显者可给予止咳祛痰药物。鉴于目前尚无证据证明有对 hMPV 有效的特异性抗病毒药物，故不建议使用抗病毒药物进行治疗。重型、危重型的治疗以积极防治并发症，治疗基础疾病，预防继发感染，及时进行器官功能支持。

5. 新冠病毒

（1）病原学和流行病学：新型冠状病毒（以下简称新冠病毒，COVID-19）为 β 属冠状病毒，有包膜，颗粒呈圆形或椭圆形，直径 60 ～ 140nm，病毒颗粒中包含 4 种结构蛋白：刺突蛋白（spike，S）、包膜蛋白（envelope，E）、膜蛋白（membrane，M）、核壳蛋白（nucleocapsid，N）。新冠病毒基因组为单股正链 RNA，全长约 29.9kb。核壳蛋白 N 包裹着病毒 RNA 形成病毒颗粒的核心结构——核衣壳，核衣壳再由双层脂膜包裹，双层脂膜上镶嵌有新冠病毒的 S、M、E 蛋白。新冠病毒入侵人体呼吸道后，主要依靠其表面的 S 蛋白上的受体结合域（RBD）识别宿主细胞受体血管紧张素转化酶 2（ACE2），并与之结合感染宿主细胞。目前主要的变异株包括阿尔法（Alpha，B.1.1.7）、贝塔（Beta，B.1.351）、伽玛（Gamma，P.1）、德尔塔（Delta，B.1.617.2）和奥密克戎（Omicron，B.1.1.529）。奥密克戎 5 个亚型（BA.1、BA.2、BA.3、BA.4、BA.5）已经先后演变成系列子代亚分支 709 个，其中重组分支 72 个，最主要的奥密克戎变异株为 BA.5.2，2022 年 10 月份以来免疫逃逸能力和传播力更强的 BF.7、BQ.1 和 BQ.1.1 等亚分支及重组变异株（XBB）的传播优势迅速增加，在部分国家和地区已经取代 BA.5.2 成为优势流行株。新冠病毒对紫外线、有机溶剂（乙醚、75% 乙醇、过氧乙酸和氯仿等）及含氯消毒剂敏感，75% 乙醇及含氯消毒剂较常用于临床及实验室新冠病毒的灭活，但氯己定不能有效灭活病毒。

肿瘤患者以老年人群为主，伴随基础疾病多、肿瘤本身和抗肿瘤治疗导致的免疫抑制状态以及更多的医院环境暴露等导致肿瘤患者感染新冠病毒的概率更高。恶性肿瘤患者感染新冠病毒的概率是普通人群的 1.46 倍，新近确诊的恶性肿瘤患者感染的概率是普通人群的 7 倍，其中白血病、非霍奇金淋巴瘤和肺癌患者感染新冠病毒的风险较高。合并恶性肿瘤的 COVID-19 患者预后较差，疾病突然恶化的风险更高。

由于存在慢性病、总体健康状况不佳及肿瘤本身和抗肿瘤治疗等多种因素，COVID-19 合并恶性肿瘤的患者发生并发症和总体死亡的风险更高。恶性肿瘤患者因 COVID-19 而死亡的可能性是普通人群的近 3 倍，其中又以血液系统肿瘤、肺癌和转移癌患者严重事件的发生率更高，血液系统肿瘤患者的死亡率是其他瘤种患者的近 2 倍。

（2）诊断

1）具有新冠病毒感染的相关临床表现。

2）具有以下一种或以上病原学、血清学检查结果：①新冠病毒核酸检测阳性；②新冠病毒抗原检测阳性；③新冠病毒分离、培养阳性；④恢复期新冠病毒特异性 IgG 抗体水平为急性期 4 倍或 4 倍以上升高。

（3）临床分型

1）轻型：以上呼吸道感染为主要表现，如咽干、咽痛、咳嗽、发热等。

2）中型：持续高热 > 3d 和（或）咳嗽、气促等，但呼吸频率（RR）< 30 次 / 分、静息状态下吸空气时指氧饱和度 > 93%。影像学可见特征性新冠病毒感染肺炎表现。

3）重型：成人符合下列任何一条且不能以新冠病毒感染以外其他原因解释。①出现气促，RR ≥ 30 次 / 分；②静息状态下，吸空气时指氧饱和度 ≤ 93%；③动脉血氧分压（PaO_2）/ 吸氧浓度（FiO_2）≤ 300mmHg（1mmHg=0.133kPa），高海拔（海拔超过 1000m）地区应根据以下公式对 PaO_2/FiO_2 进行校正：PaO_2/FiO_2 × [760/ 大气压（mmHg）]；

④临床症状进行性加重，肺部影像学显示 24 ～ 48 h 病灶明显进展＞ 50%。

4）危重型：符合以下情况之一者。①出现呼吸衰竭，且需要机械通气；②出现休克；③合并其他器官功能衰竭需 ICU 监护治疗。

5）重型 / 危重型高危人群：①＞ 65 岁，尤其是未全程接种新冠病毒疫苗者；②有心脑血管疾病（含高血压）、慢性肺部疾病、糖尿病、慢性肝病、肾病、肿瘤等基础疾病及维持性透析患者；③免疫功能缺陷（如艾滋病患者、长期使用皮质类固醇或其他免疫抑制药物导致免疫功能减退状态）；肥胖（体重指数≥ 30kg/m^2）；④晚期妊娠和围生期女性；⑤重度吸烟者。

6）重型 / 危重型早期预警指标：①低氧血症或呼吸窘迫进行性加重；②组织氧合指标（如指氧饱和度、氧合指数）恶化或乳酸进行性升高；③外周血淋巴细胞计数进行性降低或炎症因子如白细胞介素 6（IL-6）、CRP、铁蛋白等进行性上升；④ D- 二聚体等凝血功能相关指标明显升高；⑤胸部影像学显示肺部病变明显进展。

（4）治疗：目前 COVID-19 相关研究纳入的肿瘤患者较少，肿瘤患者数据较少，循证证据不足，多数数据参考一般人群的研究数据，但是需要密切关注抗肿瘤药物与抗病毒药物间的相影响。

1）一般治疗：呼吸道隔离，氧疗，对症支持治疗。

2）抗病毒治疗：①奈玛特韦 / 利托那韦（Paxlovid）。适用人群为发病 5d 以内的轻、中型且伴有进展为重症高风险因素的成年患者。用法：奈玛特韦 300mg 与利托那韦 100mg 同时服用，每 12 小时一次，连续服用 5d。②阿兹夫定片。用于治疗中型新冠病毒感染的成年患者。用法：空腹整片吞服，每次 5mg，每天 1 次，疗程至多不超过 14d。③莫诺拉韦胶囊。适用人群为发病 5d 以内的轻、中型且伴有进展为重症高风险因素的成年患者。用法：800mg，每 12 小时口服一次，连续服用 5d。不建议在妊娠期和哺乳期使用。④单克隆抗体。安巴韦单抗 / 罗米司韦单抗注射液。联合用于治疗轻、中型且伴有进展为重症高风险因素的成人和青少年（12 ～ 17 岁，体重≥ 40kg）患者。用法：两种药的剂量均为 1000mg。在给药前两种药品分别以 100ml 生理盐水稀释后，经静脉序贯输注给药，以不高于 4ml/min 的速度静脉滴注，之间使用生理盐水 100ml 冲管。

其他治疗如恢复期血浆、静脉注射免疫球蛋白均未显示出临床疗效，目前已不推荐用于 COVID-19 患者的治疗。

3）免疫治疗：①糖皮质激素。糖皮质激素是肿瘤合并 COVID-19 抗炎治疗的重要药物。对于氧合指标进行性恶化、影像学进展迅速、机体炎症反应过度激活状态的重症和危重症患者，建议及时给予糖皮质激素治疗，地塞米松 5 ～ 10mg/d 或甲泼尼龙 40 ～ 80mg/d。对于既往有放射性肺炎、CIP、癌性淋巴管炎或者因其他原因使用激素的患者可适当增加激素用量和（或）延长用药时间。避免长时间、大剂量使用糖皮质激素，以减少副作用。② IL-6 抑制剂。托珠单抗。对于重型、危重型且实验室检测 IL-6 水平明显升高者可试用。用法：首次剂量 4 ～ 8mg/kg，推荐剂量 400mg，生理盐水稀释至 100ml，输注时间＞ 1h；首次用药疗效不佳者，可在首剂应用 12h 后追加应用 1 次（剂量同前），累计给药次数最多为 2 次，单次最大剂量不超过 800mg。注意过敏反应，有结核等活动性感染者禁用。

4）抗凝治疗：COVID-19 患者 VTE 等血栓事件风险升高。肿瘤患者本身具有高凝状态，COVID-19 会加重患者高凝状态，推荐早期给予积极的预防性抗凝治疗。在决定抗凝强度前，需对患者进行血栓 - 出血风险的个体化评估。无抗凝禁忌证者均推荐应用预防剂量的抗凝治疗。

5）呼吸支持：呼吸支持是 COVID-19 的重要支持手段。推荐重症患者的氧合目标血氧饱和度维持在 92%～96%。常用的呼吸支持手段主要包括普通氧疗（包括鼻导管、普通面罩、文丘里面罩或非重复呼吸储氧面罩等）、经鼻高流量氧、无创正压通气、清醒俯卧位通气、ECMO。

6）抗肿瘤治疗的恢复：抗肿瘤治疗恢复时间：肿瘤患者相较正常人免疫力普遍较低，同时放、化疗等抗肿瘤治疗还具有免疫抑制作用，容易引起病毒繁殖和扩散，诱导重症的发生。因此，肿瘤患者感染新冠病毒后，建议推迟抗肿瘤治疗，对症状完全缓解、无并发症的患者重启抗肿瘤治疗总体上是安全的，而终止抗肿瘤治疗是独立的预后不良因素。因此，需要尽早恢复符合条件患者的抗肿瘤治疗。推荐无症状和轻中症患者抗肿瘤治疗应暂缓 10～14d，重症患者暂停抗肿瘤治疗至少 20d。在此基础上，待症状好转且在不使用退热药的情况下退热至少 24h，新型冠状病毒核酸检测阴性（连续 2 次，间隔 24h）可考虑重启抗肿瘤治疗。对于肿瘤无法控制，需要迫切进行抗肿瘤治疗的肿瘤患者，则应根据肿瘤内科、急诊 / ICU 和呼吸科等多学科专家的判断和评估后再考虑进行。

第四节　机会性病原体

除耐药菌、侵袭性真菌及病毒外，恶性肿瘤患者由于免疫抑制还易感染一些机会性病原体，如诺卡菌属、结核分枝杆菌及非结核分枝杆菌等。本节将进行详细阐述。

一、诺卡菌属

（一）病原学和流行病学

诺卡菌属于革兰阳性需氧杆菌、非人体定植的条件致病菌，多为腐生菌，普遍存在于泥土、空气、草丛和腐败的植物中。目前已经发现的诺卡菌菌种有 119 种，与人类疾病相关的常见诺卡菌菌种或菌种复合群共 9 种：脓肿诺卡菌、少食 / 短链诺卡菌复合群、星形诺卡菌复合群、南非诺卡菌复合群、鼻疽诺卡菌、盖尔森基兴诺卡菌、巴西诺卡菌、假巴西诺卡菌、豚鼠耳炎诺卡菌复合群。我国以星形诺卡菌和巴西诺卡菌多见。

诺卡菌属好发于免疫抑制人群，主要经呼吸道、消化道或破损皮肤侵入人体而产生局部或全身化脓性或肉芽肿性病变。在免疫抑制人群，诺卡菌能够播散至几乎任何器官，尤其是中枢神经系统，即便经过适当的治疗，仍有复发或进展的趋势。恶性肿瘤患者因长期接受免疫抑制剂、糖皮质激素、肿瘤放化疗、广谱抗生素等医源性因素易发生诺卡菌感染；法国一项研究共纳入 34 例诺卡菌感染患者，其中约 44% 患者为移植患者，约 26.5% 为恶性肿瘤患者，仅约 8.8% 的患者无免疫缺陷。约 50% 患者表现为播散性感染，总体死亡率约为 11.7%，死亡患者均患有播散性或内脏性诺卡菌病。

（二）诊断

1. 临床主要表现为皮肤损害、咳嗽、发热、寒战、头痛、脑膜刺激征、癫痫发作等，与诺卡菌累及的部位相关。

2. 病原学培养提示诺卡菌，或在活检组织病理中看到诺卡菌菌落或菌丝。

3. 由于培养难度较大，诊断率低，mNGS 是诺卡菌重要的诊断方法。

（三）治疗

1. 磺胺甲噁唑 / 甲氧苄啶仍是诺卡菌病首选的治疗药物，体外药敏试验结果提示磺胺甲噁唑 / 甲氧苄啶及利奈唑胺几乎对所有菌种都敏感，且可以透过血脑屏障。

2. 氨基糖苷类、碳青霉烯类、大环内酯类、头孢菌素类、呼吸喹诺酮类药物具有一定效果。

3. 不同菌种之间对这些药物的敏感性存在很大差异，菌种鉴定及药敏试验十分重要，常见的诺卡菌种及药敏结果见表 7-10。

表 7-10　常见的诺卡菌种及药敏结果

菌种	敏感
星形诺卡菌	复方磺胺甲噁唑、第三代头孢菌素、克拉霉素、亚胺培南、阿米卡星
巴西诺卡菌	复方磺胺甲噁唑、阿米卡星、第三代头孢菌素
鼻疽诺卡菌	阿米卡星、复方磺胺甲噁唑
盖尔森基兴诺卡菌	复方磺胺甲噁唑、亚胺培南、头孢曲松、阿米卡星、利奈唑胺
脓肿诺卡菌	复方磺胺甲噁唑、亚胺培南、头孢曲松、阿米卡星、阿莫西林 – 克拉维酸、米诺环素
豚鼠诺卡菌	复方磺胺甲噁唑、阿米卡星
南非诺卡菌	复方磺胺甲噁唑、亚胺培南、第三代头孢菌素

4. 诺卡菌病的治疗多以两药或三药乃至多药联合治疗为主，尤其是重型、中枢及全身播散性诺卡菌感染。

（1）肺部感染：肺部是诺卡菌最常见的感染部位，50% 以上肺诺卡菌病患者合并肺外播散。轻中度单纯肺部感染，建议口服 TMP/SMX 单药治疗，免疫功能受损者按 TMP15mg/（kg·d）；重度单纯肺部感染，建议用 TMP/SMX［TMP 15mg/（kg·d）］+ 阿米卡星（7.5mg/kg q12h）/ 亚胺培南治疗，备选亚胺培南 500mg q6h+ 阿米卡星 7.5mg/kg q12h，3 ～ 6 周后根据药敏结果改口服，如 TMP/SMX［TMP10mg/（kg·d）］；免疫抑制者疗程 12 个月以上。

（2）颅内感染：脑是最常见的播散部位，可高达 44%。建议所有诺卡菌肺炎或播散性感染患者接受头颅影像学检查，以排除颅内感染。首选 TMP/SMX［TMP15mg/（kg·d）］+ 亚胺培南 0.5g q6h，多器官受累者还可加用阿米卡星 7.5mg/kg q12h，若磺胺类耐药或过敏，可选择阿米卡星联合亚胺培南/美罗培南/头孢曲松/头孢噻肟。备选方案为利奈唑胺 600mg q12h+ 美罗培南 2g q8h，静脉治疗 3～6 周后改口服。

（3）单纯皮肤感染：首选 TMP/SMX［TMP 5～10mg/（kg·d）］。次选米诺环素 100mg bid，若药敏显示敏感，也可使用阿莫西林/克拉维酸钾、多西环素、利奈唑胺和莫西沙星，或大环内酯类和氟喹诺酮类；免疫抑制者疗程 6～12 个月。

5. 脓肿严重时，需要切开、引流、清创、移植等治疗措施。

二、结核分枝杆菌

（一）病原学和流行病学

结核分枝杆菌属于厚壁菌门、裂殖菌纲、放线菌目、分枝菌科、分枝杆菌属，可分为鸟型、鼠型、牛型和人型，其中对人类致病的为牛型和人型，而人型是引起人类结核病的主要病原菌。菌体形态细长，两端呈圆形，长 1～4μm，宽约 0.4μm，无芽孢，无鞭毛，有菌毛，生长缓慢，不可以活动，散在分布，有时呈索状或短链状排列，不同种可呈丝状、球状、串珠状等多形性。它是一类专性需氧的革兰阳性菌，营养要求高，最适 pH 以 6.5～6.8 为宜，生长缓慢，对干燥、冷、酸、碱等抵抗力很强，在干燥环境下可存活 6～8 个月。其细胞壁中含有脂质，故对乙醇敏感，75% 乙醇作用 5～30min 死亡，液体中加热 62～63℃，30min 死亡；对紫外线敏感，直接日光照射 2～7h 可被杀死，因此紫外线可用于结核患者衣服的消毒。

据 WHO 估计，2022 年有 1060 万人患结核病，其中 130 万人死亡。我国作为全球 30 个结核高负担国家之一，2022 年约有 74.8 万例新发结核病患者，占全球发病人数的 7.1%。血液系统恶性肿瘤和头颈部恶性肿瘤患者发生结核病的风险增加。一项针对美国恶性肿瘤患者的为期 25 年的回顾性研究显示，血液系统肿瘤患者的结核发病率＞ 200/100 000，约为一般人群的 40 倍，在头颈部恶性肿瘤患者中，结核发病率＞ 100/100 000。

（二）诊断

1. 临床症状　存在潮热、盗汗、消瘦、乏力、咯血、血痰等症状。

2. 影像学表现　存在结核感染的表现。

3. 痰涂片镜检　无论死菌、活菌、结核分枝杆菌（MTB）和非结核分枝杆菌（NTM）均可以检出，但灵敏度低，每毫升痰标本中含至少 1000 条抗酸杆菌方能检出。

4. 分枝杆菌培养　灵敏度较涂片高，每毫升痰标本中含 10～100 条 MTB 可被检出，为肺结核诊断金标准，但耗时较长，一般需要 8 周。培养阳性后可做菌种鉴定区分 MTB 和 NTM，并可进一步行药物敏感试验，以指导临床用药。

5. 结核分枝杆菌核酸检测　以临床标本为检测对象，MTB 相关基因作为诊断标志物，完成对标本是否含有 MTB 核酸或耐药基因的一系列检测方法，如 Xpert MTB/RIF 等，可检测结核分枝杆菌 DNA 及利福平耐药基因，目前临床应用广泛。

6. 免疫学检查　主要用于检测机体是否存在结核感染，但无法区分是否患病。可用于结核潜伏感染诊断及结核病鉴别诊断。

（1）结核菌素皮肤试验（TST）：通过皮内注射 PPD，检测机体是否感染结核的方法。具有简单、价廉、安全高效的特点。其以硬结大小判断结果，≥ 5mm 作为阳性判断标准，10 ～ 14mm 为中度阳性，≥ 15mm 或局部水疱为强阳性，但受卡介苗影响，TST 阳性价值低于阴性价值，当免疫缺陷或重症结核时，TST 也可呈阴性。

（2）结核 γ 干扰素释放试验（IGRA）：采用 ESAT-6 和 CEP-10 作为特异性抗原进行检测，是一种利用体外细胞免疫方法检测机体是否感染结核的方法。其价格相对昂贵，且需要一定的实验室条件。

（3）重组结核杆菌融合蛋白（EC）皮肤试验：操作与 PPD 皮肤试验类似，以红晕和硬结大小判断结果。

7. 组织病理检查　通过以上手段仍然未能明确诊断时，可通过经皮肺穿刺活检或经支气管镜肺活检或手术活检获取组织标本，通过病理进行诊断。结核病典型的病理表现为肉芽肿伴干酪样坏死。具有典型的结核病理改变或者组织标本（免疫组化等检测方法）中发现结核分枝杆菌均能够确诊。

（三）抗结核治疗

恶性肿瘤合并结核感染的抗结核治疗方案同其他结核患者，需要重点关注抗结核药物与肿瘤药物是否存在药物相互作用、重叠用药、是否加重脏器功能损害等，需多学科合作联合制订治疗方案。

1. 非耐药结核　建议使用 2HRZE/4HR 方案，即前 2 个月使用异烟肼（H）、利福平（R）、吡嗪酰胺（Z）和乙胺丁醇（E）四联疗法，后 4 个月仅使用异烟肼和利福平。推荐使用固定剂量复合制剂（FDC），具体用量根据体重而定，疗程 6 个月，详见表 7-11 ～表 7-13。

表 7-11　非耐药结核治疗 2HRZE 方案

药名	＜ 50kg（g/d）	≥ 50kg（g/d）
异烟肼（INH，H）	0.3	0.3
链霉素（SM，S）	0.75	0.75
利福平（RFP，R）	0.45	0.6
利福喷丁（RFT，L）	0.45	0.6
乙胺丁醇（EB，E）	0.75	1.0
吡嗪酰胺（PZA，Z）	1.5	1.5

表 7-12　非耐药结核治疗 4HR 方案

组合	规格	＜ 50kg	≥ 50kg
异烟肼（INH，H）+ 利福平（RFP，R）	H 150mg R 300mg		2 片 / 天
异烟肼（INH，H）+ 利福平（RFP，R）	H 100mg R 150mg	3 片 / 天	

表 7-13　非耐药结核治疗固定剂量复合制剂方案

复合制剂（FDC）	30 ～ kg	38 ～ kg	55 ～ kg	≥ 71kg
每片组分：H 75mg+R 150mg+Z 400mg+E 275mg	2 片／天	3 片／天	4 片／天	5 片／天

注：H. 异烟肼；R. 利福平；Z. 吡嗪酰胺；E. 盐酸乙胺丁醇

2. 耐药结核

（1）单耐异烟肼（Hr-TB）：（H）REZ+Lfx（左氧氟沙星），如果不能使用氟喹诺酮，可使用 6 个月（H）REZ。

（2）多重耐药或泛耐药结核分枝杆菌（MDR/RR-TB 和 Pre-XDR-TB）：包括 6 个月、9 个月、18 个月方案。

1）6 个月方案：优先推荐 6 个月方案，因其疗效好、疗程更短，依从性更好。

① BPaLM 方案：贝达喹啉（bedaquiline，B）、普托马尼（pretomanid，P）、利奈唑胺（linezolid，L）、莫西沙星（moxifloxacin，M）组成的，对氟喹诺酮敏感的患者，建议作为一线治疗方案。

② BDLLfxC 方案：贝达喹啉、德拉马尼（delamanid，D）、利奈唑胺、左氧氟沙星（levofloxacin，Lfx）和氯法齐明（clofazimine，C）组成，适用于有或没有氟喹诺酮耐药的患者，尤其是不能使用普托马尼的患者群体，如儿童、青少年和孕妇。

2）9 个月方案：9 个月的方案是对 6 个月方案的补充，适用于部分无法使用 6 个月方案的患者。这些方案也优于传统的长疗程方案。

① BLMZ：贝达喹啉，利奈唑胺，莫西沙星，吡嗪酰胺。

② BLLfxCZ：贝达喹啉，左氧氟沙星，利奈唑胺，氯法齐明，吡嗪酰胺。

③ BDLLfxZ：贝达喹啉，左氧氟沙星，利奈唑胺，德拉马尼，吡嗪酰胺。

9 个月方案均为口服药物，适用于无氟喹诺酮耐药且无二线药物暴露史的 MDR/RR-TB 患者。WHO 建议优先选择 BLMZ，其次是 BLLfxCZ，最后是 BDLLfxZ。

3）18 个月或更长的个体化方案：是对更复杂病例的一种治疗选择，适用 XDR-TB 患者或前两类短疗程方案无法使用或失败时的备选方案。此类治疗方案需要根据 WHO 的优先用药分组个体化设计。

3. 不良反应监测及替代方案　由于抗结核治疗是长程治疗，应严密监测药物不良反应，如肝功能损害、视神经损害、头痛、麻木等神经系统损害、严重胃肠道反应、变态反应、三系降低、骨关节损害等，应调整用药。如不能用异烟肼者，可用 9 个月 REZ，或者用左氧氟沙星替代异烟肼，即 6 ～ 9 个月 RZELfx；不能用利福平者，可用左氧氟沙星替代，即 6 ～ 9 个月 HZELfx；不能用吡嗪酰胺者，改为 9 个月 HRE；不能用乙胺丁醇者，可采用 3 个月 HRZ/4 个月 HR。

三、非结核分枝杆菌

（一）病原学和流行病学

非结核分枝杆菌（nontuberculous mycobacteria，NTM）指除结核分枝杆菌复合群和麻风分枝杆菌以外的一大类分枝杆菌的总称，广泛存在于水、土壤、灰尘等自然环境中，大部分为寄生菌，仅少部分可通过呼吸道、胃肠道、皮肤等侵入人体后致病，属条件致病菌。目前共发现 NTM 菌种 190 余种，14 个亚种，按照生长速度可分为快速生长型和缓慢生长型（表 7-14）。近年来，全世界范围内的 NTM 发病均呈上升趋势，中国 NTM 的分离率由 1979 年的 4.3% 上升至 2000 年的 11.1%，到 2010 年的 22.9%。NTM 好发于免疫受损人群，恶性肿瘤患者因接受免疫抑制剂、放化疗、免疫治疗、靶向治疗、手术等导致免疫受损，是 NTM 的易感人群。

表 7-14　非结核分枝杆菌分类

分类	菌种
快速生长型	脓肿分枝杆菌复合群、龟分枝杆菌等
缓慢生长型	鸟分枝杆菌复合群（MAC）、堪萨斯分枝杆菌、海分枝杆菌、蟾分枝杆菌等

（二）病原学诊断

1. 培养是检测 NTM 的主要技术之一，慢速生长型分枝杆菌培养一般需要 2 ～ 3 周才可在固体培养基上形成肉眼可见的菌落，而溃疡分枝杆菌则需要 8 ～ 12 周。如培养阳性需要进一步行菌种鉴定和药敏试验。

2. 分子诊断技术

（1）直接同源基因或序列比较方法：该方法通过分析同源 DNA 序列组成差异鉴定 NTM 菌种，是目前菌种鉴定的金标准。

（2）间接同源基因或序列比较方法。

（3）二代测序技术（mNGS）：是菌种鉴定分辨率最高的手段，也可用于追踪由 NTM 引起的特定人群中的传播。随着 mNGS 技术的日益普及和费用的降低，其在 NTM 病的诊断中将发挥越来越大的作用。

（4）基质辅助激光解析电离化 / 飞行时间质谱技术（MALDI-TOF-MS）：通过分析不同分枝杆菌的不同质 / 核比蛋白成分在真空电离过程中获得的特征性的蛋白谱，鉴别分枝杆菌至种水平。该方法具有分辨率高、快速、准确、需要菌量少的优点。

（三）临床诊断

1. NTM 肺病：具有呼吸系统症状和（或）全身性症状，经胸部影像学检查发现空洞性阴影、多灶性支气管扩张及多发性小结节病变等，已排除其他肺部疾病，在确保标本无外源性污染的前提下，符合以下条件之一者可诊断为 NTM 肺病。

（1）2 份分开送检的痰标本 NTM 培养阳性并鉴定为同一致病菌，和（或）NTM 分子生物学检测均为同一致病菌。

（2）支气管冲洗液或支气管肺泡灌洗液 NTM 培养和（或）分子生物学检测 1 次阳性。

（3）经支气管镜或其他途径肺组织活检发现分枝杆菌组织病理学特征性改变（肉芽肿性炎症或抗酸染色阳性），并且 1 次及 1 次以上的痰标本、支气管冲洗液或支气管肺泡灌洗液中 NTM 培养和（或）分子生物学检测阳性。

2. 肺外 NTM 病：具有局部和（或）全身性症状，经相关检查发现有肺外组织、器官病变，已排除其他疾病，在确保标本无外源性污染的前提下，病变部位穿刺物或活检组织 NTM 培养和（或）分子生物学检测阳性，即可诊断为肺外 NTM 病。

3. 播散性 NTM 病：具有相关的临床症状，经相关检查发现有肺或肺外组织与器官病变，血 NTM 培养和（或）分子生物学检测阳性，和（或）骨髓、肝、胸内或腹内淋巴结穿刺物 NTM 培养和（或）分子生物学检测阳性。

4. 无论 NTM 肺病、肺外 NTM 病或播散性 NTM 病，均需要进行 NTM 菌种鉴定及药敏试验。另外，有些 NTM 菌种如戈登分枝杆菌、产黏液分枝杆菌、不产色分枝杆菌、土分枝杆菌等一般不致病或致病性弱，分离到该菌株可能系污染或短暂的定植，临床上要注意判别。

（四）治疗

1. 鸟分枝杆菌复合群（mycobacterium avium complex, MAC）病　MAC 病在全球各大洲均为主要的 NTM 菌种，也是 NTM 肺病、NTM 淋巴结病及播散性 NTM 病等的主要菌种（表 7–15）。

表 7–15　鸟分枝杆菌复合群病的治疗方案和疗程

疾病	治疗方案	疗程
肺部结节性病灶支气管扩张不伴空洞不能耐受每日治疗方案者	阿奇霉素 500～600mg/ 次或克拉霉素 1000mg/ 次、乙 胺 丁 醇 25mg/（kg·d）和利福平 600mg/ 次，每周 3 次，口服	痰培养阴转后至少 1 年
有纤维空洞的 MAC 肺病严重的结节性病灶支气管扩张症	阿奇霉素 250～500mg/d 或克拉霉素 500～1000mg/d（体重＜50kg 时用 500mg/d）、利福平 450～600mg/d（体重＜50kg 时用 450mg/d）和乙胺丁醇 15mg/（kg·d），口服；治疗开始 3 个月应用阿米卡星肌内注射、静脉滴注或雾化吸入	持续至痰培养阴转后至少 1 年
严重进展性病变	阿奇霉素 250～500mg/d 或克拉霉素 500～1000mg/d（体重＜50kg 时用 500mg/d）、利福布汀 300mg/d 或利福平 450～600mg/d（体重＜50kg 时用 450mg/d）、乙胺丁醇 15mg/（kg·d），口服；治疗开始 3 个月应用阿米卡星肌内注射、静脉滴注或雾化吸入	持续至痰培养阴转后至少 1 年
大环内酯类耐药的 MAC 病	利福布汀 300mg/d 或利福平 450～600mg/d（体重＜50kg 时用 450mg/d）、乙胺丁醇 15mg/（kg·d）、异烟肼 300mg/d、莫西沙星 400mg/d 或环丙沙星 1000mg/d，口服；治疗开始 3 个月应用阿米卡星肌内注射、静脉滴注或雾化吸入	持续至痰培养阴转后至少 1 年

疾病	治疗方案	疗程
播散性 MAC 病	克拉霉素 500 ～ 1000mg/d（体重＜ 50kg 时用 500mg/d）、利福布汀 300mg/d、乙胺丁醇 15mg/（kg·d），口服；治疗开始 3 个月应用阿米卡星肌内注射、静脉滴注或雾化吸入	持续至痰培养阴转后至少 1 年。对于 HIV 感染或艾滋病合并播散性 MAC 病患者，抗分枝杆菌治疗应直至其免疫功能恢复后至少 1 年甚至终身服药
经过 6 个月治疗失败	阿奇霉素 250 ～ 500mg/d 或克拉霉素 500 ～ 1000mg/d（体重＜ 50kg 时用 500mg/d）、利福布汀 300mg/d 或利福平 450 ～ 600mg/d（体重＜ 50kg 时用 450mg/d）和乙胺丁醇 15mg/（kg·d），口服；加用阿米卡星脂质体吸入混悬液 590mg/ 次，1 次 / 天，雾化	疗程持续至痰培养阴转后至少 1 年

2. 堪萨斯分枝杆菌（M. kansasii）病　堪萨斯分枝杆菌主要引起肺部病变和全身播散性病变，但其临床疗效及预后较好。利福平是治疗堪萨斯分枝杆菌病的核心药物，因此其治疗方案分为利福平敏感和利福平耐药两种。播散性堪萨斯分枝杆菌病的治疗方案同堪萨斯分枝杆菌肺病（表 7-16）。

表 7-16　堪萨斯分枝杆菌病的治疗方案及疗程

	治疗方案	疗程
利福平敏感的堪萨斯分枝杆菌肺病或播散性病变	利福平 450 ～ 600mg/d（体重＜ 50kg 时用 450mg/d）、乙胺丁醇 750 ～ 1000mg/（kg·d）和异烟肼 300mg/d 或克拉霉素 500 ～ 1000mg/d（体重＜ 50kg 时用 500mg/d）或阿奇霉素 250 ～ 500mg/d，口服	至少 1 年
利福平耐药的堪萨斯分枝杆菌肺病或播散性病变	克拉霉素 500 ～ 1000mg/d（体重＜ 50kg 时用 500mg/d）或阿奇霉素 250 ～ 500mg/d、莫西沙星 400mg/d、氯法齐明 100 ～ 200mg/d 或利奈唑胺 600mg/d 以及乙胺丁醇 15mg/（kg·d），口服	痰培养阴转后至少 1 年

3. 蟾分枝杆菌（M. xenopi）病　是我国较为常见的 NTM 菌种，蟾分枝杆菌主要引起肺病，也可引起医院内脊髓感染、皮肤软组织及骨关节感染。经规范治疗可取得良好

的效果。对于局限于单侧肺部病灶及可以耐受手术者，经过内科治疗效果不佳时行外科手术治疗，术后继续抗 NTM 治疗直至痰分枝杆菌培养阴转至少 1 年后可以停药。对于肺外蟾分枝杆菌病内科治疗效果不佳者，可考虑外科手术治疗，术后继续抗 NTM 治疗直至细菌学治愈和（或）临床治愈（表 7-17）。

表 7-17　蟾分枝杆菌病的治疗方案和疗程

病情分度	治疗方案	疗程
轻中度蟾分枝杆菌病（涂片阴性、无空洞、病灶范围局限、临床症状较轻）	克拉霉素 500 ～ 1000mg/d（体重＜50kg 时用 500mg/d）或阿奇霉素 250 ～ 500mg/d、利福布汀 300mg/d 或利福平 450 ～ 600mg/d（体重＜50kg 时用 450mg/d）、莫西沙星 400mg/d 或利奈唑胺 600mg/d 及乙胺丁醇 15mg/(kg·d)，口服	持续至痰培养阴转后至少 1 年
重度蟾分枝杆菌病（涂片阳性、有空洞、病灶范围广泛、临床症状重或伴全身病变）	克拉霉素 500 ～ 1000mg/d（体重＜50kg 时用 500mg/d）或阿奇霉素 250 ～ 500mg/d、利福布汀 300mg/d 或利福平 450 ～ 600mg/d（体重＜50kg 时用 450mg/d）、莫西沙星 400mg/d 或利奈唑胺 600mg/d 及乙胺丁醇 15mg/(kg·d)，口服；治疗开始 3 个月应用阿米卡星肌内注射、静脉滴注或雾化吸入	持续至痰培养阴转后至少 1 年

4. 脓肿分枝杆菌复合群（M. abscessus complex，MABC）病　是 NTM 中仅次于 MAC 的致病菌种，可在人与人之间进行传播，尤其是囊性肺纤维化患者，可能是通过气溶胶或污染物传播。MABC 是引起肺病、皮肤病变、播散性病变等的主要 NTM 菌种之一。对于病灶广泛、脓肿形成及药物疗效不佳者，可积极采用外科清创术或异物清除处理（表 7-18）。

5. 龟分枝杆菌（M.chelonae）病　龟分枝杆菌是较为常见的致病性 NTM 菌种，在我国也不少见。龟分枝杆菌常引起皮肤、软组织和骨病，对免疫功能受损患者可引起播散性龟分枝杆菌病，龟分枝杆菌肺病、淋巴结病等相对较为少见（表 7-19）。

6. 偶发分枝杆菌（M.fortuitum）病　偶发分枝杆菌是比较常见的致病性 NTM 菌种，在欧洲、北美、南美及太平洋地区等均为常见菌种，在我国也不少见。偶发分枝杆菌常引起皮肤、软组织和骨病，偶发分枝杆菌肺病、淋巴结病、播散性病变较为少见（表 7-20）。

表 7-18　脓肿分枝杆菌复合群病的治疗方案和疗程

感染部位	克拉霉素敏感或诱导型大环内酯类耐药	大环内酯类高度耐药患者
MABC 肺病	①初始阶段：阿米卡星 15mg/（kg·d），1 次 / 天，静脉滴注；替加环素 50mg/ 次，2 次 / 天，静脉滴注；亚胺培南 / 西司他丁 1g/ 次，2 次 / 天，静脉滴注；克拉霉素 500mg/ 次，2 次 / 天或口服阿奇霉素 250 ～ 500mg/d，口服［注：若以上注射类药物不能使用时，可选用头孢西丁 200mg/（kg·d），分 3 次给药，静脉滴注，最大量不超过 12g/d］。该阶段至少 1 个月以上，建议可延长至 3 ～ 6 个月 ②延续阶段：阿米卡星雾化吸入制剂 400mg/ 次，2 次 / 天，雾化；克拉霉素 500mg/ 次，2 次 / 天或口服阿奇霉素 250 ～ 500mg/d，口服；利奈唑胺 600mg/d，口服；米诺环素 100mg/ 次，2 次 / 天，口服；环丙沙星 1000mg/d 或莫西沙星 400mg/d，口服；利福布汀 300mg/d 或氯法齐明 100 ～ 200mg/d 或复方新诺明 960mg/ 次，2 次 / 天，口服。疗程持续至痰培养阴转后至少 1 年	①初始阶段：阿米卡星 15mg/（kg·d），1 次 / 天，静脉滴注；替加环素 50mg/ 次，2 次 / 天，静脉滴注；亚胺培南 / 西司他丁 1g/ 次，2 次 / 天，静脉滴注；头孢西丁 200mg/（kg·d），分 3 次给药，静脉滴注，最大量不超过 12g/d。该阶段至少 1 个月以上，建议可延长至 3 ～ 6 个月 ②延续阶段：阿米卡星雾化吸入制剂 400mg/ 次，2 次 / 天，雾化；利奈唑胺 600mg/d，口服；米诺环素 100mg/ 次，2 次 / 天，口服；环丙沙星 1000mg/d 或莫西沙星 400mg/d，口服；利福布汀 300mg/d 或氯法齐明 100 ～ 200mg/d 或复方磺胺甲噁唑 960mg/ 次，2 次 / 天，口服。疗程持续至痰培养阴转后至少 1 年。对于局限于单侧肺部病灶及可以耐受手术者，经过内科治疗效果不佳可行外科手术治疗，术后继续抗 NTM 治疗直至痰分枝杆菌培养阴转至少 1 年后可以停药
MABC 皮肤、软组织、淋巴结和骨病	阿米卡星 15mg/（kg·d），1 次 / 天，静脉滴注，或阿米卡星雾化吸入制剂 400mg/ 次，2 次 / 天，雾化；亚胺培南 / 西司他丁 1g/ 次，2 次 / 天，静脉滴注；头孢西丁 200mg/（kg·d），分 3 次给药，静脉滴注，最大量不超过 12g/d；克拉霉素 1000mg/d 或阿奇霉素 250mg/d，口服 疗程至少 4 个月，骨病患者的疗程至少 6 个月	阿米卡星 15mg/（kg·d），1 次 / 天，静脉滴注，或阿米卡星雾化吸入制剂 400mg/ 次，2 次 / 天，雾化；亚胺培南 / 西司他丁 1g/ 次，2 次 / 天，静脉滴注；头孢西丁 200mg/（kg·d），分 3 次给药，静脉滴注，最大量不超过 12g/d；利奈唑胺 600mg/d 或米诺环素 100mg/ 次，2 次 / 天，口服 疗程至少 4 个月，骨病患者的疗程至少 6 个月

表 7-19　龟分枝杆菌病的治疗方案和疗程

感染部位	治疗方案	疗程
龟分枝杆菌肺病	①初始阶段：阿米卡星 15mg/（kg·d），1 次 / 天，静脉滴注；替加环素 50mg/ 次，2 次 / 天，静脉滴注；亚胺培南 / 西司他丁 1g/ 次，2 次 / 天，静脉滴注；克拉霉素 500mg/ 次，2 次 / 天或口服阿奇霉素 250 ～ 500mg/d，口服。该阶段至少 1 个月以上，建议可延长至 3 ～ 6 个月 ②延续阶段：阿米卡星雾化吸入制剂 400mg/ 次，2 次 / 天，雾化；克拉霉素 500mg/ 次，2 次 / 天或口服阿奇霉素 250 ～ 500mg/d，口服；利奈唑胺 600mg/d，口服；环丙沙星 1000mg/d 或莫西沙星 400mg/d，口服；氯法齐明 100 ～ 200mg/d，口服	持续至痰培养阴转后至少 1 年 对于局限于单侧肺部病灶及可以耐受手术者，经过内科治疗效果不佳可行外科手术治疗，术后继续抗 NTM 治疗直至痰分枝杆菌培养阴转至少 1 年后可以停药
龟分枝杆菌皮肤、软组织和骨病	阿米卡星 15mg/（kg·d），1 次 / 天，静脉滴注；或阿米卡星雾化吸入制剂 400mg/ 次，2 次 / 天，雾化；亚胺培南 / 西司他丁 1g/ 次，2 次 / 天，静脉滴注；替加环素 50mg/ 次，2 次 / 天，静脉滴注；克拉霉素 1000mg/d 或阿奇霉素 250mg/d，口服。若克拉霉素或阿奇霉素耐药可选用环丙沙星 1000mg/d 或莫西沙星 400mg/d 或氯法齐明 100 ～ 200mg/d，口服	疗程至少 4 个月 骨病患者疗程至少 6 个月 对于病灶广泛、脓肿形成及药物疗效不佳者，可积极采用外科清创术或异物清除处理

表 7-20　偶发分枝杆菌病的治疗方案和疗程

感染部位	治疗方案	疗程
偶发分枝杆菌肺病	①初始阶段：阿米卡星 15mg/（kg·d），1 次 / 天，静脉滴注；替加环素 50mg/ 次，2 次 / 天，静脉滴注；亚胺培南 / 西司他丁 1g/ 次，2 次 / 天，静脉滴注；克拉霉素 500mg/ 次，2 次 / 天，口服。该阶段至少 1 个月以上，建议可延长至 3 ～ 6 个月 ②延续阶段：阿米卡星雾化吸入制剂 400mg/ 次，2 次 / 天，雾化；克拉霉素 500mg/ 次，2 次 / 天，口服；环丙沙星 1000mg/d 或莫西沙星 400mg/d，口服；米诺环素 100mg/ 次，2 次 / 天，口服；复方磺胺甲噁唑 960mg/ 次，2 次 / 天，口服	疗程持续至痰培养阴转后至少 1 年 对于局限于单侧肺部病灶及可以耐受手术者，经过内科治疗效果不佳可行外科手术治疗，术后继续抗 NTM 治疗直至痰分枝杆菌培养阴转至少 1 年后可以停药

感染部位	治疗方案	疗程
偶发分枝杆菌皮肤、软组织和骨病	阿米卡星 15mg/（kg·d），1 次 / 天，静脉滴注，或阿米卡星雾化吸入制剂 400mg/ 次，2 次 / 天，雾化；亚胺培南 / 西司他丁 1g/ 次，2 次 / 天，静脉滴注；替加环素 50mg/ 次，2 次 / 天，静脉滴注；克拉霉素 1000mg/d，口服。若克拉霉素耐药可选用环丙沙星 1000mg/d，或米诺环素 100mg/ 次，2 次 / 天，或复方磺胺甲噁唑 960mg/ 次，2 次 / 天，口服	疗程至少 4 个月骨病患者的疗程至少 6 个月病灶广泛、脓肿形成及药物疗效不佳者，可积极采用外科清创术或异物清除处理

（五）治疗监测

由于 NTM 治疗周期长，需进行药物安全性监测和规范管理。如每个月查血常规、肝肾功能、血电解质、尿常规和体重等，每 2 个月行痰抗酸杆菌涂片、分枝杆菌培养和影像学检查等。使用阿米卡星时应每个月监测听力，应用乙胺丁醇和利奈唑胺应每月监测视野和色觉等，使用环丙沙星、莫西沙星、氯法齐明、克拉霉素及阿奇霉素等时应每个月进行心电图检查。

综上所述，恶性肿瘤合并机会性病原体的诊断和治疗均较为复杂，由于这一类病原体常规病原学涂片和培养阳性率均较低，mNGS 可有助于快速获得病原学依据，并尽早开启针对性治疗。在关注抗感染疗效的同时，应密切监测不良反应。

参考文献

[1]　郭燕，胡付品，朱德妹，等 .2023 年 CHINET 中国细菌耐药监测 . 中国感染与化疗杂志 , 2024, 24(6):627–637.

[2]　Tamma PD, Aitken SL, Bonomo RA, et al. Infectious diseases society of America 2023 guidance on the treatment of antimicrobial resistant Gram–negative infections. Clin Infect Dis, 2023, 18: ciad428.

[3]　周华 , 李光辉 , 陈佰义 , 等 . 中国产超广谱 β– 内酰胺酶肠杆菌科细菌感染应对策略专家共识 . 中华医学杂志 , 2014, 94(24) : 1847–1856.

[4]　Zhang Q, Zhang WF, Li Z, et al.Bacteraemia due to AmpC β–lactamase–producing Escherichia coli in hospitalized cancer patients: risk factors, antibiotic therapy, and outcomes. Diagn Microbiol Infect Dis, 2017, 88(3):247–251.

[5]　Bansal N, Sachdeva N, Bhurani D. et al.Effect of antibiotic de–escalation on clinical outcomes in patients with carbapenem–resistant Enterobacteriaceae bacteremia (CRE) in the hematology–oncology setting. Germs, 2023,13(3):221–228.

[6]　Arman G, Zeyad M, Qindah B, et al. Frequency of microbial isolates and pattern of antimicrobial resistance in patients with hematological malignancies: a cross–sectional study from Palestine. BMC Infect Dis, 2022, 22(1):146–158.

[7]　Wasfi R, Rasslan F, Hassan SS, et al.Co-Existence of Carbapenemase-Encoding Genes in Acinetobacter baumannii from Cancer Patients. Infect Dis Ther, 2021,10(1):291-305.

[8]　Hu HD, Wang YP, Sun J, et al. Risk factors and molecular epidemiology of intestinal colonization by carbapenem-resistant Gram-negative bacteria in patients with hematological diseases: a multicenter case-control study. Microbiol Spectr,2024,12(7): e0429923.

[9]　曾玫，夏君，宗志勇，等.碳青霉烯类耐药革兰阴性菌感染的诊断、治疗及防控指南.中国感染与化疗杂志，2024，24（2）：135-151.

[10]　周华，周建英，俞云松.中国鲍曼不动杆菌感染诊治与防控专家共识解读.中国循证医学杂志，2016, 16(1):26-29.

[11]　Karaba SM, Goodman KE, Amoah J, et al. StenoSCORE: Predicting stenotrophomonas maltophilia bloodstream infections in the hematologic malignancy population. Antimicrob Agents Chemother, 2021, 65(8):e0079321.

[12]　周华，李光辉，卓超，等.中国嗜麦芽窄食单胞菌感染诊治和防控专家共识.中华医学杂志，2013，93(16):1203-1213.

[13]　Meng HW, Wang YL, Li ZF, et al.Distribution and antimicrobial susceptibility profiles of pathogens in patients with esophageal cancer from 2013 to 2022: A retrospective study.Health Sci Rep, 2024, 7(12):e70214.

[14]　Jiang AM, Shi X, Liu N, et al. Nosocomial infections due to multidrug-resistant bacteria in cancer patients: a six-year retrospective study of an oncology Center in Western China.BMC Infect Dis, 2020,20(1):452.

[15]　耐甲氧西林金黄色葡萄球菌感染防治专家委员会.耐甲氧西林金黄色葡萄球菌感染防治专家共识2011年更新版.中华实验和临床感染病杂志（电子版），2011，5（3）:372-384.

[16]　Brown NM, Goodman AL, Horner C,et al.Treatment of methicillin-resistant Staphylococcus aureus (MRSA): updated guidelines from the UK（2021）.JAC Antimicrob Resist, 2021 Feb 3, 3(1):1-18.

[17]　Denning DW.Global incidence and mortality of severe fungal disease.Lancet Infect Dis, 2024, 24(7): e428-e438.

[18]　Puerta-Alcalde P, Monzó-Gallo P, Aguilar-Guisado M, et al.Breakthrough invasive fungal infection among patients with haematologic malignancies: A national, prospective, and multicentre study. J Infect, 2023 Jul, 87(1):46-53.

[19]　Kuo CW, Lin CY, Wei SH, et al.Navigating the challenges of invasive pulmonary aspergillosis in lung cancer treatment: a propensity score studyTher Adv Med Oncol,2023,15:17588359231198454.

[20]　中国医药教育学会真菌病专业委员会，中华医学会.血液学分会造血干细胞移植后侵袭性真菌病中国专家共识（2023年版）.中华血液学杂志, 2023,44(2): 92-97.

[21]　Zhang J, Sun XC, Xu J,et al.Outcomes and factors contributing to poor prognosis of Pneumocystis jirovecii pneumonia in HIV-negative patients: a cross-sectional retrospective study in a Chinese single center. Eur J Clin Microbiol Infect Dis, 2023,42(1):109-112.

[22]　Lécuyer R, Issa N, Camou F,Characteristics and Prognosis Factors of Pneumocystis jirovecii Pneumonia According to Underlying Disease: A Retrospective Multicenter Study.Chest, 2024,165(6):1319-1329.

[23]　中华医学会肝病学分会.慢性乙型肝炎防治指南(2022年版).中华传染病杂志,2023,41(1):3-28.

[24]　张雨，杨松.世界卫生组织《慢性乙型肝炎预防、诊断、关怀及治疗指南（2024年版）》解读[J/CD].中华实验和临床感染病杂志（电子版),2024,18(3):129-134.

[25]　Hwang JP, Feld JJ, Hammond SP, et al. Hepatitis B virus screening and management for patients with cancer

prior to therapy: asco provisional clinical opinion update. J Clin Oncol, 2020, 38(31): 3698–3715.

[26] 中华医学会肝病学分会，中华医学会感染病学分会.丙型肝炎防治指南（2022 年版）.中华肝脏病杂志，2022, 30(12): 1332–1348.

[27] 中华医学会感染病学分会艾滋病丙型肝炎学组，中国疾病预防控制中心.中国艾滋病诊疗指南（2021 年版）.中国艾滋病性病，2021，27（11）：1182–1201.

[28] 中华医学会感染病学分会艾滋病学组，中国疾病预防控制中心.中国艾滋病诊疗指南（2024 版）.中华传染病杂志，2024，42（5）：257–284.

[29] 中华医学会儿科学分会临床药理学组，中华预防医学会疫苗临床研究专业委员会，广东省钟南山医学基金会.人呼吸道合胞病毒下呼吸道感染治疗及预防指南（2024 版）.中华医学杂志，2024, 104(42): 3867–3888.

[30] 中国医师协会急诊医师分会，中华医学会急诊医学分会，中国急诊专科医联体北京急诊医学学会，等.成人流行性感冒诊疗规范急诊专家共识（2022 版）.中华急诊医学杂志，2023,32(1):17–31.

[31] 人腺病毒呼吸道感染预防控制技术指南编写审定专家组.人腺病毒呼吸道感染预防控制技术指南（2019 年版）.中华预防医学杂志，2019,53(11)：1088–1093.

[32] 国家卫生健康委办公厅，国家中医药局综合司.人偏肺病毒感染诊疗方案（2023 年版）.

[33] 中华人民共和国国家卫生健康委员会.新型冠状病毒感染诊疗方案（试行第十版）.国际流行病学传染病学杂志，2023，50（1）：1–7.

[34] 中国临床肿瘤学会老年肿瘤防治专家委员会.成人恶性肿瘤患者合并新型冠状病毒感染的诊治建议.中华肿瘤杂志，2023，45（3）：191–202.

[35] Haussaire D, Fournier PE, Djiguiba K, et al. Nocardiosis in the south of France over a 10–years period, 2004–2014.Int J Infect Dis, 2017,57:13–20.

[36] 郑洁，龙琴，隆莉，等.诺卡菌病 34 例临床分析及文献复习.国外医药（抗生素分册），2024, 45(3): 195–201.

[37] 中华医学会呼吸病学分会感染学组.肺结核基层诊疗指南（2018 年）.中华全科医师杂志，2019,18(8): 709–717.

[38] 中国防痨协会学术工作委员会，《中国防痨杂志》编辑委员会.抗结核药品固定剂量复合制剂的临床使用专家共识.中国防痨杂志，2020，42（9）：885–893.

[39] 中华医学会结核病学分会.中国耐多药和利福平耐药肺结核外科治疗专家共识（2022 年版）.中华结核和呼吸杂志，2023,46(2)：111–120.

[40] WHO key updates to the treatment of drug–resistant tuberculosis rapid communication. 2024 June.

[41] 中华医学会结核病学分会.非结核分枝杆菌病诊断与治疗指南（2020 年版）.中华结核和呼吸杂志，2020,43(11): 918–946.

恶性肿瘤合并脓毒症 / 脓毒性休克的诊断和治疗

　　自 2002 年提出了巴塞罗那宣言降低全球脓毒症（sepsis）病死率，迄今已有 20 余年。有关 sepsis 的定义标准目前也已经更新了 4 版，2021 年修订的诊断标准是最新版。Surviving sepsis 指南对 sepsis 诊断和有效治疗起到了推动作用。脓毒症本质上就是感染，但其本身也存在一些令我们疑惑的问题：既然有了感染（infection）的概念和完整治疗体系，为什么还要有感染中毒症（sepsis）？我们平时所谓的"感染"指的是机体感染病原体而导致的系统疾病，因此更多关注病原体相关问题，强调筛查病原体和抗感染治疗。而 sepsis 更关注的是机体对致病原感染反应而导致的机体功能失调继发的相关临床现象，更关注病情发展快、病死率高的感染人群。针对发病急、进展快、预后差的感染患者制定具有可操作性的快筛、快诊、快治的标准；感染中毒症在众多感染中关注合并脏器功能不全的危重症患者，从众多异质性中关注共性问题。

　　我们知道，脓毒症是全世界死亡的主要原因之一。Surviving sepsis 指南强调早期识别和集束化治疗。尽管无论是否存在感染或合并症，死亡率都很高，而恶性肿瘤合并脓毒症患者死亡率明显高于没有恶性肿瘤的脓毒症患者。恶性肿瘤患者也比一般人群更容易患脓毒症。恶性肿瘤合并脓毒症患者死亡率增加的潜在机制是多因素的。恶性肿瘤治疗会改变宿主的免疫反应，并会增加对感染的易感性。临床前数据还表明，恶性肿瘤本身会增加脓毒症的死亡率，而适应性免疫系统的失调起着关键作用。此外，脓毒症还可以改变随后的肿瘤生长，而肿瘤免疫会影响脓毒症患者的存活率。免疫检查点抑制剂治疗是多种恶性肿瘤广为接受的治疗方法之一，而且越来越多的证据表明这也可能是脓毒症的一种有用策略。然而，恶性肿瘤和脓毒症检查点抑制的临床前研究表明，通过单独检查任一变量无法预测结果。随着脓毒症管理从"一刀切"模式转变为更加个性化的方法，了解恶性肿瘤对脓毒症结果的机制影响也是实现 ICU 精准医学全流程管理的重要策略。目前对于脓毒症 / 脓毒性休克的治疗国内外已有成熟的完整治疗指南及流程，但对于恶性肿瘤合并脓毒症 / 脓毒性休克的治疗研究则参差不齐。

第一节　早期识别及诊断

一、脓毒症 / 脓毒性休克概述

　　脓毒症是包括生理、生物和生化异常的临床综合征，因宿主对感染反应失调而引起的危及生命的器官功能障碍。2016 年 SCCM/ESICM 工作组将脓毒症定义为宿主对感染反应失调所致的危及生命器官功能障碍（sepsis-3）。脓毒性休克（septic shock）是一

种血管扩张性 / 分布性休克，是指循环、细胞和代谢异常的脓毒症，比单纯脓毒症的死亡风险更大。临床上这包括符合脓毒症标准、进行了充分的液体复苏后仍需要血管加压药来维持平均动脉压（mean arterial pressure，MAP）≥ 65mmHg，并有乳酸 > 2mmol/L（> 18mg/dl）的患者。根据 SOFA 评分的预测，符合脓毒性休克标准的患者的死亡率高于不符合的患者（≥ 40% vs. ≥ 10%）。2021 年 sepsis 管理指南提出了快速序贯器官衰竭评分（qSOFA）：呼吸频率 > 22 次 / 分，格拉斯哥昏迷评分（glasgow coma scale，GCS）≤ 13 分，收缩压 < 100mmHg，符合这 3 项，可以快速筛选出病情较重的患者，提高救治成功率。然而，以目前床旁快速诊断的能力，可能会纳入一些非感染患者，或未能准确评估感染严重程度的患者。然而，在预测疑似脓毒症患者病死率的准确性方面，没有一种评分系统同时具有高敏感性和高特异性，qSOFA 可能性诊断的效率尚不足 40%。

脓毒症本质上是一种病原体感染，感染源可以是细菌、病毒或真菌。为了控制和消除感染，免疫系统通过释放细胞因子和炎症介质来触发凝血级联的激活，改变代谢和内分泌反应。损伤发生在宿主的各个层面，从细胞（细胞凋亡增加、坏死性凋亡、线粒体呼吸减少）到整个身体，所有器官都可见损伤。脓毒症和后续炎症反应可导致多器官功能障碍综合征（multiple organ dysfunction syndrome，MODS）和死亡，严重威胁患者的生命。脓毒症的严重程度不一，轻则感染和菌血症，重则脓毒症和脓毒性休克，可致 MODS 和死亡。严重器官功能障碍最常见的表现为急性呼吸窘迫综合征（ARDS）、急性肾衰竭和弥散性血管内凝血（disseminated intravascular coagulation，DIC）。已发现在检出病原体的脓毒症患者中，细菌是主要病原体，真菌性脓毒症发生率也逐年增加。约 50% 的脓毒症病例未检出微生物（培养阴性脓毒症）。在 2021 年 sepsis 指南中，对于可能出现感染性休克患者，建议最好在确诊后 1h 内采取经验性抗细菌治疗。问题是：感染性休克都是细菌感染导致的吗？因此，2021 年，曹彬教授团队发表文章提出了"病毒性感染中毒症（viral sepsis）"概念，并将其定义为宿主对病毒感染反应失调导致的危及生命的器官功能障碍，临床诊断可以根据 SOFA 评分结合病毒感染的病原学证据来做出。可导致严重脓毒症的病毒包括甲型和乙型流感病毒、呼吸道合胞病毒、冠状病毒、人类偏肺病毒、1 ~ 3 型副流感病毒、腺病毒及肠道病毒。近几年越来越多的新型病毒感染也可引起脓毒症，包括严重急性呼吸综合征冠状病毒（severe acute respiratory syndrome-coronavirus，SARS-CoV）、中东呼吸综合征冠状病毒（middle east respiratory syndrome-coronavirus，MERS-CoV）及引起 2019 冠状病毒病（COVID-19）暴发的 SARS-CoV-2。脓毒症 / 脓毒性休克的危险因素包括免疫抑制和恶性肿瘤。常见抑制宿主防御能力的共存疾病包括肿瘤、肾衰竭、肝衰竭、获得性免疫综合征（acquired immunodeficiency syndrome，AIDS）和无脾，以及使用免疫抑制药物。其中，恶性肿瘤是脓毒症最常见的共存疾病之一。对 1979—2001 年美国国家出院调查中恶性肿瘤患者的亚组分析发现，所有恶性肿瘤患者发生脓毒症的风险几乎增加至 10 倍。

早在 20 世纪 70 年代末，据估计美国每年发生 164 000 例脓毒症病例，自那以后，美国和其他地区的脓毒症发生率总体有所上升，对于脓毒症的识别、治疗也投入越来越多相关研究。据全球疾病负担研究显示，2017 年估计有 4890 万例新发脓毒症。死亡病例约为 1100 万，占全球总死亡数的 19.7%。美国危重病医学会（Society of Critical Care Medicine，SCCM）和欧洲重症监护医学会（European Society of Intensive Care Medicine，ESICM）在内的国家学会工作组的专家在对脓毒症和脓毒性休克的定义时，认为全身炎症反应综合征（systemic inflammatory response syndrome，SIRS）不一定是由感染所致，所以不再属于这一类。美国 Medicare 和 Medicaid 服务中心（CMS）仍支持以前对 SIRS、脓毒症和严重脓毒症的定义。2017 年美国的一项研究报告显示，使用基于 EHR（electronic health record，HER）的数据，在研究期间脓毒症入院率保持在 6% 不变，而院内死亡率下降了 3%。而基于索赔数据 [ICD 第 9 次修订本临床修订编码来界定严重脓毒症或脓毒性休克（international classification of diseases，ninth revision，clinical modification codes）] 的分析表明发病率增加了 10%，死亡率降低了 7%。此外，美国脓毒症医疗保险受益人的费用超过 600 亿美元，是之前估计的 2 倍。2020 年《柳叶刀》杂志最新报道全球每年新发脓毒症病例超过 4890 万，死亡人数约 1100 万。脓毒症发生率可能增加的原因包括年龄增长、免疫抑制和多重耐药感染。这也可能是因积极的脓毒症宣传教育活动、定义的更新加强了对早期脓毒症的检测和识别。无论是从人类痛苦还是从经济角度来衡量，与脓毒症相关的成本是巨大的。尽管各种临床辅助治疗策略（包括早期抗生素应用、早期液体复苏治疗和器官功能支持治疗等）不断改进，脓毒症死亡率有所下降，但总死亡人数却在不断增加。许多脓毒症 / 脓毒性休克幸存者最终会出现重症监护后综合征，他们在住院数月或数年后出现身体、情绪和认知异常。然而，尽管脓毒症的发病率和死亡率很高，但除了抗生素治疗和源头控制外，没有其他针对性的治疗方法，通过早期和标准化治疗并遵循循证指南，可以改善脓毒症的结局。

二、早期识别

感染和菌血症可能是感染的早期形式，可进展为脓毒症。然而，早期脓毒症没有正式的定义。尽管没有明确的定义，但监测疑似的脓毒症对于预防脓毒症至关重要。

（一）早期脓毒症的识别 (SOFA、qSOFA、NEWS)

学会指南强调早期识别出可能进展为脓毒症的感染患者，有助于降低脓毒症相关死亡率。最常用的评分系统是 SOFA 评分、qSOFA 评分和英国国家早期预警评分（National Early Warning Score，NEWS）。有研究表明，脓毒症 / 脓毒性休克新定义适用于恶性肿瘤患者，与普通人群具有相同的可靠性，上述评分系统也应适用于所有疑似感染的恶性肿瘤患者。

(二)NEWS 评分

NEWS 评分是包含 6 项生理参数的综合评分系统，是大多数医师的首选，目前多数医院均配置了 NEWS 评分自动预警系统。一项回顾性研究在急诊科脓毒症患者中评估了几种评分，发现 NEWS 预测最准确（AUROC=0.904，95%CI：0.805 ～ 0.913）。具体评分如表 8-1 所示。

表 8-1 NEWS 评分及临床应答

NEWS 评分

参数	3分	2分	1分	0分	1分	2分	3分
收缩压（mmHg）	≤ 90	91 ～ 100	101 ～ 110	111 ～ 219	—	—	≥ 220
心率（次 / 分）	≤ 40	—	41 ～ 50	51 ～ 90	91 ～ 110	111 ～ 130	≥ 131
呼吸频率（次 / 分）	≤ 8	—	9 ～ 11	12 ～ 20	—	21 ～ 24	≥ 25
体温（℃）	≤ 35	—	35.1 ～ 36.0	36.1 ～ 38.0	38.1 ～ 39	≥ 39.1	—
氧饱和度（%）	≤ 91	92 ～ 93	94 ～ 95	≥ 36	—	—	—
测氧饱和度时是否氧疗 [*]	—	是	—	否	—	—	—
意识状态	—	—	—	清楚（A）	对声音有反应（A）	对疼痛有反应（V）	无反应（U）

[*]. 如果测量氧饱和度时正在接受氧疗则加 2 分，如果测氧饱和度时未接受氧疗则不加分但需要注意的是，是否给予氧疗，以及氧疗如何实施需要参照英国胸科协会（BTS）2008 年出版的急诊氧疗使用指南

NEWS 评分触发临床应答

NEWS 分值	监测频率	临床应答
0 分	12h	继续 NEWS 评分
1 ～ 4 分	4 ～ 6h	护士评估病情；决定是否提高监测频率
5 ～ 6 分或任意单项指标达 3 分	1h	护士通知医师；医师评估病情；监护病房治疗
≥ 7 分	持续	护士通知高年资医师；医师评估病情；提高护理级别或转至 ICU 病房

（三）qSOFA 评分

qSOFA 评分（quick SOFA， qSOFA）是 SOFA 评分的修订版。评分≥ 2 则预示脓毒症预后不良。qSOFA 评分只包含 3 个特征，很容易计算，这些特征在床旁即可迅速测定，每项各 1 分：①呼吸频率≥ 22 次 / 分；②精神状态改变；③收缩压≤ 100mmHg。

一项分析纳入了来自中低收入国家 8 项队列研究和 1 项随机试验的 6218 例住院患者，评估了 qSOFA 在中低收入国家的价值。据分析，qSOFA 评分越高则死亡风险越高，但预测效度在各队列之间有显著性差异，限制了对结果的解读。

（四）人工智能系统

随着人工智能（artificial intelligence，AI）在医疗临床领域的应用，有可能做到比传统方法早几小时发现脓毒症症状。人工智能系统可检查病历以识别有脓毒症风险的患者。例如，目标实时早期预警系统（targeted real-time early warning system，TREWS）是一个床旁工具，将患者的病史与症状和实验室检查结果相结合，向临床医师提醒患者的脓毒症风险并建议治疗方案，如液体疗法和抗生素介入时机。脓毒症预测和治疗优化（sepsis prediction and optimization of therapy，SPOT）及脓毒症观察（sepsis watch）等深度学习系统促进了及时、快速的反应以启动挽救生命的治疗，据报道其初步数据也使严重脓毒症患者的死亡率降低近 10%。

（五）SOFA 评分

序贯器官衰竭评分（sequential organ failure assessment，SOFA）是一种评估重症监护患者器官功能衰竭严重程度的评分系统，由欧洲重症监护医学协会（European Society of Intensive Care Medicine，ESICM）于 1994 年提出。该评分系统通过测定主要器官功能损伤的程度，对患者进行预后判断。在疑似脓毒症的危重症患者中，SOFA 评分对院内死亡率的预测效度优于 SIRS 标准（AUROC 0.74 *vs.* 0.64）。SOFA 平均分和最高分是最有力的死亡率预测因子。符合这些标准的患者，预测死亡率 ≥ 10%。此外，评分增加 30% 时，死亡率至少为 50%。但 SOFA 评分是器官功能障碍评分系统，并不能诊断脓毒症，也不能识别器官功能障碍确实是由感染引起的患者，但有助于识别感染致死风险可能较高的患者。SOFA 评分表如表 8-2 所示。

表 8-2 SOFA 评分表

系统	检测项目	0	1	2	3	4	得分
呼吸	PaO_2/FiO_2 [mmHg/（kPa）]	≥ 400（53.33）	< 400（53.33）	< 300（40.0）	< 200（26.7）+机械通气	< 100（13.3）+机械通气	
	呼吸支持（是/否）				是	是	
凝血	血小板（10^9/L）	> 150	101 ～ 150	51 ～ 100	21 ～ 50	< 21	
肝	胆红素（μmol/L）	< 20	20 ～ 32	33 ～ 101	102 ～ 204	> 204	
循环	平均动脉压（mmHg）	≥ 70	< 70				
	多巴胺剂量 [μg/（kg·min）]			≤ 5 或	> 5 或	> 15 或	
	肾上腺素剂量 [μg/（kg·min）]				≤ 0.1 或	> 0.1 或	
	去甲肾腺剂量 [μg/（kg·min）]				≤ 0.1	> 0.1	
	dobutamine（是/否）			是			
神经	GCS 评分	15	13 ～ 14	10 ～ 12	6 ～ 9	< 6	

续表

系统	检测项目	0	1	2	3	4	得分
肾脏	肌酐（μmol/L）	< 110	110～170	171～299	300～440	> 440	
	24h 尿量（ml/24h）				201～500	< 200	

1.SOFA 评分用于描述多脏器功能障碍（MODS）的发生、发展并评价发病率。每日记录最差值，涉及 6 个器官，每个部分根据损伤程度的不同，给予 0～4 分的评分，总分为各部分评分之和，范围 0～24 分。评分越高，表示器官功能衰竭越严重。

2. 儿茶酚胺类药物给药剂量单位为 μg/（kg·min），给药至少 1 h；Glasgow 昏迷量表评分范围为 3～15 分，分数越高代表神经功能越好

　　SOFA 评分的临床意义在于：

（1）评估病情严重程度：为医师提供病情严重程度的客观指标。

（2）监测病情进展：医师可以了解患者在重症监护期间的病情进展，及时调整治疗方案。

（3）预测预后：评分越高，住院病死率越高。

三、诊断

　　诊断脓毒症和脓毒性休克通常需要结合临床表现、实验室检查、影像学检查、生理学和微生物学数据。医师通常在床旁依据表现做出经验性诊断，或者在检查数据返回时（如血培养结果回示阳性）或抗生素有明显疗效时做出回顾性诊断。需要注意的是发现致病微生物虽然可取，但不一定可行，因为正如上文所述，在许多患者中并没有发现任何微生物证据，在部分患者中可能是因为进行血培养之前其已接受了抗生素部分治疗。

（一）临床诊断

　　1.脓毒症诊断标准应同时满足以下 2 条。

（1）确诊感染或疑似感染。

（2）SOFA 评分较基线增加 > 2 分。

　　2.脓毒性休克诊断标准应同时满足以下 3 条。

（1）脓毒症诊断成立。

（2）充分液体复苏后仍需使用血管活性药物以维持平均动脉压 > 65mmHg。

（3）血乳酸浓度 > 2mmol/L。

　　3. 对于发热伴器官功能障碍或不明原因的器官功能障碍患者，应考虑脓毒症可能性。qSOFA > 2 分可用于疑似脓毒症患者的快速床旁筛查。

（二）病因诊断

　　1. 明确感染部位　根据患者的症状及体征、影像学检查、微生物学检查及宿主因素明确感染部位。

（1）症状及体征：根据感染部位的典型临床表现初步判断。如咳嗽、咳脓性痰，

听诊湿啰音等提示呼吸系统感染；腹痛，腹胀，触诊腹肌紧张提示急性腹膜炎；尿频、尿急、尿痛，肾区叩击痛提示泌尿系统感染等。留置中心静脉导管超过 48h 的患者，怀疑新发感染时，应排除导管相关性血流感染。

（2）影像学检查：使用 X 线、CT、MRI、超声等影像学检查协助明确感染部位。

（3）微生物学检查：在恶性肿瘤患者中发生的 30%～50% 的脓毒症和感染性休克事件中，没有获得微生物学诊断。当做出明确的微生物学诊断时，血培养往往是最有用的工具。除了特定的痰、尿、分泌物、血培养等，某些致病微生物可提示特定部位感染可能，如念珠菌血症患者需要进行眼科检查，明确是否存在眼内炎可能。

（4）特殊生物标志物：降钙素原（PCT）和 C 反应蛋白（CRP）可能是最广泛使用的，但它们区分脓毒症和其他炎症性疾病或预测结果的能力有限。有研究显示，PCT可以预测患有和不患有中性粒细胞减少症恶性肿瘤患者的菌血症，尤其是那些受到革兰阴性杆菌感染的患者，并且它可以预测对器官支持的需求。升高的血清乳酸已被用作诊断感染性休克的生物标志物，并可以指导休克集束化治疗。脓毒症患者的肾上腺髓质素（adrenomedullin，ADM）也升高，这导致局部感染和菌血症患者的 ADM 原水平高于健康对照组。在恶性肿瘤患者中，pro-ADM 比 PCT 更能提示脓毒症，然而，另一项针对重症恶性肿瘤患者的研究表明，pro-ADM 和 PCT 在识别菌血症的接受者操作特征曲线（receiver operating characteristic，ROC）下面积相似，均优于 CRP。其他生物标志物，例如 presepsin、IL-6 和 IL-8，似乎不太有用。目前可用的生物标志物在患有败血症的恶性肿瘤患者中的作用需要进一步阐明。

2. 明确致病微生物类型　脓毒症的致病微生物主要为细菌、病毒和真菌等，常见微生物与检测方法见表 8-3。一旦怀疑或确诊，应尽快取得临床标本进行微生物检测，按照 WS/T640—2018 的规定执行。

表 8-3　脓毒症常见致病微生物与其常用检测方法

致病微生物	常用检测方法
细菌	染色及涂片、细菌培养、抗原检查（如肺炎链球菌抗原检测、军团菌尿抗原检测）
病毒	抗体检测、RT-PCR、PCR
真菌	染色及涂片、病理学诊断、真菌培养、G 试验、GM 试验、抗甘露聚糖抗体试验
细菌、真菌、病毒等	mNGS

（三）鉴别诊断

脓毒症需与非感染因素导致的器官功能障碍相鉴别，脓毒性休克需与其他原因引起的休克相鉴别。

1. 非感染因素导致器官功能障碍

（1）严重创伤、大面积烧伤、大手术后：可导致患者有效循环血容量不足、心功能抑制、严重缺氧等，进而出现多脏器功能障碍。DIC、低体温（尤其是体温≤34℃）

和酸中毒可导致危及生命的凝血病。软组织损伤导致急性炎症，进一步强化了这一过程。

（2）噬血细胞综合征：特殊类型肿瘤（如血液系统肿瘤）、严重感染、风湿免疫性疾病等可诱发噬血细胞综合征，符合下列指标中 5 条及 5 条以上可诊断：

1）体温 38.5℃以上＞ 7d。

2）脾大。

3）血细胞减少（累及外周血两系或三系）：血红蛋白＜ 90g/L，血小板 100 × 10^9/L，中性粒细胞＜ $1.0 × 10^9$/L 且非骨髓造血功能减低所致。

4）纤维蛋白原减少或三酰甘油增高：三酰甘油＞ 3mmol/L 或高于同年龄的 3 个标准差，纤维蛋白原＜ 1.5g/L 或低于同年龄的 3 个标准差。

5）血清铁蛋白升高：铁蛋白≥ 500μg/L。

6）血浆可溶性 CD25 升高。

7）自然杀伤细胞（natural killer cell，NKC）活性下降或缺乏。

8）骨髓、脾、肝或淋巴结中发现噬血现象。

（3）系统性红斑狼疮活动期：育龄期女性，发热伴面颊部蝶形红斑，实验室检查显示抗核抗体阳性（如抗双链 DNA 抗体阳性、抗 Sm 抗体阳性）可诊断。

（4）热射病：诊断标准按照 GBZ 41—2019 的规定执行。在高温、高湿或强烈的太阳照射环境中作业或运动数小时（劳力性），或老年、体弱、有慢性病患者在高温和通风不良环境中维持数日（非劳力性），机体热应激机制失代偿，出现以体温明显增高及意识障碍为主的临床表现，表现为皮肤干热、无汗、体温高达 40℃及 40℃以上、谵妄、昏迷等；可伴有全身性癫痫样发作、横纹肌溶解、多器官功能障碍综合征。

（5）急性中毒：短时间内机体吸收一定量药物或毒物等化学物质导致躯体损害，起病急骤，症状严重，病情变化迅速，易导致多脏器功能障碍，治疗不及时可危及生命。明确的病史或血液 / 尿液检测到达中毒剂量的毒物可确诊。职业性急性化学物中毒性多器官功能障碍综合征的诊断按照 GBZ 77—2019 的规定执行。

2. 其他原因引起的休克　符合以下（1）～（4）中 2 条，和（5）～（7）中任意 1 条，可诊断休克。

（1）具有休克的诱因。

（2）意识障碍。

（3）脉搏＞ 100 次 / 分或不能触及。

（4）四肢湿冷、胸骨部位皮肤指压阳性（再充盈时间＞ 2s）；皮肤花斑、黏膜苍白或发绀；尿量＜ 0.5 ml/（kg·h）或无尿。

（5）收缩压＜ 90mmHg。

（6）脉压＜ 30mmHg。

（7）原有高血压者收缩压较基础水平下降 30% 以上。

四、脓毒症患者的病原菌分布特征及致病特点

脓毒症是一种由感染引起的全身性炎症反应，其病情危重程度与病原菌分布密切相关，也能指导抗生素的合理选择、应用及调整。近年来，随着病原菌检测技术的进步和临床治疗的不断完善，对脓毒症患者的病原菌分布及其与病情危重程度的相关性有了更

深入的认识。研究发现，革兰阴性菌和革兰阳性菌是脓毒症的主要病原菌，此外还有真菌、病毒等，非典型病原体导致脓毒症罕见，具体情况详见相关章节描述。而不同种类的病原菌感染患者的病情危重程度存在差异，导致脓毒症/脓毒性休克的概率也各不相同。同时，多重耐药菌感染给临床治疗带来了巨大挑战。因此，深入研究脓毒症患者的地区性病原菌分布、当地耐药特性及其与病情危重程度的相关性，对于制订个性化抗感染治疗方案、提高治疗效果具有重要意义。

（一）常见病原菌类型及致病特点

1. 革兰阴性杆菌　脓毒症中常见的革兰阴性菌包括大肠埃希菌、铜绿假单胞菌、肺炎克雷伯菌、鲍曼不动杆菌、产气肠杆菌、奇异变形杆菌等。正如前文所说，革兰阴性杆菌引发的炎症反应较为复杂。它们可以产生内毒素并激活体内的补体系统，进一步放大炎症反应，可能导致脓毒症休克和多器官功能衰竭等严重并发症。因此，革兰阴性杆菌感染导致的脓毒症病情往往较为严重。

2. 革兰阳性球菌　脓毒症中常见的革兰阳性球菌包括金黄色葡萄球菌、粪肠球菌、屎肠球菌、链球菌。革兰阳性球菌如金黄色葡萄球菌，能够迅速引发强烈的炎症反应，使体内大量释放炎症介质，如肿瘤坏死因子和白介素。这种"细胞因子风暴"可以导致组织损伤，甚至引发多器官功能衰竭。

3. 真菌　引发脓毒症常见的真菌有白色假丝酵母菌、热带假丝酵母菌、光滑念珠菌。真菌感染的脓毒症往往具有较强的侵袭性和持久性，且难以控制。真菌感染引发的炎症反应通常较为持久，且可能导致免疫系统的过度激活和炎症反应的失控，进一步加剧病情的危重程度。

4. 病毒　前文提到曹彬教授团队发表文章提出了"病毒性感染中毒症（viral sepsis）"概念，并将其定义为宿主对病毒感染反应失调导致的危及生命的器官功能障碍，临床诊断可以根据 SOFA 评分结合病毒感染的病原学证据来做出，与脓毒症类似。以前的研究认为除了流行病/大流行等特定临床情况外，病毒感染很少是导致脓毒症/脓毒性休克的主要原因。近几年 SARS-CoV-2（引起 COVID-19）却是造成许多严重感染和脓毒症/脓毒性休克的原因。由于 SARS-CoV-2 导致的持续大流行导致人们对这种情况的理解发生了非常迅速的变化。有研究表明并发病毒载量与脓毒症的严重程度和 ICU 脓毒症患者的存活率密切相关。

免疫功能低下的患者特别容易受到病毒感染，包括中性粒细胞减少症、人类免疫缺陷病毒（HIV）感染、血液系统恶性肿瘤和造血干细胞移植或实体器官移植的患者。在这些患者中，单纯疱疹病毒、爱泼斯坦-巴尔病毒、巨细胞病毒和呼吸道病毒（如腺病毒）均可引起严重疾病。热带和亚热带地区出现地方性和流行性人畜共患病病毒感染，包括由登革热、埃博拉病毒、拉沙病毒、马尔堡病毒等引起的病毒感染。其中许多可以表现为脓毒症的临床体征，尤其是在早期阶段。不幸的是，大多数病毒都缺乏有效的治疗方法。经验性抗病毒治疗效果尚不清楚，而对于其他抗菌药物，也有出现不良反应的风险。没有关于成本效益的数据。由于在出现数次急性呼吸衰竭危重患者中，与抗病毒治疗相关的立场持续发生变化，因此 Surviving sepsis campaign 指南专家组决定不发布脓毒症抗病毒治疗的建议，而是让读者参考更具体的指南，器官支持的治疗似乎更为重要。

（二）脓毒症病情影响病原菌发展

有研究证实，脓毒症病情发展对革兰阳性菌的影响非常显著。随着病情的加重，患者体内革兰阳性菌的主要病原菌分布类型发生了明显的变化。一些常见的病原菌如金黄色葡萄球菌和肺炎链球菌的数量明显增加。这些病原菌具有强烈的致病性和毒力，能够引发强烈的炎症反应，导致组织损伤和多器官功能衰竭。因此，革兰阳性菌的增多与脓毒症病情的严重程度密切相关。然而，与革兰阳性菌相比，脓毒症病情发展对革兰阴性菌和真菌的影响较小。虽然革兰阴性菌和真菌也是脓毒症的重要致病菌，但在病情加重的过程中，它们的分布类型和数量并没有发生明显的变化。这可能是因为革兰阴性菌和真菌的致病机制和生存策略与革兰阳性菌有所不同，使它们能够在脓毒症的环境中保持相对稳定。此外，研究还发现，随着脓毒症病情的加重，所有种属细菌的数量都呈现出增加的趋势。这表明脓毒症病情的发展提供了一个适宜的环境，促进了各种病原菌的生长和繁殖。这也解释了为什么脓毒症患者往往会出现多种病原菌的混合感染，增加了治疗的难度和复杂性。由此可知，对于脓毒症的治疗和预防，了解病情发展对病原菌分布的影响至关重要。医师需要根据患者的具体情况和病原菌类型制订个性化的治疗方案。对于革兰阳性菌感染的患者，应及时采取有效的抗菌药物治疗，并密切监测病情的变化。对于革兰阴性菌和真菌感染的患者，治疗策略可能需要更加注重免疫调节和炎症反应的控制。

（三）恶性肿瘤患者脓毒症耐药菌相关研究

恶性肿瘤患者患脓毒症的风险比普通人群高，且根据恶性肿瘤类型存在一定差异。这些患者的脓毒症死亡率随着时间的推移而下降，这可能是由于脓毒症管理的改进、恶性肿瘤治疗的进步及重症监护病房（ICU）入院政策的改进。但近年来免疫抑制人群中引起感染和脓毒症的微生物抗生素耐药性增加，这对恶性肿瘤脓毒症患者预后产生负面影响。特别值得关注的是耐多药（MDR）革兰阴性杆菌的广泛出现和传播，是恶性肿瘤患者感染和脓毒症的常见原因。一项肺癌化疗合并院内肺部感染致病菌特点及影响因素分析的单中心研究中，发现 411 例肺癌患者化疗期间发生院内肺部感染 184 例，感染率为 44.77%。铜绿假单胞菌和肺炎克雷伯菌是主要革兰阴性菌，金黄色葡萄球菌和肺炎链球菌是常见的革兰阳性菌，乙型流感病毒是主要病毒，念珠菌和曲霉是最常见的真菌。其中，铜绿假单胞菌对亚胺培南的耐药率为 26.67%，而肺炎克雷伯菌对亚胺培南的耐药率为 12.50%，主要革兰阳性菌对万古霉素的耐药率为 0.00%。可以看出肺癌合并院内肺部感染患者在化疗过程中，病原菌的分布及耐药性均具有一定的特点。临床医师应加强病原菌及其耐药性的检测。一些研究报告了高比率产超广谱 β- 内酰胺酶（ESBL）的肠杆菌、MDR 铜绿假单胞菌（MDR-PA）和耐碳青霉烯类肠杆菌（CRE）引起的菌血症。当恶性肿瘤患者因 MDR-GNB 感染时，初始经验性抗生素治疗不足会增加死亡率。因此，在当前普遍存在抗生素耐药性的时代，迫切需要开发具有抗 MDR-GNB 活性的新药物。同时，新型 β- 内酰胺 /β- 内酰胺酶抑制剂可能是治疗由其中一些 MDR-GNB 引起的感染的安全有效选择。此外，特定策略可能有助于改善免疫抑制恶性肿瘤患者的总体预后，例如快速识别脓毒症（如前文提到的评分和生物标志物）、优化 β- 内酰胺类抗生素的使用（如延长输注时间），以及优化源头控制和提供积极的 ICU 的管理。

第二节　集束化治疗

众所周知，脓毒症 / 脓毒性休克通过早期和标准化治疗并遵循循证指南，可以改善脓毒症的结局，进而提出脓毒症集束化治疗的概念。所谓集束化就是将很多有效的措施打包，集中对患者进行治疗的管理手段，而且这种管理是有时间限制的。集束化治疗包括抗菌药物使用、液体复苏等。这种情况下，能够有效提高脓毒症患者救治的成功率。脓毒症集束化治疗一直是实施拯救脓毒症运动（surviving sepsis campaign，SSC）等指南的核心。而集束化治疗也是早期、快速处理脓毒症的保障。经过多年来的临床研究及循证依据，脓毒症 / 脓毒性休克的全程管理治疗已有比较完善的指南推荐。恶性肿瘤合并脓毒症 / 脓毒性休克目前也遵循此治疗策略。解放军总医院解立新教授团队总结了脓毒症 / 脓毒性休克治疗的发展过程。

2004 年首次提出感染中毒症 6h 集束化治疗策略（6h-bundle）：首次强调早期目标导向治疗（early goal-directed therapy，EGDT）对于改善预后的重要性，2012 年进一步的精细复苏步骤提出了经典的 3h 集束化治疗策略（3h-bundle），到了 2016 年，则不再强调 CVP 和 ScvO$_2$，推荐 3h 内予 30ml/kg 的晶体液进行复苏（如果存在低血压），如果患者存在脓毒性休克（septic shock），应在 1h 内给予抗生素治疗；同时结合 Sepsis3.0 标准提到了 qSOFA 评分用于院外或急诊患者的评估，强调了早期识别的重要性。

2018 年，将 3h-bundle 和 6h-bundle 融合成为 1h-bundle（如果乳酸 ≥ 2mmol/L 需每 2 ～ 4 小时复测一次、使用抗生素前留取血培养、使用广谱抗生素、如果乳酸 ≥ 4mmol/L 需开始 30ml/kg 的液体复苏、液体复苏中或后加用血管活性药物维持 MAP ≥ 65mmHg）。1h 集束化治疗要求在 1h 内立即开始对脓毒症患者进行紧急处理。但要在 1h 内迅速完成对患者各种生命体征、检查结果、感染状态及多个重要器官功能的全面评估，并及时进行初始液体复苏和抗感染治疗，这就要求临床实践中对脓毒症患者必须早期识别，否则极有可能错过指南推荐的最佳治疗时机。研究发现 1h 脓毒症集束化治疗的实施可显著提高患者的存活率。在 1h 脓毒症集束化治疗中，乳酸监测、液体复苏、血培养、广谱抗生素及血管活性药使用的早期实施均可有效提高患者存活率。

2021 年提出，强烈建议医疗系统对 Sepsis 建立早期筛查及识别体系，从而避免因为治疗延误导致的严重后果，新增了毛细血管再充盈时间（capillary refill time，CRT）协同判断组织灌注情况，并建议利用动态指标指导液体复苏。同时建议对于需要进入 ICU 的脓毒症脓毒性休克成人患者在 6h 内进入 ICU 接受治疗。

液体复苏是脓毒性休克最主要的治疗方式之一，临床上目前常用宏观血流动力学参数（心率、平均动脉压、中心静脉压）去指导液体复苏。然而，部分脓毒性休克患者的宏观血流动力学参数恢复后，仍然存在持续的微循环障碍，最终导致患者多器官功能衰竭。因此如何早期快速地评估脓毒性休克患者的微循环灌注状况是指导脓毒性休克患者复苏的关键。

一、目标液体复苏

2021 年 Sepsis 指南提出，在复苏后的最初 3h 内，至少应给予 30ml/kg 晶体液复苏。但这是否适用于所有感染性休克人群特别是恶性肿瘤患者，本身存在营养不良、恶病质的风险，能否承受复苏的液体负荷？脓毒性休克患者处于高排低阻状态，心脏射血能力增强。由于血管通透性增高，大量液体进入第三间隙，心脏有效循环血量不足导致休克。所以在液体复苏时，首先要补充有效的血容量。但第三间隙同时也在渗出，建议联合使用血管活性药物，才能纠正感染性休克。但同时，关于液体复苏按 30ml/kg 给药的晶体液体"证据质量不高"。多项研究表明，积极的液体复苏和正液体平衡是有害的，并增加死亡率（液体越快越多，死亡率越高）。合并基础病，尤其是恶性肿瘤恶病质、心脏疾病、肺病、肾病等基础疾病的评估，适量的液体复苏、适时的容量评估、个体化给药策略则更为可靠。

近年研究提出以血乳酸水平作为指导液体复苏的标准，但后续研究发现血乳酸水平不能有效评估末梢循环恢复情况。2019 年发表的 ANDROMEDA-SHOCK 研究提出通过 CRT 来指导液体复苏，即用力按压右手示指远端指骨 10s；用计时器记录腹面恢复正常颜色的时间，以 3s 为正常上限；如果在 3s 时可以恢复正常，说明感染性休克得以纠正。该研究结果显示：在感染性休克患者中，与以血乳酸水平为目标的策略相比，以 CRT 正常化为目标的复苏策略有降低 28d 全因病死率的趋势，但最终结果没有统计学差异。2020 年，针对上述研究的贝叶斯再分析发现，与血乳酸靶向复苏策略相比，CRT 靶向复苏可以降低感染性休克患者的病死率并加快器官功能障碍的消退。同年另一项针对 ANDROMEDA-SHOCK 研究的事后分析发现，使用 CRT 评估外周血流灌注以指导复苏，显著减少了输液量，降低了 28d 病死率。

另外，皮肤花斑评分（skin mottling score，SMS）、皮肤温度梯度、近红外光谱（near-infrered spectroscopy，NIRS）、激光多普勒血流仪（laser doppler flowmetry，LDF）、外周灌注指数（peripheral perfusion index，PPI）等针对外周微循环的监测方法得到越来越广泛的研究应用及普及推广，可见脓毒性休克的本质是微循环休克，以微循环为导向的复苏似乎更合理，寻找有效的无创微循环评估手段将是未来的研究方向。

二、血管活性药物的使用

目前的研究和指南均推荐使用去甲肾上腺素作为一线升压药物。去甲肾上腺素剂量在 $0.25 \sim 0.5\mu g/$（kg·min）时可考虑开始使用血管升压素。2020 年发表在 *Crit Care* 杂志的一项研究发现，在液体复苏时，1h 内联合使用去甲肾上腺素与超过 1h 再使用去甲肾上腺素相比，复苏的液体量明显减少，而且病死率也降低。另一项研究发现，如果不进行液体复苏，单独使用血管活性药物，感染性患者病死率可达到 50%；如果液体复苏联合血管活性药物，病死率会明显降低。

我们希望用少量的血管活性药物增加有效血容量，但如果药物使用不当，可能导致外周血管阻力增加，末梢循环反而更差，进一步恶化组织灌注，需要寻找有效的血管活性药物应用评价指标。研究发现，低的舒张压和血管弹性阻力能够指导应用血管活性药物可能时机。这也提示我们在 ICU 使用脉搏指示连续心排血量（pulse indicator continuous cardiac output，PiCCO）监测的重要性。

三、抗生素的使用

2021 年 Sepsis 指南推荐，如果确诊感染性休克，要立即使用抗生素，这一点毋庸置疑。但这一推荐是否适用于所有脓毒性休克患者？一项发表在 *Chest* 杂志的大样本临床研究纳入 2013—2017 年 4 家医院急诊室符合 Sepsis 3.0 诊断标准的 10 811 例患者，结果表明急诊科抗生素起效时间的延迟与长期风险调整后脓毒症病死率的增加有关。另外一项发表在 *N Engl J Med* 杂志的研究也发现，抗生素应用时机与住院病死率相关，每延迟 1h 使用抗生素，住院死亡风险增加 1.04 倍。

针对医院内感染，尤其是 HAP 和呼吸机相关性肺炎（VAP）继发脓毒症 / 脓毒性休克，在没有明确致病原的前提下经验性使用抗生素，必然会导致医疗单元耐药菌风险增加，其临床疗效可能也很有限。而且由于下呼吸道标本非常容易被污染，如何获取合格的标本、如何第一时间留取血标本、提高无菌标本的检出率等问题都需要认真思考。如何判断定植、污染还是感染，以及抗生素滥用带来的一系列问题，在出现脓毒症 / 脓毒性休克短时间内如何确诊，以及致病原确诊时间，很多问题都需要我们反思并制订合适的个体方案。具体阐述见下一节。

四、其他治疗

对于正性肌力药物的使用，2021 年 Sepsis 指南指出尽管有充足的容量状态和动脉血压仍持续存在低灌注的脓毒性休克和心功能不全的成人，建议在去甲肾上腺素的基础上加用多巴酚丁胺或单用肾上腺素，且不建议使用左西孟旦。对于脓毒症引起的低氧性呼吸衰竭成人，建议使用高流量鼻氧，而不是无创通气。对于脓毒症引起的 ARDS 成人，推荐使用肺保护性低潮气量通气策略（潮气量 VT6ml/kg，平台压 Plat ≤ 30cmH$_2$O），使用较高的呼气末正压（positive end-expiratory pressure，PEEP）。脓毒症引起的中重度 ARDS 成人，推荐每天俯卧通气超过 12h。对于感染性休克且持续需要血管升压药物的成人，可静脉使用皮质类固醇。可静脉使用氢化可的松，剂量为 200mg/d，每 6 小时静脉给予 50mg 或连续输注。建议在去甲肾上腺素或肾上腺素剂量≥ 0.25μg/（kg·min）开始后至少 4h 使用。如合并有需肾脏替代治疗的急性肾损伤（acute kidney injury，AKI），建议使用持续性或间歇性肾脏替代治疗。建议且使用低分子肝素预防静脉血栓栓塞（venous thromboembolism，VTE）、存在胃肠道出血风险时预防应激性溃疡。不建议使用静脉输注免疫球蛋白、维生素 C 及常规输血。

五、脓毒症亚型与个体化

很多关于脓毒症表型和亚型的大样本研究是未来脓毒症临床分型的重要依据。有研究显示，体温过高、心动过速、呼吸急促、低血压和体温低、心率低、呼吸频率低、低血压两组患者的病死率都增加。2023 年发表的一项队列研究分析了截至 2020 年 7 月 5 年期间在两个单中心、前瞻性、观察性队列中入住外科 ICU 的 522 例患者的转录组学数据，分为免疫基本稳定组、凝血紊乱组和炎症高反应状态组，结果发现：免疫基本稳定组病死率最低，而凝血紊乱组和炎症高反应状态组的病死率较高。这提示我们从基因水平对脓毒症做亚型分析是可行的。但 2023 年发表在 *Intensive Care Med* 杂志的一项比较分析却发现，在脓毒症危重患者中，使用临床、生物标志物和转录组学数据的亚型策略无法识别可比较的患者群体，并且可能反映不同的临床特征和基础生物学。

这些自相矛盾的结果表明：脓毒症是将多种病原体感染的共性结合起来，但它们致病因素不同、病理生理不同、临床表现不同、病理表现不同、预后不同，核心机制仍未能阐明，恶性肿瘤并发脓毒症／脓毒性休克是否能成为独立的亚型还有待进一步研究，精准与个体化还有很长的路要走。随着 ICU 大数据分析的人工智能研究，可以将临床数据全部整合做二次分析进行预警，并开展基于人工智能的多维度大数据分析，建立从分子水平到机体整体多维度大数据平台，对不同表型脓毒症精准评估和预警，制订个体化救治方案。

第三节　抗感染策略

在临床治疗脓毒症休克时，临床的临界转折点为 1h 左右，如果能在 1h 内使用恰当的抗生素治疗，可以明显降低病死率；若在休克确诊后才开始使用，则可能增加脓毒症休克的病死率。因此，早期使用抗生素能改善脓毒症休克患者的预后。不同的病因，使用抗生素的方案尚且不同，和普通患者相比，恶性肿瘤患者在存在免疫抑制、免疫紊乱的状态下，抗感染策略是否更应该个体化调整？我们又该如何进行抗感染治疗？因此，"优化""个体化"与"及时使用"是我们讨论的重点。下面根据《拯救脓毒症运动——2021 脓毒症和脓毒性休克管理国际指南（Surviving sepsis campaign：international guidelines for management of sepsis and septic shock 2021）》（下文简称"指南"）对脓毒症／脓毒性休克抗感染策略推荐内容做出整理和归纳，以及阐述恶性肿瘤合并脓毒症／脓毒性休克的治疗管理措施。

一、抗感染时机

指南指出，对于可能是脓毒症但无休克的成人，应快速评估急性疾病是否为感染性或非感染性病因。快速评估包括病史和临床检查、对急性病是否为感染性与非感染性病因的检查，以及类似于脓毒症的急性病即刻治疗。如有可能，应在就诊后 3h 内完成，以便确定患者就诊的感染原因。抗生素治疗前需行血液培养，至少要从不同的外周部位进行两次血液培养，经验性抗菌治疗后可降低血液培养的敏感性。抗生素前血培养，尤其是阳性结果可显著改善脓毒症预后，但不应为了获取／等待培养结果而推迟抗生素使用时间。

对于可能是脓毒性休克或脓毒症可能性大的成人，推荐立即使用抗菌药物，最好在识别后 1h 内。

对于可能是脓毒症但无休克的成人，建议进行有时间限定的快速调查，如果对感染的担忧持续存在，则应在首次发现脓毒症后 3h 内使用抗菌药物。

对于感染可能性低且无休克的成人，建议推迟使用抗菌药物，同时继续密切监测患者，但推荐级别为弱推荐。

与单独的临床评估比较，不建议使用降钙素原加临床评估来决定何时开始使用抗生素。

二、抗生素的选择

指南指出，对于耐甲氧西林金黄色葡萄球菌（MRSA）风险高的脓毒症或脓毒性休克成人，推荐使用覆盖 MRSA 的经验性抗生素治疗。

对于 MRSA 风险低的脓毒症或脓毒性休克的成人，不建议使用覆盖 MRSA 的经验性抗生素治疗。

对于脓毒症或脓毒性休克且多重耐药（MDR）风险高的成人，建议使用两种覆盖革兰阴性杆菌的抗生素经验性治疗，而不是仅用一种覆盖革兰阴性杆菌的抗生素。

脓毒症或脓毒性休克且 MDR 风险低的成人，不建议使用两种覆盖革兰阴性杆菌的抗生素经验性治疗。

对于脓毒症或脓毒性休克的成人，一旦已知致病病原体和易感性，不建议使用两种覆盖革兰阴性菌的抗生素。

三、抗真菌治疗

对于脓毒症或脓毒性休克且真菌感染风险高的成人，建议经验性使用抗真菌药物治疗。

对于脓毒症或脓毒性休克且真菌感染风险低的成人，不建议经验性使用抗真菌药物治疗。

四、抗病毒治疗

关于抗病毒药物的使用并未形成推荐意见。

五、抗生素给药方式及停用抗生素时机

对于脓毒症或脓毒性休克的成人，建议延长 β- 内酰胺类药物输注时间进行维持（在初始推注后），而不是常规输注。推荐根据公认的药代动力学 / 药效学原则和特定的药物性能优化抗生素的给药策略。

对于初步诊断为脓毒症或脓毒性休克且源头得到充分控制的成人，建议短疗程使用抗生素治疗；如最佳治疗持续时间不确定，建议使用降钙素原和临床评估以决定何时停用抗生素，而不是单独使用临床评估。

对于脓毒症或脓毒性休克的成人，建议每日评估抗生素降级，而不是使用固定的持续治疗（未每日重新评估降级）。

六、脓毒症与血流感染

脓毒症本质上是感染，多项研究结果提示，有 40% 的脓毒症和脓毒性休克是由血流感染引起的，因此，如何预防及管理血流感染是减少脓毒症发病率的有效途径之一。其来源包括呼吸道、胃肠道、皮肤感染等。指南指出，对于脓毒症或感染性休克的成人，推荐快速识别或排除需要紧急源头控制的特殊部位的感染诊断，并在医学和后勤可行的

情况下，尽快实施任何需要源头控制的干预。对于脓毒症或感染性休克的成人，推荐在建立其他血管通路后立即移除可能导致脓毒症或感染性休克的血管内通道装置。

一项关注成人医院获得性血流感染的前瞻性队列研究指出，最常见的血流感染来源于肺炎与血管内导管，最常见的病原体包括革兰阴性菌，碳青霉烯类耐药菌及其他难治性耐药菌。抗生素耐药往往延缓了患者获得及时、充分的抗生素治疗，仅有 52.5% 的患者在 24h 内接受了足量的抗生素治疗。此外，医院获得性血流感染死亡率达到 37.1%。以上数据足以证明，对于凶险的医院获得性血流感染，需要及时从源头进行管控，通过尽早足量的抗生素治疗改善其预后。

选择性消化道去污（selective digestive decontamination，SDD）是指针对具有院内感染风险的患者在进入 ICU 的前 4 d 内在消化道使用局部的、不可吸收的抗菌药物，结合系统性抗生素给药进行预防性治疗。具体操作方法如下：在入住 ICU 的前 4 d 内，使用含有抗菌药物（通常为妥布霉素、黏膜菌素和两性霉素 B）的口咽糊剂和肠内混悬液及静脉注射抗生素对选定的患者进行预防性治疗。治疗的目的是从有院内感染风险的患者（比如抗肿瘤治疗期间中性粒细胞减少患者、机械通气患者和反复感染病史患者）的口咽和消化道中根除潜在的病原微生物。目标的潜在病原微生物包括需氧革兰阴性菌（GNB）、甲氧西林敏感的金黄色葡萄球菌和酵母菌。一旦患者成功去定植，未受影响的厌氧菌群将防止潜在病原微生物的新定植，这一原则称为定植抗性（colonization resistance）。

一项纳入了 5982 例患者的随机临床试验发现，SDD 在接受气管插管患者中的应用有降低院内死亡率的趋势。Hammond 等进行的荟萃分析得出相同结论：30 项随机临床试验的数据证实，与标准治疗相比，SDD 能够显著降低患者的住院死亡率（RR=0.91，95%CI：0.82～0.99）；同时，SDD 与降低 VAP 及 ICU 获得性菌血症都呈显著正相关。一项为期 21 年的单中心纵向研究发现，SDD 的应用并未影响 ICU 水平的耐药微生物的阳性率，但随着时间推移，背景耐药率有所上升。由此可见，SDD 可以同时对内源性与外源性感染进行预防性控制，在不增加耐药微生物的情况下，能在一定程度上降低死亡率，是治疗感染的又一措施，但指南并未做出推荐，其实用性与安全性还有待进一步研究。

七、恶性肿瘤与脓毒症 / 脓毒性休克

尽管拯救脓毒症指南持续更新，也提出了脓毒症 / 脓毒性休克亚型个体化治疗的概念，但并没有提及恶性肿瘤患者合并脓毒症 / 脓毒性休克的个体化治疗。带着前文提到的几处思考，笔者整理了此类患者的特殊性及个体化治疗措施的思考。

（一）恶性肿瘤患者脓毒症的病理生理学

1. 脓毒症相关免疫抑制　脓毒症是一个极其复杂的过程，其中可能会发生多种情况并导致持续的免疫抑制和过度炎症。一方面，它会引起严重的免疫抑制状态，影响先天免疫系统和适应性免疫系统的细胞效应。这些包括功能必需的细胞，例如中性粒细胞、单核细胞和巨噬细胞、自然杀伤细胞、树突状细胞、B 淋巴细胞和 T 淋巴细胞（包括 γδT 细胞、TH 细胞亚群和调节性 T 细胞）。另一方面，脓毒症会诱发复杂的免疫功能障碍状态，包括过度炎症（炎症细胞因子 IL-1、TNF 和 IL-7 的过度释放）、稳态功能

障碍、补体激活、纤溶和凝血系统刺激、氧化还原失衡（导致严重的氧化应激）、线粒体功能障碍和分子改变。

2. 恶性肿瘤相关的免疫抑制　正如第 2 章第二节所述，化疗和放疗治疗会消耗中性粒细胞的循环计数，并削弱它们的趋化性和吞噬作用的能力，来改变嗜中性粒细胞和单核细胞的吞噬活性。我们知道，感染和脓毒症的风险与中性粒细胞减少和单核细胞减少的程度和持续时间密切相关。抗细胞增殖药物和单克隆抗体可诱导长期 B 细胞和（或）T 细胞淋巴细胞减少。恶性肿瘤患者也经常使用皮质类固醇，从而增加免疫抑制程度。这些药物也会导致中性粒细胞、单核细胞、巨噬细胞和淋巴细胞（主要是 CD4$^+$T 细胞）的活性降低。在高剂量时，它们还会诱导细胞凋亡、降低 IL-2 水平并削弱 Th2 细胞反应。此外，化疗和放疗可能会损害其他器官和组织功能，从而限制它们应对初始病原菌攻击的能力。在这方面，有人提出，继发于细胞抑制剂的内皮毒性可能导致微循环改变和血管对血管加压药的反应受损。

无论抗肿瘤治疗如何，都有特定的恶性肿瘤环境可能会增加感染和脓毒症的风险。骨髓受累和（或）某些血液系统恶性肿瘤或转移性实体瘤存在骨髓生成障碍可能导致重要的血细胞减少和（或）中性粒细胞和单核细胞的吞噬活性缺陷。一些淋巴增生性疾病也可能导致低丙种球蛋白血症，并且恶性细胞压迫解剖结构和（或）组织浸润会削弱局部防御机制。

最后，肿瘤细胞可以通过失去主要的组织相容性 I 类分子逃离细胞毒性细胞，导致检查点抑制分子的不适当表达，并且可以表现出导致抗原呈递减少的功能缺陷，以及改变的树突状、巨噬细胞、NK 和 CD8 T 细胞功能。肿瘤相关的免疫改变是否会增加感染的风险仍有待证实。

3. 恶性肿瘤和脓毒症之间的双向相互作用　恶性肿瘤和败血症之间存在病理生理学相似性，这可能表明源自感染触发的免疫缺陷可能促进有利的环境并促进肿瘤生长。恶性肿瘤的特点是异常细胞无法控制的生长和扩散。恶性肿瘤细胞有能力躲避免疫系统并创造优化肿瘤存活的微环境。炎症细胞会导致纤维化、血管生成和细胞环境重塑，这均使得疾病过程进展。此外，肿瘤环境中存在的免疫细胞会受到影响，从而降低其预期免疫功能，例如巨噬细胞的吞噬能力及树突状细胞和 T 细胞的激活。当肿瘤微环境中的 T 细胞进入相对功能障碍、衰竭和衰老状态时，肿瘤就会进一步增殖。最近的数据还表明，抗生素引起的微生态失调（肠道微生物群的组成和多样性的变化）可能会改变对恶性肿瘤的免疫反应。但也有研究指出，脓毒症可能具有抗肿瘤活性，"恶性肿瘤 – 脓毒症"模型表明脓毒症可能诱导肿瘤抑制，均有待进一步研究。

（二）恶性肿瘤患者合并脓毒症 / 脓毒性休克的特点及影响因素

从既往研究上看，恶性肿瘤患者患脓毒症的可能性是普通人群的近 10 倍，而恶性肿瘤患者入住 ICU 的主要原因是脓毒症 / 脓毒性休克。此外，尽管预后可能因患者的恶性肿瘤类型、治疗和获得医疗护理的情况而异，但据估计，约 30% 的恶性肿瘤死亡率均来自脓毒症 / 脓毒性休克。图 8-1 显示了终身患恶性肿瘤的风险、患有恶性肿瘤作为既存合并症的脓毒症患者的百分比及患有恶性肿瘤和脓毒症的住院患者的死亡率。

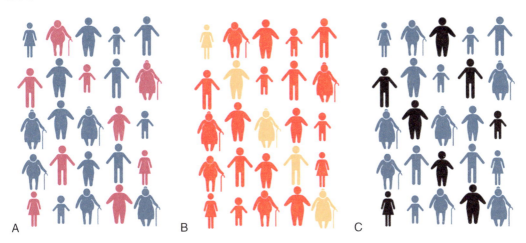

A. 1/2的男性及1/3的女性被诊断为癌症　　B. 1/5的脓毒症患者患有恶性肿瘤　　C. 患恶性肿瘤和脓毒症的住院患者死亡率为1/4

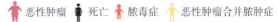

恶性肿瘤　　死亡　　脓毒症　　恶性肿瘤合并脓毒症

图 8-1　终身发病率风险：恶性肿瘤、脓毒症和死亡率

A. 终身恶性肿瘤发病率；B. 患有恶性肿瘤的脓毒症患者的百分比；C. 患有恶性肿瘤和脓毒症的住院患者的死亡率

据研究，下列多种因素均影响恶性肿瘤合并脓毒症 / 脓毒性休克的死亡率。

1. 抗肿瘤治疗相关因素　　单独的恶性肿瘤和恶性肿瘤治疗（例如化疗、放疗、手术、骨髓移植、靶向及免疫治疗）会增加脓毒症的风险。化疗和放疗都会引起中性粒细胞减少，针对恶性肿瘤患者的大量研究表明，中性粒细胞减少症本身是感染和（或）细菌的独立危险因素，感染风险与中性粒细胞和单核细胞耗竭的严重程度和持续时间有关。此外，即使中性粒细胞计数在正常范围内，其趋化性和吞噬作用也会受到损害。在 Reilly 等的一项研究中，可以证明化疗所致中性粒细胞减少症与急性肾损伤（AKI）的高风险独立相关，其特征在于高白细胞介素 –6、白细胞介素 –8 和粒细胞集落刺激（G–CSF）。多种化疗方案亦会引起 T 或 B 细胞淋巴细胞减少及淋巴细胞和 NK 细胞的功能变化。治疗肿瘤（如用于化疗的中心静脉导管）或姑息治疗（如导尿管）所需的侵入性导管的安置及长时间保留也在脓毒症的发展中发挥作用。

2. 与肿瘤类型相关　　Hensley 等基于索赔数据对美国 110 万例脓毒症住院患者进行了分析，超过 230 000 例脓毒症入院病例与恶性肿瘤相关，这意味着超过 20% 的脓毒症住院患者是恶性肿瘤患者。在因脓毒症住院且患有恶性肿瘤的患者中，63.4% 患有实体瘤，18.4% 患有血液系列恶性肿瘤，其余的情况不明。一项补充研究调查了 2008—2017 年美国住院患者样本数据库中超过 1900 万例脓毒症住院患者。其中，20.4% 与恶性肿瘤相关，其中约 80% 是实体瘤。脓毒症恶性肿瘤患者的院内死亡率高于非恶性肿瘤患者（17.88% *vs.* 12.15%），血液肿瘤的死亡率略高于实体瘤，且病程较长。但脓毒症患者的死亡率因恶性肿瘤类型而异，因为血液肿瘤的院内死亡率本身就高于实体瘤。

3. 容易早期并发器官功能障碍　　虽然患有和不患有恶性肿瘤的脓毒症患者的整体

器官功能障碍相似，但患有恶性肿瘤的患者更有可能出现早期血液功能障碍，出现肺或肾功能障碍的可能性较小。与没有恶性肿瘤的脓毒症患者相比，患有恶性肿瘤的脓毒症患者的院内死亡率较高（27.9% *vs.* 19.5%，*P* ＜ 0.001），并且在由感染部位和急性器官功能障碍负担定义的亚组中死亡率始终较高。

4. 与恶性肿瘤分期、合并症及并发症相关　Cuenca 等做了一项针对 271 例入住恶性肿瘤中心 ICU 的脓毒性休克患者的小型研究的补充，该研究表明 69.4% 的患者在入住 ICU 后 28d 内死亡。与在 ICU 中死亡率相关的危险因素包括晚期恶性肿瘤（OR=3.17；95% CI：1.43 ～ 7.03）、体能状态不佳（OR=2.72；95% CI：1.33 ～ 5.57）、高乳酸水平（OR=3.19；95% CI：1.90 ～ 5.36）以及伴随的急性呼吸衰竭（OR=2.34；95% CI：1.15 ～ 4.74）。国内一项对 2015—2021 年发表的 9 项研究（7 项回顾性研究、1 项前瞻性研究、1 项病例对照研究）的针对多个国家的荟萃分析也研究了恶性肿瘤对脓毒症的影响。发现恶性肿瘤会显著增加脓毒症患者的死亡率（OR= 2.7；95%CI：1.07 ～ 6.84）。肺部疾病和肾脏疾病作为合并症的存在会增加恶性肿瘤脓毒症患者的死亡率。死亡率随着尿路感染患者比例的增加而增加，而皮肤源性感染则成反比关系。

5. 年龄相关　在年龄因素方面也有其特殊性，患有和不患有恶性肿瘤的脓毒症患者之间死亡率的最大差异是在年轻人中，18 ～ 44 岁患者的相对风险最高。死亡率差异随着年龄的增长而下降，直到最终在 85 岁及 85 岁以上患者中没有差异。

6. 其他　患有恶性肿瘤的脓毒症患者因免疫抑制、肿瘤微环境改变等原因也更容易出现严重的菌血症、真菌血症和胃肠道感染。因复发性脓毒症和所有原因导致的恶性肿瘤脓毒症患者的 30d 再入院率较高。但一项针对欧洲 7 个 ICU 收治的 2062 例恶性肿瘤患者的研究结论则与之前研究结论不同。其中，82% 的患者患有血液系统恶性肿瘤，其中 12% 的患者接受了同种异体造血干细胞移植，近 1/3 的患者在入住 ICU 时患有中性粒细胞减少症，该患者群体的 30d 总体死亡率为 40%。研究结果显示，机械通气（OR=3.25；95%CI：2.52 ～ 4.19）和较小程度的血管升压药的使用（OR=1.42；95%CI：1.10 ～ 1.83；*P* ＜ 0.01）与 30d 独立死亡率相关，谵妄与恶性肿瘤危重患者死亡率增加有关。而肿瘤类型、干细胞移植和中性粒细胞减少症并不能预测死亡率。

（三）恶性肿瘤合并脓毒症的治疗原则

感染在恶性肿瘤患者中很常见，但大多数感染不会导致脓毒症/脓毒性休克；抗生素的使用在恶性肿瘤患者中也很常见，既用于治疗感染，也可预防化疗引起的患者中性粒细胞减少症。值得注意的是，尽管恶性肿瘤感染患者的抗生素耐药性感染模型研究具有群体异质性，但发生感染进展的风险均较高。抗生素治疗与接受化疗的晚期恶性肿瘤患者亚群的生存率恶化有关，抗菌治疗也会改变恶性肿瘤患者体内微生物组，这可能会影响恶性肿瘤患者放疗的疗效。

因此，虽然脓毒症的早期识别及抗感染治疗对恶性肿瘤患者至关重要，但临床医师也必须了解，有许多与恶性肿瘤相关的病症和药物反应类似于脓毒症或脓毒性休克，但并非由感染引起。侵袭性血液恶性肿瘤可以通过多种自发或治疗触发的机制驱动器官功能障碍。此外，嵌合抗原受体 T 细胞免疫疗法（chimeric antigen receptor T-cell immunotherapy，CAR-T）等新型恶性肿瘤疗法可能会引起类似于脓毒症的急性全身炎症，比如细胞因子释放综合征（cytokine release syndrome，CRS），CRS 发生原因是由于大量 CAR-T 细胞输入体内，导致免疫系统被激活，释放大量炎症细胞因子，从而使人体产生严重不良反应。该综合征的临床表现包括高热、发冷、肌肉疼痛、毛细血管渗漏、全身水肿、低血压、少尿、心动过速、心功能不全、呼吸困难、呼吸衰竭、肝功竭、肾功能损害等，均与早期脓毒症症状类似，临床上需要严格区分。所以，患有恶性肿瘤的脓毒症患者是否应考虑更新的诊断方法，这些方法可以更早、更准确地特异性识别导致脓毒症的感染，这是我们应该考虑的问题。

由于脓毒症恶性肿瘤患者更容易出现免疫抑制和更差的结局，因此应特别关注这一患者群体。Schnell 等在一项回顾性单中心研究中发现，与非中性粒细胞减少患者相比，中性粒细胞白血病患者的去甲肾上腺素持续时间和剂量相同。尽管中性粒细胞减少症是死亡率增加的独立危险因素，但没有证据支持中性粒细胞减少性脓毒症患者的初始复苏与常规脓毒症治疗存在任何差异。因此，当恶性肿瘤患者出现脓毒症 / 脓毒性休克时，应遵循脓毒症治疗的一般原则（包括快速启动适当广谱抗生素、复苏、使用血管活性药物等），遵循 1h-bundle 指南迅速启动治疗措施。

另外，脓毒症的免疫联合治疗近年来也是研究的热点。有研究认为脓毒症的发展过程可分为早期的全身炎症反应期（systemic inflammatory response syndrome，SIRS）和后期的代偿性抗炎反应期（compensatory antiinflammatory response syndrome，CARS）。近年来针对脓毒症发展过程中的 SIRS 期和 CARS 期，主流的免疫调理措施分别是抗感染治疗和免疫激活治疗，虽然免疫联合治疗在恶性肿瘤领域研究火热，尤其是在黑色素瘤、肺癌、结直肠癌等，但是其在脓毒症领域的应用仍处于起步阶段。有研究表明，脓毒症后期的免疫瘫痪状态与恶性肿瘤后期的免疫抑制阶段有众多相似之处，因此，在恶性肿瘤领域大展身手的免疫联合治疗有望在脓毒症领域发挥意想不到的作用。

（四）恶性肿瘤合并脓毒症 / 脓毒性休克的耐药菌抗感染治疗

在当前抗生素耐药性不断增长的时代，在决定对恶性肿瘤患者（特别是中性粒细胞减少伴发热患者）进行经验性抗生素治疗之前，需要评估以下一般考虑因素：既往定植 / 感染耐药病原体的病史；存在抗生素耐药性的其他风险因素；该医院、单位和地理区域的当地流行病学和耐药模式；以及其他可能预测复杂临床过程的患者相关因素（例如，年龄较大、合并症、局部感染和休克）。

在此评估之后，患有脓毒症 / 脓毒性休克的恶性肿瘤患者需要使用广谱抗假单胞菌方案进行治疗，同时使用或不使用其他对疑似微生物和感染部位均具有活性的药物。在广谱抗假单胞菌方案中添加氨基糖苷类药物是否可以使重症患者受益仍然存在争议。一项重要的荟萃分析及最近对 648 例 ICU 患者进行的前瞻性观察性队列研究未能显示这种关联。

对于明确因 MDR-GNB（如 MDR-PA、CRE 或产 ESBL- 肠杆菌）而有感染风险，特别是出现脓毒症 / 脓毒性休克的恶性肿瘤患者，应考虑经验性使用新型抗生素，比如头孢洛扎 / 他唑巴坦和头孢他啶 / 阿维巴坦。

治疗耐药 GNB 微生物引起的感染的另一种策略是通过延长或连续输注来使用现有

的抗生素，以最大限度地提高其药代动力学（PK）活性。部分危重患者表现出某些特殊病理生理学变化，比如分布体积增加和肾脏清除率增加，这成为该策略的适应证。两项荟萃分析表明，延长抗生素输注时间与危重患者死亡率降低之间存在关联。

在当前抗菌药物耐药性不断出现的时代，抗菌药物合理管理对于减少抗菌药物的总体消耗并阻止耐药性传播至关重要。在这方面，最新指南建议对脓毒症和脓毒性休克患者应用抗菌药物管理策略，例如根据临床改善和感染解决和（或）缺乏证据，在最初几天内降级和（或）停用抗生素感染。因针对患有脓毒症/脓毒性休克的恶性肿瘤患者的耐药菌抗感染策略的研究甚少，现可以用同样的方式进行治疗。

（五）中性粒细胞减少恶性肿瘤患者脓毒症的处理

脓毒症/脓毒性休克是恶性肿瘤化疗诱导的中性粒细胞减少症中需要紧急识别及治疗急危重症之一。我们知道，免疫功能低下的状态与较低的脓毒症存活率相关，中性粒细胞减少症对于患有脓毒症的重症患者具有特别高的预后不良风险。由于中性粒细胞被认为在脓毒症和相关器官功能障碍的发病机制中具有重要作用，因此在脓毒症的中性粒细胞减少患者中仍有待研究不同的临床或分子特征。中性粒细胞减少和非中性粒细胞减少恶性肿瘤患者之间的治疗可能不同，这需要临床医师制订个体化治疗策略。2018年德国血液学和肿瘤学会（DGHO）的传染病工作组（AGIHO）和重症监护工作组（iCHOP）联合制定了中性粒细胞减少恶性肿瘤患者脓毒症的处理规范指南，下面摘取部分内容做参考学习。

1. 筛查和识别、管理

（1）中性粒细胞减少症和有感染迹象或症状的患者应每天进行脓毒症筛查。

（2）在入住ICU之前，应确定治疗目标和预后。

（3）建议使用早期预警评分系统（MEWS）。

（4）在临床不明确的情况下，中性粒细胞减少患者应尽早入住ICU。在考虑入住ICU的恶性肿瘤患者中，可使用中性粒细胞减少作为分类标准。

（5）如果患者入住ICU，建议肿瘤专业医师和ICU医师每天会诊，以进行治疗措施的实施和调整。

2. 诊断　根据2016年脓毒症指南，没有证据表明脓毒性中性粒细胞减少患者与非中性粒细胞减少性脓毒症患者不同。

（1）应该每天检查有怀疑或感染证据的中性粒细胞减少的恶性肿瘤患者是否有急性器官功能障碍的迹象。

（2）炎症相关生物标志物（如PCT、CRP和IL-6）可用于支持细菌/真菌感染的诊断，但无法确认或排除感染。

（3）改良的多重PCR方案可用于支持导致脓毒症的感染诊断。

3. 抗感染治疗

（1）须在脓毒症的中性粒细胞减少患者中经验性使用抗假单胞菌广谱抗生素行抗菌治疗。

（2）建议用哌拉西林/他唑巴坦或美罗培南或亚胺培南/西司他丁进行初始治疗。

（3）在患有脓毒症休克的中性粒细胞减少患者中可考虑氨基糖苷类的联合治疗。

（4）临床症状比较稳定的患者或检测出致病菌为对 β- 内酰胺敏感的病原体，建议停用氨基糖苷类药物。

（5）如有侵袭性真菌感染和（或）不受控制的心肺不稳定的危险因素，应考虑抗真菌治疗。

Santolaya 在另一项针对因恶性肿瘤治疗或造血前体移植（HSCT） 接受者而导致免疫功能低下患者所需的抗感染治疗研究中指出，如患者出现弥漫性肺部浸润，还应包括针对非典型感染（如肺炎支原体、军团菌、衣原体感染）的治疗。如果怀疑曲霉菌感染，则应开始静脉注射伏立康唑，其效果优于两性霉素 B，可将死亡率从 90% 降低至 50%。如果诊断出单纯疱疹病毒感染，首选治疗方法是静脉注射阿昔洛韦。如果诊断出巨细胞病毒（CMV）感染，对于中性粒细胞减少的 HSCT 患者，建议更昔洛韦作为首选，膦甲酸作为替代方案。如果可能的病因是诺卡菌，建议使用静脉注射复方磺胺甲噁唑。在中性粒细胞减少相关性肠炎中，不仅要考虑到细菌移位、入血可能，还不能忽略念珠菌血症可能。应使用对肠道革兰阴性杆菌、假单胞菌和下消化道严格厌氧菌（包括艰难梭菌）具有活性的药物，可联合抗真菌药物。建议使用具有抗假单胞菌作用的 β- 内酰胺加氨基糖苷类加抗厌氧菌药物的方案：头孢他啶或头孢吡肟 + 阿米卡星 + 甲硝唑或哌拉西林 / 他唑巴坦或碳青霉烯单一疗法。对于可以耐药革兰阳性球菌病例，建议及早考虑使用万古霉素或利奈唑胺。如果怀疑或存在产 ESBL 肠杆菌科细菌，建议使用碳青霉烯类药物，如果存在产碳青霉烯酶肠杆菌科细菌，则考虑使用黏膜菌素类。

一项包括超过 2000 例患者的大型回顾性研究显示，在记录的低血压的第 1 个小时内有效的抗菌药物治疗与严重脓毒症的存活率增加有关。在这项研究中，在随后的 6h 内每小时延迟抗菌药物治疗与平均生存率下降 7.6% 相关。在患有败血症的中性粒细胞减少患者中，缺乏随机对照试验的结果，建议基于非中性粒细胞减少脓毒症患者的研究结果及专家意见。中性粒细胞减少患者的不明原因发热应按照 AGIHO 指南的建议进行治疗。在败血症或感染性休克的情况下，建议用哌拉西林 / 他唑巴坦或美罗培南或亚胺培南 / 西司他丁进行初始治疗。了解当地流行病学和耐药性模式对于选择抗菌药物至关重要。重要的是，同时必须考虑用耐药性细菌定植。荟萃分析显示，与氨基糖苷类药物联合治疗可增加肾毒性，但不会改善中性粒细胞减少患菌血症患者的疗效。然而，在一项回顾性研究中，与单药抗菌治疗相比，β- 内酰胺类抗生素 / 氨基糖苷类组合的使用在脓毒性休克的中性粒细胞减少患者中具有更好的结果。总之，在患有脓毒性休克的中性粒细胞减少患者中可考虑用氨基糖苷类药物联合治疗。在选择初始治疗时，临床医师还应考虑真菌感染可能。侵袭性真菌感染的危险因素包括糖尿病、慢性肝衰竭、慢性肾衰竭、长期侵入性血管装置（血液透析导管，中心静脉导管）、全胃肠外营养、近期大手术（特别是腹部）、长期使用广谱抗生素、延长住院 /ICU 入院时间、近期真菌感染、严重皮肤和软组织感染及多部位真菌定植等。同时，心肺功能衰竭且持续发展的患者也应考虑进行抗真菌治疗。然而，目前很多大型前瞻性、多中心研究没有很好的对照研究，甚至将中性粒细胞减少症、恶性肿瘤作为排除标准。

（六）未来发展与思考

正如前文所说，恶性肿瘤患者患脓毒症 / 脓毒性休克的风险增加，是因脓毒症入院的重要患者群体，同时，因恶性肿瘤住院的所有死亡患者中，有 30% 存在脓毒症。此外，随着恶性肿瘤存活率的提高和人口老龄化的加剧，患有恶性肿瘤的人数持续增加。2020年，仅英国估计有 300 万人患有恶性肿瘤，预计到 2030 年这一数字将增加到 400 万人。世界卫生组织国际恶性肿瘤研究机构（IARC）发布的全球最新恶性肿瘤负担数据显示，2020 年全球新发恶性肿瘤病例 1929 万例，其中中国新发恶性肿瘤 457 万人，占全球23.7%。在我国，2022 年发布的全国恶性肿瘤统计数据显示，2016 年中国新发恶性肿瘤病例数为 406.4 万，恶性肿瘤死亡病例数为 241.4 万。因此，如此庞大的群体应是脓毒症试验中的重要队列，恶性肿瘤患者应成为治疗潜在可逆性脓毒症研究的重要群体。然而，现有的研究发现恶性肿瘤患者在脓毒症试验中代表性不足，恶性肿瘤患者经常被排除在脓毒症试验之外，恶性肿瘤患者合并脓毒症也按照脓毒症标准来进行治疗和全流程管理。

临床试验的设计需要通过使用指定的排除标准来平衡各种内部和外部干扰因素，严格纳入排除标准使得试验的可比性、可重复性和安全性都得到保证，但可能会限制研究结果的普遍性。Van 等曾在一项研究随机对照试验（RCT）的排除标准研究中指出，发表在高影响力期刊上的标准有 37% 的标准被认为"合理性差"。妇女、儿童、老年人、多种健康状况、药物使用和患有常见疾病的人经常被排除在随机对照试验之外。尽管恶性肿瘤患者可能在其他类别（例如"药物相关"和"预期寿命缩短"）中被排除，但在本研究中 16.3% 的试验中排除了恶性肿瘤。脓毒症试验中恶性肿瘤患者被排除的程度尚不清楚。Nelmes 对脓毒症中最常被引用的随机对照试验进行了搜索，目的是分析恶性肿瘤患者的排除频率。检索了 Web of Science 数据库，并对脓毒症中引用最多的 500 项试验进行了审查以纳入分析。其中，177 项试验符合标准，涉及 16 岁或以上的成人，并且随机对照试验侧重于脓毒症。将恶性肿瘤患者排除在这些试验之外可分为 4 级：第1 级，排除所有恶性肿瘤患者（3/177 项试验）；第 2 级，排除恶性肿瘤患者亚群（42/177项试验）；第 3 级，排除可能与恶性肿瘤相关的特征，例如化疗（42/177 项试验）；第4 级，不排除恶性肿瘤（90/177 试验）。总结发现 87/177（49%）的随机对照试验排除了某种形式的恶性肿瘤。通过这些对恶性肿瘤患者进行的试验可计算出 17% 的脓毒症患者也患有恶性肿瘤。这些发现表明，脓毒症相关试验中出现脓毒症的重要患者群体代表性不足。这就留下了关于恶性肿瘤和脓毒症患者的信息空白，以及我们是否可以将脓毒症试验的结果应用于这一人群的问题。肿瘤脓毒症患者和非恶性肿瘤脓毒症患者之间本就存在差异，例如，由于恶性肿瘤患者的免疫功能障碍，他们更有可能出现中性粒细胞减少症，这一发现与较高的脓毒性休克和死亡率相关。此外，恶性肿瘤患者脓毒症的微生物学病因随着胃肠道感染、菌血症、真菌血症和不明原因感染的发生率的增加而变化，这可能导致当前试验中测试的治疗方法不适用于这些人群，因为他们不是试验队列的一部分。

除了恶性肿瘤相关脓毒症与非恶性肿瘤相关脓毒症之间的信息差距之外，目前还有很多领域没有足够的证据来关注恶性肿瘤群体本身及其中存在的异质性。我们有理由质疑将脓毒症试验结果推广到异质恶性肿瘤人群的有效性，并呼吁更广泛地纳入恶性肿瘤患者，研究其临床和生物学异质性，识别能够准确检测和量化脓毒症恶性肿瘤患者免疫抑制的生物标志物，以弥补脓毒症管理方面的知识差距。精准识别诊断、改善恶性肿瘤脓毒症患者治疗及预后的研究有望成为未来的研究热点。

参考文献

[1] Gildea A, Mulvihill C, McFarlane E, et al. Recognition, diagnosis, and early management of suspected sepsis: summary of updated NICE guidance. bmj, 2024: 385.

[2] Williams J C, Ford M L, Coopersmith C M. Cancer and sepsis. Clin. Sci, 2023, 137(11): 881–893.

[3] Evans L, Rhodes A, Alhazzani W, et al. Surviving sepsis campaign: international guidelines for management of sepsis and septic shock 2021.Crit. Care Med, 2021, 49(11): e1063–e1143.

[4] On Thoracic EP, Brixey AG, Fung A, et al. ACR Appropriateness Criteria® Sepsis. J. Am. Coll. Radiol, 2024, 21(6): S292–S309.

[5] Rudd K E, Johnson S C, Agesa K M, et al. Global, regional, and national sepsis incidence and mortality, 1990–2017: analysis for the Global Burden of Disease Study. The Lancet, 2020, 395(10219): 200–211.

[6] Moreno R, Rhodes A, Piquilloud L, et al. The Sequential Organ Failure Assessment (SOFA) Score: has the time come for an update?Critical care, 2023, 27(1): 15.

[7] Covino M, Sandroni C, Della Polla D, et al. Predicting ICU admission and death in the Emergency Department: A comparison of six early warning scores. Resuscitation, 2023, 190: 109876.

[8] Dellinger RP, Rhodes A, Evans L, et al. Surviving sepsis campaign.Crit. Care Med, 2023, 51(4): 431–444.

[9] Wang C, Xu R, Zeng Y, et al. A comparison of qSOFA, SIRS and NEWS in predicting the accuracy of mortality in patients with suspected sepsis: A meta–analysis. PLoS One, 2022, 17(4): e0266755.

[10] De Backer D, Deutschman CS, Hellman J, et al. Surviving sepsis campaign research priorities 2023. Crit. Care Med, 2024, 52(2): 268–296.

[11] 徐逸天, 曹彬. 病毒性感染中毒症——一个亟待重视的概念. 中华结核和呼吸杂志,2021,44(7):674–679.

[12] Gu X, Zhou F, Wang Y, et al. Respiratory viral sepsis: epidemiology, pathophysiology, diagnosis and treatment. Eur Respir Rev, 2020, 29(157): 200038.

[13] Zampieri FG, Bagshaw SM, Semler MW. Fluid therapy for critically ill adults with sepsis: a review. Jama, 2023, 329(22): 1967–1980.

[14] Hernandez G, Carmona P, Ait–Oufella H. Monitoring capillary refill time in septic shock. Intensive Care Med, 2024, 50(4):580–582.

[15] Duranteau J, De Backer D, Donadello K, et al. The future of intensive care: the study of the microcirculation will help to guide our therapies. Crit Care, 2023, 27(1):190.

[16] Peltan ID, Brown SM, Bledsoe JR, et al. ED Door–to–antibiotic time and long–term mortality in sepsis. Chest, 2019, 155(5):938–946.

[17] Bhavani SV, Semler M, Qian ET, et al. Development and validation of novel sepsis subphenotypes using trajectories of vital signs. Intensive Care Med, 2022, 48(11):1582–1592.

[18] Balch JA, Chen UI, Liesenfeld O, et al. Defining critical illness using immunological endotypes in patients with and without sepsis: a cohort study. Crit Care, 2023, 27(1):292.

[19] van Amstel RBE, Kennedy JN, Scicluna BP, et al. Uncovering heterogeneity in sepsis: a comparative analysis of subphenotypes. Intensive Care Med, 2023, 49(11):1360–1369.

[20] Yan P, Huang S, Li Y, et al. A New Risk Model based on the Machine Learning Approach for Prediction of

Mortality in the Respiratory Intensive Care Unit. Curr Pharm Biotechnol, 2023, 24(13):1673-1681.

[21] Pan P, Liu Y, Xie F, et al. Significance of platelets in the early warning of new-onset AKI in the ICU by using supervise learning: a retrospective analysis. Ren Fail, 2023, 45(1):2194433.

[22] Wang Z, Fan H, Wu J. Early prediction of moderate-to-severe condition of inhalation-induced acute respiratory distress syndrome via interpretable machine learning. BMC Pulm Med, 2022, 22(1):193.

[23] Liu C, Yao Z, Liu P, et al. Early prediction of MODS interventions in the intensive care unit using machine learning. J Big Data, 2023, 10(1):55.

[24] Li X, Xu X, Xie F, et al. A time-phased machine learning model for real-time prediction of sepsis in critical care. Crit Care Med, 2020, 48(10):e884-e888.

[25] Timsit J F, Ruppé E, Barbier F, et al. Bloodstream infections in critically ill patients: an expert statement. Intensive Care Med, 2020, 46(2): 266-284.

[26] Tabah A, Buetti N, Staiquly Q, et al. Epidemiology and outcomes of hospital-acquired bloodstream infections in intensive care unit patients: the EUROBACT-2 international cohort study.Intensive Care Med, 2023, 49(2): 178-190.

[27] Buitinck S, Jansen R, Rijkenberg S, et al. The ecological effects of selective decontamination of the digestive tract (SDD) on antimicrobial resistance: a 21-year longitudinal single-centre study. Critical Care, 2019, 23: 1-9.

[28] Boschert C, Broadfield E, Chimunda T, et al. Effect of selective decontamination of the digestive tract on hospital mortality in critically ill patients receiving mechanical ventilation: a randomized clinical trial. Jama, 2022, 328(19): 1911-1921.

[29] Hammond NE, Myburgh J, Seppelt I, et al. Association between selective decontamination of the digestive tract and in-hospital mortality in intensive care unit patients receiving mechanical ventilation: a systematic review and meta-analysis. Jama, 2022, 328(19): 1922-1934.

[30] Hensley MK, Donnelly JP, Carlton EF, et al. Epidemiology and outcomes of cancer-related versus non-cancer-related sepsis hospitalizations. Crit Care Med, 2019, 47(10): 1310-1316.

[31] Sharma A, Nguyen P, Taha M, et al. Sepsis hospitalizations with versus without cancer: epidemiology, outcomes, and trends in nationwide analysis from 2008 to 2017. Am J Clin Oncol, 2021, 44(10): 505-511.

[32] Lemiale V, Pons S, Mirouse A, et al. Sepsis and septic shock in patients with malignancies: a Groupe de Recherche Respiratoire en Réanimation Onco-Hématologique study. Crit Care Med, 2020, 48(6): 822-829.

[33] Cuenca JA, Manjappachar NK, Ramírez CM, et al. Outcomes and predictors of 28-day mortality in patients with solid tumors and septic shock defined by third international consensus definitions for sepsis and septic shock criteria. Chest, 2022, 162(5): 1063-1073.

[34] Schnell D, Besset S, Lengliné E, et al. Impact of a recent chemotherapy on the duration and intensity of the norepinephrine support during septic shock. Shock, 2013, 39(2): 138-143.

[35] Legrand M, Max A, Peigne V, et al. Survival in neutropenic patients with severe sepsis or septic shock. Crit Care Med, 2012, 40(1): 43-49.

[36] Paul M, Dickstein Y, Schlesinger A, et al. Beta - lactam versus beta - lactam - aminoglycoside combination therapy in cancer patients with neutropenia.CDSR, 2013 (6).

[37] Venet F, Monneret G. Advances in the understanding and treatment of sepsis-induced immunosuppression. Nat Rev Nephrol, 2018, 14(2): 121-137.

[38] Nelmes E, Edwards L, Jhanji S, et al. Patients with cancer and sepsis trials: an unfair representation? Clin Med (Lond), 2023, 23(6): 635–636.

[39] Van Spall HGC, Toren A, Kiss A, et al. Eligibility criteria of randomized controlled trials published in high-impact general medical journals: a systematic sampling review. Jama, 2007, 297(11): 1233–1240.

[40] 崔耀月 , 冯友繁 , 张萌 , 等 . 脓毒症患者的病原菌分布与其病情危重程度相关性研究进展 . 中国病原生物学杂志 ,2024,19(4):491–494.

[41] Santolaya ME, Álvarez AM, Bidart T, et al. Antimicrobial therapy in cancer patients and hematopoietic stem cell transplantation receptors. Rev Chilena Infectol, 2019, 36(2): 167–178.

[42] Gudiol C, Albasanz–Puig A, Cuervo G, et al. Understanding and managing sepsis in patients with cancer in the era of antimicrobial resistance. Front Med, 2021, 8: 636547.

第 9 章

恶性肿瘤合并感染的支持治疗

第一节　免疫调节治疗

临床医师多认为感染是细菌、病毒、真菌及寄生虫等致病病原体侵入人体所引起的局部或全身性损害，更多关注病原体及其致病性，较少关注被感染宿主对致病病原体的反应及其相关问题。而脓毒症 3.0 中指出，重症感染是宿主对感染反应失调引起的危及生命的器官功能障碍，重点关注了宿主因感染而产生反应失衡对疾病发生发展的影响。脓毒症对患有癌症和潜在免疫抑制的患者的影响尤为严重。迄今为止，脓毒症的治疗主要以抗生素、液体复苏及器官支持治疗为主，脓毒症免疫抑制长期以来一直被忽视。然而，在脓毒症的发生发展过程中，始终存在着同时导致炎症反应亢进和免疫功能抑制的双重因素。在重症感染状态下，机体免疫功能持续激活，抗炎和促炎反应失衡，导致免疫功能紊乱及障碍。炎症反应和免疫抑制共同贯穿于整个脓毒症病程中，前者引起疾病早期的组织损伤和器官功能异常，后者可能引起一系列并发症并且显著增加脓毒症患者的病死率。感染后免疫功能抑制是导致脓毒症患者继发二重感染、多脏器功能障碍综合征的重要原因。对免疫机制进行检测及有效调节，恢复体内免疫系统的平衡，或可改善重症感染患者的临床疗效，提高脓毒症患者的生存率。但目前对于脓毒症免疫抑制的诊断尚无统一标准，针对免疫调节药物的应用也未能达成一致意见。

一、免疫监测指标及免疫调节治疗时机

免疫抑制可以在脓毒症发病后的任何时间发生，因此对脓毒症患者盲目进行免疫调节治疗是不合适的，确定免疫调节治疗的起点尤为重要。年龄是影响免疫功能的一个重要因素，目前的研究发现，老年脓毒症患者的淋巴细胞计数和 mHLA-DR 水平明显低于年轻患者，老年患者可在脓毒症发病 48h 内迅速发生脓毒症诱导的免疫抑制。接受放疗或化疗的恶性肿瘤患者，以及长期接受免疫抑制剂和类固醇治疗的患者，往往会因免疫抑制而导致脓毒症。目前临床监测脓毒症常用的生物学标志物为降钙素原、C 反应蛋白和白细胞。然而，这些标志物的主要缺陷是特异性不高，既不能反映宿主对感染反应的严重程度，也不能帮助识别参与免疫失调的细胞或组织。在脓毒症状态下，先天免疫细胞通过介导病原体清除，有助于激活和调节适应性免疫反应。因此，中性粒细胞、单核巨噬细胞、树突状细胞（DC）和自然杀伤细胞（NK 细胞）等数量和功能状态的改变以及细胞亚群间的不平衡是监测脓毒症先天性免疫应答的关键指标，而 T 细胞和 B 细胞是获得性免疫系统功能障碍的主要监测对象。

表 9-1 出自脓毒症免疫抑制的首部国际专家共识《脓毒症免疫监测与治疗专家共识》。

表 9-1　脓毒症的免疫监测

（1）	推荐在脓毒症诊断后 48h 内开始进行免疫监测（强推荐，一致性很好）
（2）	推荐对脓毒症患者的免疫状态进行动态监测（强推荐，一致性很好）
（3）	推荐老年人（≥65 岁）作为脓毒症患者免疫抑制的高危因素（强推荐，一致性很好）
（4）	推荐恶性肿瘤作为脓毒症患者免疫抑制的高危因素（强推荐，完全一致性）
（5）	推荐长期免疫抑制剂或类固醇治疗作为脓毒症患者免疫抑制的高危因素（强推荐，完全一致性）
（6）	推荐营养不良（BMI < 18.5kg/m² ）作为脓毒症患者免疫抑制的高危因素（弱推荐，一致性好）
（7）	推荐继发感染作为脓毒症患者免疫抑制的高危因素（弱推荐，一致性较好）
（8）	推荐 mHLA-DR 下降作为脓毒症患者免疫抑制的监测指标（强推荐，一致性很好）
（9）	推荐将单核细胞对内毒素刺激的反应性降低作为脓毒症患者免疫抑制的监测指标（强推荐，一致性很好）
（10）	推荐淋巴细胞计数减少作为脓毒症患者免疫抑制的监测指标（强推荐，一致性很好）
（11）	推荐增加调节性 T 细胞（Treg）的比例作为脓毒症患者免疫抑制的监测指标（强推荐，一致性很好）
（12）	推荐将 Th1/Th2 比值失衡作为脓毒症诱导的免疫抑制的监测指标（弱推荐，一致性较好）
（13）	推荐将免疫球蛋白（IgA、IgM、IgG）浓度降低作为脓毒症诱导的免疫抑制的监测指标（弱推荐，一致性良好）
（14）	推荐对外周血淋巴细胞计数减少的脓毒症患者考虑免疫调节治疗（绝对计数 < 1.1 × 10⁹/L）（强推荐，一致性很好）
（15）	推荐对 mHLA-DR 表达降低的脓毒症患者进行免疫调节治疗(百分比<60%或绝对计数< 15 000AB/C）（弱推荐，一致性良好）
（16）	推荐对有免疫抑制高危因素（老年人、恶性肿瘤、长期使用免疫抑制剂等）的脓毒症患者考虑免疫调节治疗（弱推荐，一致性较好）
（17）	推荐脓毒症患者在免疫调节治疗期间动态监测免疫功能（强推荐，一致性很好）
（18）	推荐监测外周血淋巴细胞计数，以确定脓毒症免疫调节治疗的终点(强烈荐，一致性很好）
（19）	推荐监测 mHLA-DR，以确定脓毒症免疫调节治疗的终点（弱推荐，一致性好）

二、脓毒症免疫调节药物

目前，已经有一些脓毒症免疫治疗药物在动物模型和临床实践中进行了研究和验证，具有代表性的包括粒细胞 – 巨噬细胞集落刺激因子（granulocyte macrophage–colony stimulating factor，GM–CSF）、干扰素 – γ（interferon– γ，IFN– γ）、抗 PD–1（programmed cell death–1）/PD–L1（programmed cell death ligand–1）抗体和胸腺肽 α_1（thymosin alpha 1，Tα1）等。近年也有一些新的免疫制剂问世，并取得了令人惊喜的疗效。

1. 胸腺肽 α_1 是一种天然分泌的小分子物质，主要由胸腺分泌，最初从小牛胸腺中分离出，在人体中也有表达，且序列完全一致，因具有增强人体抗病毒、抗细菌、抗肿瘤等多重免疫活性，长期以来一直被认为是免疫增强剂、免疫调节剂和免疫恢复剂。胸腺肽 α_1 在天然免疫系统和适应性免疫系统中都起着重要的免疫调节作用，可直接或间接影响多种免疫细胞的数量和功能，通过固有免疫和适应性免疫联合作用，抵御外部细菌 / 病毒等病原体入侵并清除诸如肿瘤细胞等内源性毒性产物。胸腺肽 α_1 可以激活固有免疫细胞，如树突状细胞和 NK 细胞，并促使巨噬细胞刺激 T 细胞增殖，增强 1 型辅助性 T 细胞（T helper cell 1， Th1）的抗菌作用。若干关于胸腺肽 α_1 治疗脓毒症的临床试验表明，胸腺肽 α_1 可显著降低脓毒症患者死亡率，改善患者预后，同时胸腺肽 α_1 治疗组的机械通气时间和 ICU 停留时间较短。一项多中心研究表明，采用胸腺肽 α_1 治疗可降低脓毒症患者的 28d 全因素死亡率。关于新冠病毒疾病的一项回顾性研究也显示出胸腺肽 α_1 在降低病死率方面有优势，通过恢复淋巴细胞数量和逆转 T 细胞耗竭来降低重症 COVID–19 患者的病死率。另一项纳入 334 例 COVID–19 患者的多中心回顾性队列研究结果显示，胸腺法新治疗可以显著提高危重型 COVID–19 患者 28d 生存率。这些研究提示胸腺肽 α_1 与传统脓毒症的治疗策略联合应用，可能有效地改善脓毒症患者的临床结局。

2. 粒细胞 – 巨噬细胞集落刺激因子（GM–CSF）作用主要是刺激机体干细胞中的单核巨噬细胞、中性粒细胞等产生。中性粒细胞是固有免疫细胞主要组成成分，是对外来病原体的第一反应者，占骨髓细胞大部分比例。中性粒细胞可于机体形成中性粒细胞外诱捕网，可用于各种微生物的抵御消灭，中性粒细胞外诱捕网被释放后能够从血液中捕获细菌，以此阻止细菌的传播。GM–CSF 具有刺激干细胞分化为粒细胞和巨噬细胞、增强巨噬细胞功能和调节免疫应答的功能。使用重组人 GM–CSF 治疗能使细胞杀伤能力、细胞因子分泌、吞噬作用、HLA–DR 表达和抗原呈递增加，恢复受损的单核细胞功能，增强 T 细胞清除病原体的能力。研究显示，治疗性 GM–CSF 恢复了患者 HLA–DR 水平，降低了 ICU 住院天数和 28d 死亡率，促进了临床结局的改善。GM–CSF 可显著缩短抗感染治疗时间，缩短住院时间，改善患者临床症状和免疫功能。一项以改善临床参数（急性生理学和慢性健康状况评价Ⅱ、序贯器官衰竭评分、简明急性生理学评分Ⅱ）和病死率为主要终点的多中心试验显示，接受 GM–CSF 治疗可以缩短患者机械通气时间、入住重症监护病房时间和总住院时间。Orozco 等使用 GM–CSF 治疗非外伤性腹腔感染的脓毒症患者，结果显示，GM–CSF 可以缩短抗生素使用时间和住院时间，降低感染相关并发症，但不能降低脓毒症患者的院内死亡率。另有研究观察到，使用 GM–CSF 治疗的脓毒症患者中性粒细胞的吞噬功能均提高 50% 以上，而对照组仅 44% 达到相同水平，证明 GM–CSF 有利于中性粒细胞吞噬功能的改善。

3. 免疫球蛋白是浆细胞分泌的糖蛋白，含有大量非特异性抗体，具有中和内毒素的作用，同时能够促进单核细胞和巨噬细胞的吞噬功能。免疫球蛋白在脓毒症治疗中的作用机制有病原体和毒素的识别和清除、抑制上游介质的基因转录、清除和抑制炎症下游介质的转录的基因、抗原中和、Fc 受体对吞噬细胞的阻滞、Fc 受体表达的调节、对细胞因子反应的调节、调节免疫细胞功能等。低免疫球蛋白水平与脓毒症患者预后较差相关，近年来，免疫球蛋白辅助治疗脓毒症的研究越来越多，但患者是否从中获益一直存在争议，目前对于静脉注射免疫球蛋白在脓毒症治疗中的作用褒贬不一。一项荟萃分析表明输注 IgG 的脓毒症患者无明显生存获益。SBITS 研究和 ESSICS 研究是两项大样本的免疫球蛋白治疗脓毒症的 RCT 研究，结果均显示，静脉注射免疫球蛋白并不能降低脓毒症患者死亡率。但一项对 47 例脓毒症患者的回顾性对照病例研究结果显示，输注多价免疫球蛋白制剂（含高免疫球蛋白 M 和免疫球蛋白 A 的 IgG 混合制剂）对提高患者生存率具有明显优势。多项荟萃分析结果显示，免疫球蛋白可减少某些特定类型脓毒症患者的病死率，如降低链球菌感染综合征患者的病死率。虽然免疫球蛋白辅助治疗脓毒症的研究较多，但是结果异质性较大，免疫球蛋白辅助治疗脓毒症的异质性不仅包括感染特征（微生物的类型和毒力及感染部位）和患者特征（例如年龄、合并症和遗传背景）异质性，还包括每个患者在不同时期免疫状态的异质性：炎症激活、免疫抑制及不同的转换时间，这些异质性也可能是免疫球蛋白脓毒症治疗失败的部分原因。

4. 近年来，PD-1 和 PD-L1 抑制剂在肿瘤治疗领域取得巨大成功，这也给了脓毒症免疫治疗以重要启发。PD-1 是 B7-CD28 家族的负性共刺激分子，PD-L1 是其配体。PD-1 主要诱导性表达于 $CD4^+$ 细胞与 $CD8^+T$ 淋巴细胞，而 PD-L1 可广泛表达于 T 和 B 淋巴细胞等，PD-1 与其配体结合后的一个重要作用是抑制 T 淋巴细胞功能。脓毒症免疫抑制时，多种免疫细胞表达 PD-1/PD-L1 上调，导致细胞凋亡增加，抗 PD-1、PD-L1 抗体作为免疫检查的抑制剂，能够恢复 T 淋巴细胞功能，干预 PD-1/PD-L1 途径有可能成为治疗脓毒症免疫抑制的有效手段，抗 PD-1、PD-L1 抗体有望成为治疗脓毒症免疫抑制的新方法。有研究采用抗 PD-1 抗体和抗 PD-L1 抗体治疗真菌性脓毒症小鼠，结果显示这两种抗体均能逆转脓毒症诱导的单核细胞分泌干扰素 γ 减少，增加 MHC-Ⅱ类分子在抗原呈递细胞中的表达，使脓毒症小鼠的生存率增加，而且这两种抗体作用于脓毒症患者离体的单核细胞也能得到类似结果。目前，一系列抗 PD-1/PD-L1 抗体治疗脓毒症的临床试验正在进行中，让我们对其疗效和安全性拭目以待。

表 9-2 出自脓毒症免疫抑制的首部国际专家共识《脓毒症免疫监测与治疗专家共识》。

表 9-2　脓毒症的免疫调节药物

（1）	推荐使用胸腺肽 $α_1$ 治疗脓毒症患者（弱推荐，一致性好）
（2）	不推荐免疫球蛋白用于免疫抑制的脓毒症患者进行免疫调节治疗（不推荐，一致性良好）
（3）	不推荐重组 GM-CSF 对免疫抑制的脓毒症患者进行免疫调节治疗，但对于白细胞减少的脓毒症患者可以考虑对症治疗（不推荐，一致性良好）

21 世纪以来，免疫治疗在肿瘤领域取得辉煌成果并且可能颠覆了肿瘤治疗的传统

理念，这能否给脓毒症的治疗带来一些启迪和借鉴呢？虽然脓毒症患者存在异质性，很难以一种免疫调节药物解决所有患者群体的困扰，目前免疫治疗在脓毒症治疗中也大多存在争议，但免疫调节已经给脓毒症的治疗打开了一扇窗。相信随着对脓毒症免疫失衡机制的深入研究，新的免疫评估、监测位点的发现，临床表型及基因分型的确立，越来越多动物实验及临床试验的深入探索，免疫治疗终将成为治疗脓毒症的"必杀技"。

第二节　营养支持

恶性肿瘤患者的物质代谢过程不同于正常人。恶性肿瘤细胞主要依赖葡萄糖提供能量，从通过氧化磷酸化途径变为糖酵解途径产生能量，即便是在氧气充足的情况下。糖酵解途径快，但葡萄糖利用率低，导致恶性肿瘤细胞吸收葡萄糖异常升高，产生乳酸也异常升高。恶性肿瘤细胞的增殖还需丰富的氨基酸参与，除直接合成蛋白质的底物以外，还能促进机体合成能量、合成核苷酸及维持细胞氧化还原反应等。恶性肿瘤细胞消耗最多的是谷氨酰胺，谷氨酰胺能参与恶性肿瘤细胞的能量生成、大分子合成及信号传递等。恶性肿瘤患者蛋白质的合成代谢小于分解代谢，且合成代谢中肿瘤相关糖蛋白（癌胚抗原、甲胎蛋白，急性期蛋白等）的合成明显增强，而白蛋白等细胞相关蛋白的合成受到明显抑制。脂肪酸是恶性肿瘤细胞的另一个重要能量来源，恶性肿瘤细胞为了自身代谢的需求，通过增加外源性食物摄取及内源性自身合成来增加脂肪酸的合成，脂质代谢异常不仅与病原体感染相关，还可以增加恶性肿瘤的迁移、侵袭及耐药。脂质分解代谢过强使得肿瘤患者体重减轻，最终导致恶病质。恶性肿瘤使得机体代谢加速，而维生素、矿物质等参与机体的物质代谢，因此其消耗也会随之增加。因上述原因，加上恶性肿瘤患者常因疾病本身或治疗反应出现恶心、呕吐和厌食等症状，最终在多因素共同影响下，发生营养不良、体重下降、肌肉量减少，甚至恶病质，从而影响预后。

恶性肿瘤患者易并发营养不良及免疫力低下，机体一旦发生感染，容易发展为全身炎症反应综合征，从而导致脓毒症的发生。脓毒症的不同阶段，患者对营养物质和能量的需求不尽相同。脓毒症早期及急性期的特征是急性分解代谢及高代谢状态，随着机体三大营养物质的大量分解，能量储存被快速调动。糖代谢改变是脓毒症急性期代谢反应的重要特征。脓毒症患者，细胞对能量的需求增加及线粒体功能障碍，导致细胞有氧糖酵解能力不足，从而转为低效的无氧糖酵解，血乳酸水平升高，机体通过快速转化乳酸利用葡萄糖，乳酸回到肝脏作为前体刺激糖异生。脓毒症患者肝糖原分解增加及胰岛素抵抗造成严重的高血糖。脓毒症患者蛋白质合成和分解都明显加强，未进食或进食不足者，蛋白质合成速度低于分解速度，导致负氮平衡。脓毒症对脂代谢的影响主要为游离脂肪酸动员增加，游离脂肪酸血浆浓度升高导致肝脏对其摄取增加，从而促进三酰甘油的合成和输出。脓毒症时下丘脑 – 垂体 – 肾上腺轴激活导致皮质醇释放增加、肾上腺素能神经系统激活导致内源性儿茶酚胺释放增加，从而加速了代谢反应，以及增加了大量营养素的分解代谢。脓毒症后期出现持续蛋白分解，且患者因机械通气等原因进食受阻，可出现持续性炎性 – 免疫抑制和分解代谢综合征，具体表现为肌肉减少、肌无力、伤口迁延不愈、感染控制不佳及反复感染、恶病质、多器官功能障碍等，甚至危及生命。

恶性肿瘤合并感染患者，应根据不同的恶性肿瘤类型、感染部位和严重程度，以及患者当前的营养状况和治疗方案等综合决定营养治疗的个体化方案，并且需要定期评估患者的营养状况等及时调整营养治疗方案，以满足此类患者不断变化的营养需求。

欧洲临床营养与代谢协会（European Society for Clinical Nutrition and Metabolism，ESPEN）建议对于恶性肿瘤患者的营养支持应遵循总体原则和特殊化处理。

一、总体原则

应早期发现恶性肿瘤患者的营养风险，一旦确诊患有恶性肿瘤就应常规评估其体重变化与 BMI、当前营养摄入量等，对营养筛查异常者进行客观的定量评估（包括营养摄入量、肌肉质量、营养相关症状、体格检查、有无全身炎症反应等）。临床上恶性肿瘤患者的总能量消耗通常未能很好地进行评估，根据体重估算 25 ~ 30kcal/kg，其中蛋白质摄入量应在 1g/（kg·d）以上，有条件增至 1.5g/（kg·d）及以上，维生素及矿物质约等于每日营养推荐量，无特殊情况不使用高剂量的微量营养素。存在胰岛素抵抗的体重降低患者，应增加脂肪供能的占比以降低葡萄糖负荷。存在营养不良或营养风险者，可进行营养治疗（首选营养咨询及提供口服营养补充）来增加经口摄入量，因膳食保健品会影响此类患者的能量摄入，故不使用。若营养治疗后仍无法满足机体的营养需求，首选肠内营养（enteral nutrition，EN）支持，若 EN 因疾病原因无法施行或施行后仍不能满足需求，则行肠外营养（parenteral nutrition，PN）支持或补充。对经口摄入量长期严重低下者，营养摄入量应于多日内缓慢加量并警惕再喂养综合征的发生。对长期经口摄入不足和（或）顽固性吸收不良，对合适患者行家庭 EN 或 PN。恶性肿瘤患者在情况允许下也应坚持或增加运动量来维持机体的功能、肌肉的质量及代谢的状态。对厌食者，1 ~ 3 周的短期内运用糖皮质激素或黄体酮以增强食欲，但合并感染、胰岛素抵抗、肌肉丢失、血栓患者应慎用。补充长链 N-3 脂肪酸或鱼油可保持及改善化疗或体重下降或营养风险的进展期肿瘤患者的食欲、进食量、瘦组织群和体重。主诉有早饱感者被诊断并治疗便秘后，可使用甲氧氯普胺及多潘立酮等促胃肠动力药。

二、特殊化处理

（一）外科

根治性和姑息性手术者均应按照加速术后康复（enhanced recovery after surgery，ERAS）原则进行管理。ERAS 实施中，应对每位患者行营养筛查，若有营养风险，则给予相应的营养治疗。需要多次手术者，每次围手术期均应遵循 ERAS 原则。存在营养风险或已存在营养不良者，在住院期间及出院后均应行合适的营养治疗。

（二）放疗

为避免放疗中断（头颈部、胸部、消化道疾病放疗患者为甚）及营养恶化并维持摄入量，在放疗期间均应行营养治疗。吞咽困难者应行营养筛查和治疗，鼓励并指导其在

EN 时行吞咽功能训练。出现放射性黏膜炎或上消化道严重梗阻，应用鼻胃管或鼻营养管或经皮导管行 EN。口服或 EN 无法满足机体营养需求或无法实施时才行 PN。

（三）抗肿瘤药物治疗、大剂量化疗和造血干细胞移植

在抗肿瘤药物治疗期间也应保持合适的营养摄入，条件允许下应坚持体育锻炼，给予营养治疗后经口摄入量仍不足可行 EN，若仍不能满足需求，可行补充性 PN。在大剂量化疗及造血干细胞移植后也应保持合适的营养摄入，条件允许下应坚持体育锻炼，给予营养治疗后经口摄入量仍不足首选 EN，如若存在严重黏膜炎、肠麻痹、长期腹泻、严重吸收不良、难治性呕吐、有症状的胃肠道移植物抗宿主病才行 PN。

（四）肿瘤幸存者

肿瘤幸存者条件允许下应坚持常规体育锻炼并养成健康的饮食习惯（日常摄入蔬菜、水果、全谷类，减少摄入饱和脂肪酸、红肉及乙醇），BMI 最好维持在 $18.5 \sim 25 \text{kg/m}^2$。

（五）行姑息治疗的进展期肿瘤患者

所有进展期肿瘤患者应常规筛查有无营养摄入不足、体重丢失、低 BMI，存在风险者应进一步评估有无可治疗的营养相关症状及代谢紊乱，应综合评估进展期肿瘤患者的预后、预计生存时间、营养治疗对生活质量的获益及其相关负担后再决定是否行营养干预。大部分临终患者从肠外水化和 PN 中无法获益，治疗以患者舒适为主，但要排除因脱水导致急性意识障碍者。

美国重症医学会（Society of Critical Care Medicine，SCCM）与美国肠外肠内营养学会（American Society for Parenteral and Endoenteral Nutrition，ASPEN）联合指南建议患者在诊断严重全身性感染或脓毒性休克后 $24 \sim 48h$，已完成复苏并且血流动力学稳定后开始 EN。不论患者的营养风险如何，在严重全身性感染和脓毒性休克的急性期不使用全 PN 或在 EN 的基础上加用 PN。严重全身性感染早期可使用滋养性的肠内营养（$10 \sim 20 \text{kcal/h}$ 并且不超过 500kcal/d），如若耐受可在 $24 \sim 48h$ 后增至目标量的 80% 以上，直至第 1 周结束，其中应提供 $1.2 \sim 2.0 \text{g/（kg·d）}$ 的蛋白质。不建议严重全身性感染患者常规使用免疫调节型营养制剂。2021 年《脓毒症与脓毒性休克国际处理指南》建议对于可接受 EN 治疗的脓毒症或脓毒性休克的成年患者及早（72h 内）开始 EN。而脓毒性休克患者早期因血流动力学不稳定，肠内营养会加重休克相关的脏器灌注不足及肠缺血坏死，因此应延迟 EN。脓毒症患者复苏成功且病情稳定后，还有长时间高代谢和高分解代谢状态，需摄入更多热量 $25 \sim 30 \text{kcal/（kg·d）}$ 及蛋白质 $1.2 \sim 2.0 \text{g/（kg·d）}$ 以减少肌肉丢失。当患者病情进一步改善并进入康复阶段后，积极康复及运动等措施会增加热量需求。在脓毒症患者好转数月或数年，恢复失去的肌肉重量及改善生活质量仍需大量的热量和蛋白质补充，热量在 3000kcal/d 以上及蛋白在 1.5g/（kg·d） 以上。除补充蛋白质和热量外，在脓毒症的不同阶段还需要添加微量元素、电解质、特定营养物质、维生素。脓毒症促进自由基产生，导致抗氧化活性依赖的硒、锰、锌、铜、铁等微量元素活性降低，脓毒症会导致血管通透性改变、组织细胞代谢水平改变，引起血钠、血钾、血磷等电解质出现紊乱，因此，脓毒症患者需要监测微量元素、电解质，并静脉

补充微量元素和电解质，直至可行 EN 或口服。脓毒症导致高分解代谢，尤其是蛋白质的长期持续消耗分解，使得具有重要免疫功能的谷氨酰胺严重降解，导致感染并发症增加，但严重肾功能不全或肝功能不全患者禁用。ω-3 多不饱和脂肪酸具有抗炎作用，在临床上，鱼油脂乳剂与 PN 联合应用可降低感染并发症发生率及住院时间。另外，还可监测和使用维生素 B_1、维生素 C、维生素 D 可能会有一定的帮助。

第三节　器官功能支持

恶性肿瘤重症患者常发生严重的感染，合并肿瘤相关或抗肿瘤治疗所致的免疫功能低下会导致耐药病原体感染、多病原体混合感染、多部位感染，治疗困难。这些是我们在肿瘤重症诊治过程中面临的巨大挑战。我们既要熟悉恶性肿瘤相关严重并发症的诊治，也需要识别和救治新的肿瘤治疗方法带来的副反应。特别是对发生了严重感染以及脏器功能障碍的肿瘤重症患者，高级生命支持技术对拯救患者生命、延长生存时间、促进脏器功能恢复、提供抗肿瘤治疗机会等方面发挥了不可替代的关键作用，其中包括呼吸支持技术（常规氧疗、经鼻高流量氧疗、无创机械通气、有创机械通气）、连续性肾脏替代治疗、体外膜氧合支持。本节对上述相关技术做一个简要介绍。

一、呼吸支持技术

肺部感染是在恶性肿瘤患者最常见的并发症之一，常导致低氧血症和呼吸衰竭的发生。恶性肿瘤患者免疫力低下，可导致多种病原体入侵肺部，造成低氧血症和呼吸衰竭。特别是高龄、糖尿病、接受多疗程化疗、器官移植后、血液系统恶性肿瘤、结构性肺病的肿瘤患者，常有混合感染或特殊病原体感染。肿瘤治疗相关因素、肿瘤所致气道梗阻、胸腔积液压迫肺组织、肿瘤侵犯肺组织等因素也可导致患者肺部感染的高发。上述多种病理生理状态均需要呼吸支持技术来维持氧合，同时为其他治疗提供时间机会。呼吸支持技术包括常规氧疗、经鼻高流量氧疗、无创机械通气、有创机械通气。

（一）常规氧疗

常见的常规氧疗措施包括通过鼻导管、面罩、文丘里面罩（Venturi 面罩）进行吸氧治疗。适应证包括各种肺内及肺外原因所致的低氧血症，是轻、中度低氧血症或呼吸衰竭恶性肿瘤合并肺部感染患者的首选氧疗方式，但要注意根据患者的低氧血症的病因、持续时间、呼吸状态、氧合水平、有无二氧化碳潴留等因素选择合适的氧疗措施。氧疗的目标需要根据患者的年龄、临床症状、基础疾病、心肺状态等综合评估，对于 CO_2 高潴留风险的患者，推荐初始 SpO_2 为 88% ～ 93%；非 CO_2 高潴留风险的患者，推荐初始 SpO_2 为 94% ～ 98 %。

通过鼻导管的低流量氧疗是最简单的氧疗方式，适用于多数轻中度低氧合并 COPD 的恶性肿瘤患者，在应用氧疗后需对患者 SpO_2 进行再评估，调整氧疗方式以达到目标 SpO_2。由于存在重复吸入二氧化碳及吸入氧浓度过高因素，普通面罩及储氧面罩不推荐用于 COPD 患者，可考虑使用非重复呼吸面罩或文丘里面罩。

（二）经鼻高流量氧疗

经鼻高流量氧疗（high-flow nasal cannula，HFNC）一种通过高流量鼻塞持续为患者提供可以调控并相对恒定吸氧浓度（21% ～ 100%）、温度（31 ～ 37 ℃）和湿度的高流量（8 ～ 80 L/min）吸入气体的治疗方式。该治疗设备主要包括空氧混合装置、湿化治疗仪、高流量鼻塞及连接呼吸管路。

经鼻高流量氧疗的常规适应证包括：① 轻至中度Ⅰ型呼吸衰竭（100mmHg ＜ PaO₂/FiO₂ ＜ 300mmHg）；②轻度呼吸窘迫（呼吸频率＞ 24 次 / 分）；③轻度通气功能障碍（pH ≥ 7.3）；④对传统氧疗或无创正压通气不耐受或有禁忌证者。

在临床上，HFNC 可用于重症肺炎、轻中度 ARDS 等疾病导致的急性低氧血症或急性Ⅰ型呼吸衰竭恶性肿瘤患者。对于Ⅱ型呼吸衰竭，COPD 合并轻中度高碳酸血症（pH ＞ 7.25）的患者，HFNC 可作为初始呼吸支持的选择之一。对于不耐受 NPPV 的 COPD 合并中度高碳酸血症（7.25 ＜ pH ＜ 7.35）的肿瘤患者，也可以考虑 HFNC 治疗。

（三）无创机械通气

随着肿瘤学、血流学和肿瘤重症医学的进步，以及机械通气、挽救性抗肿瘤治疗等新型治疗手段的逐渐完善，ICU 对患有呼吸衰竭的恶性肿瘤合并感染患者可进行最佳诊断和治疗管理，并及时使用呼吸机行无创及有创机械通气支持，此类肿瘤重症患者的结局改善最为明显。

1. 概念及工作原理　无创正压通气（non-invasive positive pressure ventilation，NPPV）是指不需要侵入性及有创性的气管插管（经鼻、经口）、气管切开，通过无创接口（如鼻罩、口鼻罩、全面罩或头罩等）将患者与呼吸机相连接进行正压辅助通气的技术，可保持呼吸道的正压，实现呼吸周期的压力差变化，使萎陷的上气道及肺泡开放，提高分钟通气量、改善通气血流比例、使气体分布更加均匀，从而改善患者氧合及气体交换，缓解 CO₂ 潴留。

2. NPPV 的优点及应用　NPPV 技术的使用可保持患者上气道结构和功能的完整，使患者呼吸肌得到休息，减少自身氧耗量，使患者保持清醒及自主咳嗽反射能力，保留说话、自主进食、部分自理能力，患者舒适度也更高，适用于中 - 重度呼吸衰竭的恶性肿瘤合并感染的患者。

3. 常用模式　无创正压通气常用模式为双水平气道正压（bi-level positive airway pressure，BiPAP）和持续气道正压通气模式（Continuous Positive Airway Pressure，CPAP）。双相气道正压通气在无创呼吸机模式选择界面上主要有 S/T 模式、PCV 模式、AVAPS 模式等。均根据患者病情做动态调节。

4. 恶性肿瘤合并 ARDS　恶性肿瘤患者在抗肿瘤治疗过程中，往往处于免疫力低下、免疫抑制状态，更容易继发肺部感染，特别是非典型病原体感染或巨细胞病毒感染，往往表现为急性间质性肺炎或 ARDS。对于合并 ARDS、重症肺炎、脓毒性休克所致多器官功能衰竭的恶性肿瘤患者，无创呼吸机作为辅助治疗手段，能够迅速为患者提供必要的呼吸支持，协助他们度过急性期，降低治疗风险。在疾病初期使用 NPPV 可缓解缺氧症状、为临床治疗提供时间机会，减少发展为气管插管的概率，为后续的治疗和康复奠定了坚实的基础。此时可首选压力支持通气（pressure support ventilation，PSV）或 BiPAP 等以自主呼吸为主或人机关系较好的模式，PEEP 逐渐增至 8 ~ 10cmH₂O。NPPV 仅用于血流动力学稳定、容易给氧、气道分泌物少、意识清楚不需要立即插管且无 NPPV 相关禁忌证的少数轻度 ARDS 患者，如出现意识障碍、咯血、气道分泌物增多无法自行排出、严重感染的病情加重情况，则需选择有创机械通气。

（四）有创机械通气

有创机械通气（mechanical ventilation，MV）是指通过人工气道（气管内导管或气管切口导管）向肺部输送正压通气的呼吸支持治疗方式。

1. 工作原理　MV 治疗时，在吸气阶段，呼吸机按预先设置的吸氧浓度参数形成空气和氧气的混合气体，空氧混合气体被强制送入中央气道，随后进入肺泡，使得肺泡内压力上升。最终，终止信号（通常设置为气流或压力）使呼吸机停止送气。随着中央气道压力下降，气流从压力较高的肺泡流入压力较低的中央气道，完成被动呼气的过程。

2. MV 的优点及应用　有创呼吸机通过创建人工气道，与患者的呼吸道紧密相连，与无创呼吸机相比，整个呼吸回路是密闭的，没有漏气，减少了生理无效腔，提高了肺通气、肺换气的效率，因此，有创呼吸机不需要漏气补偿，呼吸机的工作效率也更为精准有效。有创呼吸机能够根据患者的实际需求，精确设置呼吸频率和潮气量等相关参数，维持患者生命体征，同时通过监测及反馈动态调整呼吸机参数，避免了呼吸不同步带来的不适和并发症。适用于中至重度呼吸衰竭的恶性肿瘤合并感染、气道分泌物多、意识障碍的患者。

3. 有创机械通气模式　MV 通气模式可简单分为定容通气和定压通气，以及各种组合模式。

（1）定容通气：定容通气也称容量控制通气或容量转换通气，需由医师设定峰流速、流量模式、潮气量、呼吸频率、呼气末正压（PEEP）和吸入氧浓度。一旦达到设定的吸气时间，吸气结束。吸气时间和吸呼（I∶E）比由吸气峰流速决定。增加吸气峰流速将减少吸气时间、增加呼气时间并降低 I∶E 比。气道压（峰压、平台压、平均气道压）取决于呼吸机设置和患者相关变量（如顺应性、气道阻力）。气道压高可能是由于潮气量大、峰流速高、顺应性差或气道阻力增加。定容通气可通过几种模式实现，包括控制性机械通气（controlled mechanical ventilation，CMV）、辅助控制通气（assist control，AC）、间歇指令通气（intermittent mandatory ventilation，IMV）及同步间歇指令通气（synchronized intermittent mandatory ventilation，SIMV）。

（2）定压通气：定压通气也称压力转换通气，需由医师设定吸气压水平、I∶E 比、呼吸频率、PEEP（外源性 PEEP）和 FiO₂。达到设定的吸气压后，吸气结束。在定压通气时，潮气量可变。

（3）压力支持压力：支持通气（pressure support ventilation，PSV）是一种流量限制型通气，其可提供吸气压，直至吸气流量降至预设的峰值百分比，通常为 25%。对于 PSV，医师需设定压力支持水平（吸气压水平）、外源性 PEEP 和 FiO₂。

（4）持续气道正压：CPAP 是指提供持续的气道正压水平，其在功能上类似于 PEEP。在 CPAP 过程中，呼吸机无周期性通气变化，不提供高于 CPAP 水平的额外压力，所有呼吸均必须由患者启动。

（5）气道压力释放通气：在气道压力释放通气（airway pressure release ventilation，APRV）过程中，先给予长时间（高T）的高CPAP（高P），之后降至短时间（低T）的低气道压（低P）。高P与低P间的压力差即为驱动压。差值越大则肺充气和放气越多，而差值越小则肺充气和放气越少。潮气量的确切大小与驱动压和顺应性均有关。高T和低T可决定充气和放气的频率。

4. 恶性肿瘤合并ARDS　在恶性肿瘤合并ARDS的治疗中，常需使用MV来进行呼吸支持治疗。在设置机械通气参数前，需要明确是完全还是部分通气支持。ARDS给予机械通气治疗策略有两种：一种是肺开放（open lung）模式，采用压力控制通气以及维持较低的平台压，监测潮气量并间断短时间给予高PEEP来维持及促进肺泡开放，目前有些有创呼吸机配置了肺开放模式。另一种策略是ARDSNet推荐的方法：维持小潮气量通气同时监测平台压，根据吸入氧浓度来动态设置PEEP。ARDS初始机械通气参数设置如下。①模式选择：在急性期大多数时间采用A/C（CMV）模式，在轻度ARDS患者或恢复期采用压力支持通气模式；②RR：20～40次/分，应避免产生内源性PEEP；③容量/压力控制：均可；④VT：4～8ml/kg且Plat ≤ 30cmH_2O；⑤Ti：0.5～0.8s并保证人机同步性，在控制通气时可给予短时的吸气末暂停；⑥PEEP：10～20cmH_2O，以最小值达到SpO_2或PaO_2目标；根据SpO_2或PaO_2目标调节。

二、连续性肾脏替代治疗

连续性血液净化（continuous blood purification，CBP）能连续缓慢清除水分和溶质，支持脏器功能的各种血液净化技术，是一系列技术总称。连续性肾脏替代治疗（continuous renal replacement therapy，CRRT）是指在通过体外循环装置持续替代部分肾脏功能，以清除体内多余的水、肌酐、尿素氮、电解质及中大分子物质。

（一）基本原理

CRRT主要通过血液滤过装置清除体内的毒素，连续肾脏替代治疗所需的装置包含滤器、置换液、输送血液与置换液的管路、提供动力并进行机械监测的设备。CRRT主要是通过主要分为弥散、对流、吸附对血液中的溶质进行清除。

滤器是CRRT装置中最重要的部分，通过高分子材料模拟肾小球的滤过功能，将患者的血液、置换液通过泵引入滤器中，借助膜两侧溶质的浓度差、渗透梯度、压力梯度，将血液中的溶质清除，并排出废液。CRRT的工作原理主要有弥散、对流、吸附。

（二）CRRT适应证

CRRT适应证包括肾脏疾病适应证和肾外疾病适应证，即包含所有急性肾损伤和慢性肾衰竭需要行肾脏替代，以及需要肾外器官功能支持且不能耐受及无法配合血液透析的患者。在恶性肿瘤合并感染患者中，主要应用于脓毒性休克、严重感染所致急性肾损伤的患者。

（三）CRRT的滤器

理想的血滤器应该具有良好的生物相容性、高超滤系数、足够的膜面积、低阻力、高通透性等特点。目前广泛使用的是以聚砜（PS）膜、聚丙烯腈 – 甲基丙烯磺酸钠（AN69）膜、聚醚砜（PES）膜、聚甲基丙烯酸甲酯（PMMA）膜等为主的合成膜。随着膜材料不断地进步发展，现在还有吸附型滤器广泛应用于临床。这类滤器除了具备常规血滤器用的弥散、对流作用，还有吸附作用。oXiris® 血滤器在聚丙烯腈 – 甲基丙烯磺酸钠膜的基础上，每平方米膜上涂有带正电荷的聚乙烯亚胺（PEI）和预制肝素涂层，PEI 涂层可以吸附带负电荷的内毒素，因此 oXiris® 血滤器可以用于恶性肿瘤合并脓毒症患者，即有清除内毒素的作用，也有肾脏替代作用。此外，CytoSorb® 和 Toraymyxin® 血液灌流器可以对细胞因子和内毒素进行吸附，但他们都没有肾脏替代的作用，可以作为血液灌流器与血滤器杂合使用。

（四）CRRT 的常用治疗模式

CRRT 主要包括以下模式：缓慢连续性超滤（slow continuous ultrafiltration，SCUF）、连续性动 – 静脉血液滤过（continuous arterio–venous hemofiltration，CAVH）、连续性静脉 – 静脉血液滤过（continuous veno–venous hemofiltration，CVVH）、连续性静脉 – 静脉血液透析（continuous veno–venous hemodialysis，CVVHD）、连续性静脉 – 静脉血液滤过透析（continuous venous–venous hemofiltration，CVVH）、连续性高通量透析（continuous high flux dialysis，CHFD）、连续性高容量血液滤过（high volume hemofiltration，HVHF）。连续性动 – 静脉血液透析及连续性动 – 静脉血液滤过利用动静脉的压力差、不用血泵驱动、对溶质清除效率低、动脉置管并发率高、血流动力学不稳定等原因，已经逐渐被淘汰。而随着膜材料技术的不断发展，CRRT 技术适用范围也不断扩大，新型模式如血浆置换（plasma exchange，PE）、人工肝治疗、配对血浆滤过吸附（coupled plasma filtration adsorption，CPFA）、双膜血浆置换（double filtration plasmapheresis，DFPP）、内毒素吸附等模式。

（五）恶性肿瘤合并脓毒症

恶性肿瘤合并脓毒症的患者由于存在免疫功能低下，接受过抗肿瘤治疗的患者由于手术打击、多程放化疗治疗、靶向药、免疫检查点抑制剂等药物的治疗，与非肿瘤患者相比，更容易出现免疫功能紊乱，特别是免疫抑制，如合并中性粒细胞减少、血小板减少等骨髓抑制表现，让脓毒症的治疗更为复杂和棘手。欧洲危重病医学会在指南中推荐合并急性肾损伤的脓毒症或脓毒性休克患者行肾脏替代治疗。目前有内毒素吸附柱及细胞因子吸附柱等新型滤器用于脓毒症，内毒素吸附柱是针对有内毒素引起的脓毒症特定吸附内毒素及白细胞介素 –2、白细胞介素 –6、白细胞介素 –10 等细胞因子，细胞因子吸附柱吸附以白细胞介素 –6 为代表的细胞因子。可以降低体内内毒素及各种细胞因子的水平，同时兼具普通 CRRT 滤器的功能，可调节电解质水平、超滤水分、清除溶质等。

三、体外膜氧合支持

体外膜氧合（extracorporeal membrane oxygenation，ECMO）是源于体外循环（extra-corporeal circulation）抢救重症患者生命的一项新技术，是一种持续体外生命支持的手段。ECMO 是将血液从体内引流到体外，经人工膜肺氧合，氧合后的血液再重新通过静脉和

（或）动脉灌注入体内，以维持机体各器官的灌注和氧合，帮助维持患者的呼吸和循环功能。ECMO 技术已经在临床上得到广泛应用，拯救了许多患者的生命。

（一）ECMO 的治疗原理

ECMO 通过机械设备将患者的血液抽出体外，经过氧合后再输送回体内，可暂时代替肺提供氧气和排除二氧化碳来维持患者的生命功能。ECMO 系统主要由氧合器、泵和管路组成。氧合器将患者的血液与氧气接触，实现氧合和二氧化碳排除的功能。泵负责将血液从患者体内抽出并输送至氧合器，然后再将氧合后的血液输送回患者体内。管路则连接氧合器、泵和患者的体内血管，确保血液流动畅通。

（二）ECMO 常用工作模式

ECMO 的常用工作模式一般分为静脉 - 静脉体外膜氧合（venovenous extracorporeal membrane oxygenation， VV-ECMO）和静脉 - 动脉体外膜氧合（venous-arterial ECMO，VA-ECMO）。

1. 静脉 - 静脉体外膜氧合　血液从静脉插管中引出，离心泵将其泵入膜肺进行氧合并排出二氧化碳后，再泵回静脉系统。通常选择股静脉引出血液，颈内静脉泵回体内。也可以选择一根双腔静脉插管实现。VV-ECMO 只能进行呼吸支持，不能进行循环支持。VV-ECMO 的适应证包括：①经药物治疗无效的急性、可逆性呼吸衰竭；②对不可逆的呼吸衰竭且有条件行肺移植者，ECMO 可作为肺移植的支持手段。其中治疗无效的呼吸衰竭的条件为：①经过机械通气或俯卧位治疗仍不能改善的急性呼吸窘迫综合征和难治性低氧血症、氧合指数（PaO_2/FiO_2）< 80 mmHg；②经过机械通气治疗效果不佳合并高碳酸血症的呼吸衰竭，pH < 7.25 且 $PaCO_2 \geqslant 60$ mmHg。

2. 静脉 - 动脉体外膜氧合　血液从静脉或右心房经离心泵引出，流经氧合器，在氧合器中进行氧合和二氧化碳去除，氧合后的血液经大动脉返回体内。VA-ECMO 能够提供循环和氧合支持。VA-ECMO 的生理指标适应证为经过最佳药物治疗收缩压仍低于90mmHg，尿量低于30ml/h，乳酸 > 2mmol/L，混合静脉血氧饱和度低于60%，意识状态改变大于 6h。

（三）ECMO 插管部位选择

插管部位的选择首先需要根据 ECMO 的类型决定，通常分为静脉 - 静脉（VV）ECMO 和动脉 - 静脉（VA）ECMO。VV-ECMO 主要用于纯肺功能替代，常见插管部位为颈内静脉、股静脉或两者的组合。VA-ECMO 除了提供肺功能支持外，还提供循环支持，常用插管部位包括股动脉、股静脉、颈内动静脉及颈表静脉等。

（四）ECMO 呼吸支持适应证

1. 可逆性肺损伤导致的严重低氧血症（尽管高水平 PEEP 15 ~ 20cmH$_2$O 支持下 $PaO_2/FiO_2 < 80$mmHg）至少 6h。

2. 高条件机械通气支持下难以解决的呼吸性酸中毒（pH < 7.25）。

3. 积极的最佳机械通气下难以接受的高气道平台压（plateau pressure，Pplat）（根据患者理想体重调整潮气量，Pplat $> 35 \sim 45cmH_2O$）。

（五）ECMO 的循环支持

心源性休克会导致心排血量 CO 下降，血流动力学不稳定，危及终末器官和组织灌注。VA-ECMO 可通过额外的体外动静脉转流，增加机体氧合血液，改善器官灌注，纠正氧供氧耗的失衡。

（六）恶性肿瘤合并重症 ARDS

在临床实践中，ECMO 为在有创机械通气支持下仍无法维持氧合的恶性肿瘤合并重症感染、ARDS 患者提供了生命支持，是重度呼吸衰竭高级生命支持的一道杀手锏。同时，ECMO 辅助下实施的保护性通气策略有助于减轻 ARDS 患者呼吸机相关肺损伤，降低二次感染风险，进一步优化患者预后。ECMO 的介入还为其他治疗措施如抗肿瘤治疗、康复训练等创造了有利条件，促进整体治疗方案的协同效应。一项基于国际 ECMO 数据库的大型回顾性研究显示，尽管肿瘤患者总体生存率低于非肿瘤患者，但接受 ECMO 治疗的肿瘤重症 ARDS 患者 30d 生存率仍可达 40% 左右，远高于未接受 ECMO 治疗的历史对照组。这些数据有力地证明了 ECMO 在提升这类患者短期生存概率上的积极作用。然而，ECMO 并非适用于所有肿瘤重症 ARDS 患者。明确的禁忌证包括不可逆的原发疾病，如广泛转移、终末期恶性肿瘤，预示着即使成功实施 ECMO 也无法显著改善生存质量或预期寿命。这些情况下，ECMO 不仅难以实现治疗目标，反而可能增加患者的痛苦与医疗资源消耗。因此，临床医师需要在救治恶性肿瘤合并重症 ARDS 患者的过程中做出更加科学、合理、人性化的决策。

第四节　心理支持

一、心理支持治疗的重要性

以往对癌症的认识建立在单纯的生物医学模式的理论上，注重生物性因素治疗方法，主要重视化疗、手术、放疗及生物治疗等方面，较少关注和重视患者的心理因素对恶性肿瘤发生、发展、治疗效果及预后的影响。癌症患者并发感染时，除生物学因素、理化因素外，心理社会因素在患者的病情发生、发展中也起一定的影响因素——这一方面有关心身医学。

心身医学是一门研究心理因素和生理因素相互作用对健康和疾病产生影响的学科。它强调心理社会因素在疾病的发生、发展、治疗和康复过程中的重要性。在这个学科视角下，情绪作为心理活动的重要组成部分，与身体的生理功能如免疫力有着密切的联系。

（一）情绪影响免疫力的生理机制

1. 神经内分泌途径　情绪状态会影响下丘脑 - 垂体 - 肾上腺（HPA）轴的功能。当个体处于长期的负面情绪如焦虑、抑郁或压力状态时，下丘脑会分泌促肾上腺皮质激素释放激素（CRH）。CRH 刺激垂体分泌促肾上腺皮质激素（ACTH），ACTH 进而作用于肾上腺皮质，使其分泌皮质醇。皮质醇在适量的情况下对身体有一定的积极作用，如调节血糖、抗炎等。然而，长期处于高皮质醇水平会对免疫系统产生抑制作用。例如，高强度压力之下，人体内的皮质醇水平会升高。如果这种压力状态持续，会导致淋巴细胞（包括 T 细胞和 B 细胞）的功能受到抑制，使身体抵御病原体的能力下降。T 细胞在细胞免疫中发挥关键作用，能够识别和清除被病毒感染的细胞；B 细胞则主要参与体液免疫，负责产生抗体。皮质醇会干扰 T 细胞和 B 细胞的增殖、分化以及它们的免疫活性。

2. 自主神经系统途径　神经系统和免疫系统之间存在复杂的双向调节机制。免疫细胞上有神经递质和神经肽的受体，这使得情绪相关的神经递质能够直接作用于免疫细胞。例如，神经递质如多巴胺、5- 羟色胺等不仅在大脑的情绪调节中起关键作用，也能够调节免疫细胞的活性。研究发现，积极情绪与较高水平的 5- 羟色胺有关。5- 羟色胺可以增强自然杀伤细胞（NK 细胞）的活性。NK 细胞是机体免疫系统的第一道防线，能够非特异性地识别和杀伤病毒感染的细胞和肿瘤细胞。当个体处于积极情绪状态时，大脑通过神经递质向免疫系统传递信号，使 NK 细胞活性增强，从而提高身体的免疫力。

（二）不同情绪对免疫力的影响

1. 积极情绪与免疫力　积极情绪如快乐、满足、乐观等对免疫力有增强作用。从心理 – 神经 – 免疫的角度来看，积极情绪能够促进大脑分泌神经递质如多巴胺、内啡肽等。多巴胺可以改善免疫细胞的功能，内啡肽则具有一定的抗炎作用。例如，经常参与社交活动并感到快乐的人群，他们的免疫系统功能往往较好。在一项研究中，对老年人进行社交干预，鼓励他们参加社交聚会、兴趣小组等活动。一段时间后发现，这些老年人的积极情绪增加，同时血液中免疫球蛋白 A（IgA）的水平也有所提高。IgA 是人体黏膜免疫系统的重要组成部分，能够防止病原体在黏膜表面黏附和侵入，这表明积极情绪可以增强身体的免疫防御能力。

2. 负面情绪与免疫力　负面情绪如愤怒、焦虑、抑郁等通常会降低免疫力。长期的愤怒情绪会使身体处于应激状态，导致炎症反应加剧。从生理机制上讲，愤怒会引起体内炎症因子如白细胞介素 –6（IL–6）和 C 反应蛋白（CRP）的升高。这些炎症因子在短期的炎症反应中有助于身体清除病原体，但长期处于高水平会对身体组织造成损伤，并且会抑制免疫系统的正常功能。焦虑和抑郁情绪与免疫力的关系也十分密切。抑郁患者往往伴有免疫系统的异常，如淋巴细胞的减少和免疫功能的低下。这是因为抑郁状态下，HPA 轴过度激活，皮质醇分泌过多，以及神经递质如 5- 羟色胺等的失衡，这些因素综合作用导致免疫系统功能受损。

（三）情绪调节对免疫力调解的重要性

鉴于情绪与免疫力之间的紧密联系，通过有效的情绪调节来维护免疫系统的正常功能就显得尤为重要。情绪调节的方法包括心理和行为两个方面。心理方面可以采用认知行为疗法（CBT），帮助个体识别和改变负面的思维模式和情绪反应。例如，通过让焦虑患者识别自己的焦虑触发因素，并教会他们用积极的自我对话来替代负面的想法，从而减轻焦虑情绪，间接改善免疫系统功能。

在行为层面，运动是一种很好的情绪调节方式，也是增强免疫力的有效手段。适度的运动可以促使大脑分泌内啡肽等神经递质，改善情绪状态，同时还能促进血液循环，增强免疫细胞的运输和活性。另外，放松训练如深呼吸、冥想、瑜伽等也有助于调节情绪，降低身体的应激水平，维护免疫系统的健康。

二、心理支持治疗的目标

心理治疗作为重要的辅助手段，应贯彻疾病的全过程，如诊断、治疗及后续康复治疗。对患者实施心理支持治疗的目标如下。

1. 缓解负面情绪。

2. 帮助患者及其家属减轻焦虑、抑郁等负面情绪，积极与患者及其家属进行沟通，降低其心理压力。

3. 增强心理韧性。

4. 提高患者及其家属对疾病的认知，增强其在诊疗过程中将会面临的困难和挑战，提高其应对的能力。

5. 改善治疗依从性：通过心理支持治疗，积极的医患沟通，使患者及其家属更加积极地配合治疗，提高治疗效果。

6. 提升生活质量：帮助患者及其家属调整心态，以更加积极、乐观的态度面对疾病和生活。

三、心理治疗的一般原则

对癌症患者并发感染时，进行心理治疗是一项技术性和专业性较强的工作。若能较好地贯彻治疗原则，在治疗中能收获较好的效果；反之，则会影响患者的康复，甚至会加重患者的病情。

（一）心理治疗前的一般准备

1. 必要的体格检查与实验室评估。

2. 必要的心理评估。患者的原发疾病确诊后，如患者出现心理问题或需要了解患者存在哪些心理问题及严重程度，则需进行心理评估，包括性格、情绪、心理症状、应对方式、认知态度、社会支持等，具体内容根据需要而定。

3. 心理治疗的环境要求。要求有独立单间，布置较为舒适。心理治疗时除心理医师及患者外，一般不允许有第三人在场。

（二）心理治疗方法的选择

心理治疗作为临床上治疗疾病的重要手段，方法与种类繁多。如何选择适宜患者的心理治疗方法，完全取决于患者所患疾病的类型及严重程度，患者的心理状态、个性特征、受教育程度、职业、生活经历，以对医学知识的了解等具体情况和治疗师的资质与受训背景。

目前，临床上尚无一种专门针对某种心理问题有独特疗效的心理治疗方法，往往是2种或2种以上心理治疗方法联合使用，如在一般性支持疗法的基础上联合使用专业的心理治疗技术。

（三）在心理治疗时需要注意的问题

1. 心理治疗是传统治疗方法的重要补充　对癌症合并感染的患者而言，存在心理问题可采用必要的心理治疗方法和药物进行治疗。在诊治的全过程中，医师应充分考虑到这些行之有效的传统治疗方法的心理效应，顺势进行或配合心理治疗，可收到仅依赖传统治疗方法无法取得的疗效。

2. 医师的良好言行是心理治疗的重要环节　医师在治疗过程中的言行举止均可对患者的心理状况产生影响，对患者的病情甚至转归造成巨大影响。权威性的、有说服力的暗示或解释有积极的作用，其效果有时远甚于用药。

3. 心理治疗与家庭及社会支持的关系　对癌症合并感染的患者而言，其情绪处于极度沮丧、悲哀之中，甚至产生厌世的念头，且所患的疾病对患者的家庭经济状况等将会造成极大的影响。此时，仅靠医师进行相关治疗是不够的，还需依靠患者家庭及社会的支持与配合，才能有效缓解患者的不良情绪等心理症状，使患者配合治疗。

4. 心理治疗的疗程　选择心理治疗的方法因患者而异，所需要的治疗时间也因治疗时间也因患者而异。

5. 对医师的要求　对一般心理支持而言，因要求的专业性不高，因此对医师并无特殊要求。专业的心理治疗技术必须由有资质且接受过相应专业技术培训的心理治疗师完成。

四、心理支持治疗的方法

癌症合并感染患者常有以下心理特点。①焦虑和恐惧：在一项对50例癌症合并感染患者的研究中，约80%的患者表示存在明显的焦虑情绪，他们对疾病的发展、治疗效果及可能的并发症感到极度担忧。另有研究显示，此类患者中约75%的人会出现恐惧心理，害怕感染加重病情、影响治疗进程，甚至危及生命。②抑郁情绪：一项针对80例癌症合并感染患者的调查发现，约55%的患者有不同程度的抑郁症状，表现为情绪低落、兴趣减退、睡眠障碍、食欲缺乏等。相关研究指出，癌症合并感染患者抑郁的发生率比单纯癌症患者更高，高出20%左右。③愤怒和怨恨：据观察，在癌症合并感染患者中，约35%的人会出现愤怒和怨恨情绪。他们可能会对自己的病情、治疗过程中的不适及生活质量的下降感到不满，从而将情绪发泄在家人、医护人员或周围环境上。④孤独感和无助感：由于癌症合并感染患者可能需要隔离治疗，约65%的患者会在治疗期间产生强烈的孤独感和无助感，他们觉得自己被社会隔离，无法与他人正常交流和互动，对未来感到迷茫和无助。⑤否认和回避：在疾病初期，约25%的癌症合并感染患者会采取否认和回避的态度，不愿意接受自己的病情，拒绝配合治疗或对病情相关的信息采取回避的方式。

根据以上数据，对于癌症合并感染患者的心理支持治疗将从以下几个方面进行介绍。

（一）医患沟通及疾病告知

1. 一般沟通技巧

（1）共情：共情又被译为同理心，一种内在体验，是指能够设身处地的体验他人的处境，并对他人所经历的事物感同身受。建议在沟通过程中使用开放式提问，了解患者的感受。

（2）非言语交流：医患沟通中的非言语交流（包括眼神交流、点头、语调等）会影响患者对医师的满意度和治疗依从性，医师也可以通过患者的非语言动作表情等与患者进行诊断、治疗决策方面的沟通。

（3）以患者为中心的沟通模式：以患者为中心的沟通模式包括更多的情感行为（如共情、给予患者支持和鼓励），并且让患者参与到治疗决策制订中；而以医师为中心的沟通模式中，临床医师是聚焦于完成治疗，会表现出更多的控制行为和更少的共情。

（4）沟通过程中确保患者理解和记忆：有关综述研究显示，患者在一次会谈中会忘记大量的信息。有证据显示理解和记忆可通过以下方式提高：①给予清晰的具体的信息；②解释医学术语和避免使用专业术语；③针对不同的患者选择适合该患者年龄、文化程度等特征的个体化的告知方式；④最先告知最重要的信息；⑤重复和总结重要的信息；⑥主动鼓励提问；⑦主动询问理解程度。

2. 疾病告知　癌症的诊断、复发、转移对于癌症患者来说都是坏消息，这些消息的告知影响患者对疾病的理解的同时会影响患者的心理适应。公开坦诚地面对疾病和表达情绪会增强患者适应能力，而避免谈论这些问题会引发患者高水平的痛苦。研究显示，患者希望医师采取一种支持性表达方式来减轻痛苦，允许患者表达他们的感受，并给予支持。医疗质量不仅取决于医疗技术水平还取决于沟通技巧。沟通技能训练可以协助医师开展诊疗工作，提升沟通技能。

目前在国际上应用比较广泛的两个告知模式，一个是在西方国家运用较多的SPIKES 模型；另一个是在东方国家运用较多的 SHARE 模型。以下具体讲解 SHARE 模型。

（1）S（supportive environment）：支持性环境的设定。①沟通在有隐私保护的场所进行，避免在病房床边或楼道里，建议设立专用医患沟通室。②设定充分的沟通时间，在此时间内不被打扰，手机静音，确保沟通不被中断。③建议家属陪同。

（2）H（how to deliver the bad news）：坏消息的传达方式。①态度诚恳、清楚易懂，仔细说明病情；②采用确定患者可以接受的说明方式；③避免反复使用"癌症""肿瘤"等字眼；④用字遣词应格外谨慎，恰当地使用委婉的表达方式；⑤鼓励对方提问，并回答其问题。

（3）A（additional information）：提供附加信息。①讨论今后的治疗方案；②讨论疾病对个人日常生活的影响；③鼓励患者说出不安和疑惑；④按照患者情况，提出替代治疗方案、备选意见或预后情形等话题。

（4）RE（reassurance and emotional support）：提供保证和情绪支持。①表现体贴、真诚、温暖的态度；②鼓励患者表达情感，当患者表达情感时，真诚的理解接受；③同时对家属和患者表达关心；④帮助患者维持求生意志；⑤对患者说"我会和你一起努力"。

（二）非专业心理工作者提供的心理和社会支持

1. 支持性干预　医师在治疗过程中要主动关心患者，了解患者的感受和需求，倾听并给予共情反应；给予患者信息和知识上的支持，减轻其不确定感，降低患者的焦虑水平；是有相关条件者，可采取团体干预的方式为患者提供心理支持；同时，家庭是患者重要的支持来源，如果有可能，建议将整个家庭作为支持治疗的对象。

2. 教育性干预　对于患者及其家属，可以采取面对面咨询、电话访谈、团体干预及发放宣传资料的方式给予患者教育性干预；教育性干预的内容要根据患者人群的不同而有所区别。诊断初期干预内容主要是诊断和治疗相关信息；治疗期干预内容主要是治疗选择、疗效、药物不良反应及不良反应的应对；康复期干预内容主要是康复相关的饮食、运动和心理应对方面的知识，以及关于复查、自我监督管理疾病的知识。有条件可提供行为训练和应对技巧训练。

3. 联结社会资源　由社会爱心人士、高校学生、专家志愿者和癌症康复患者参与组成志愿者服务队，通过肿瘤科普、多样化服务项目为患者送去心灵慰藉，帮助他们树立抗癌信心，持续提高其心理支持。

（三）专业心理工作者提供的心理和支持

1. 音乐治疗　音乐能够直接作用于人的情绪中枢，不同节奏、旋律、和声的音乐可以唤起各种情感反应，同时影响生理指标如心率、血压、呼吸等，进而调节身心状态。例如舒缓的古典音乐可促使身体放松，降低应激激素分泌。事实上，音乐治疗的方法很多，可以分为接受式、再创式、即兴表演式和创造式四大类方法。以下将对接受式音乐治疗进行详细讲解。

（1）定义：接受式音乐治疗（receptive music therapy）是音乐治疗方法中的一种重要形式。它主要是让来访者通过聆听音乐来达到治疗的目的。在这个过程中，来访者是比较被动地接受音乐刺激，但这种"被动"却能在心理和生理等多个层面引发积极反应。

（2）治疗技术与应用

1）音乐聆听：这是接受式音乐治疗最基本的技术。治疗师会根据来访者的情绪状态、治疗目标等因素选择合适的音乐。例如，对于患有焦虑症的来访者，治疗师可能会选择一些节奏缓慢、旋律平稳的自然声音（如海浪声、鸟鸣声混合的音乐）或舒缓的古典音乐（如肖邦的夜曲）。来访者在安静舒适的环境中聆听音乐，治疗师可以引导他们关注自己的情绪、身体感觉和脑海中浮现的意象。

2）音乐引导想象：治疗师首先让来访者选择一首他们觉得舒适或者能够引发情感共鸣的音乐。在聆听过程中，治疗师引导来访者闭上眼睛，想象自己身处一个与音乐相契合的场景中。比如，当播放一段具有神秘氛围的音乐时，来访者可能会被引导想象自己身处一个古老的森林中，周围弥漫着雾气，有闪烁的光影等。通过这种想象，来访者可以更深入地探索自己的内心世界，挖掘潜意识中的情感和观念。

3）音乐情绪同步与诱导：这种技术是利用音乐的情感表达特性。治疗师选择与来访者当前情绪状态相匹配的音乐，让来访者感受到自己的情绪被理解和接纳。例如，如果来访者处于愤怒情绪中，治疗师可能会选择一些具有强烈节奏和激昂旋律的音乐，如贝多芬的《命运交响曲》部分乐章。随着音乐的推进，治疗师再逐渐引导音乐向更加平静、积极的方向转变，从而诱导来访者的情绪也发生相应的改变。

（3）实施步骤

1）初始评估：了解患者的音乐喜好、过往音乐体验及当前心理状态，如对于焦虑患者，偏好快节奏动感音乐的，初期可选择节奏稍快但旋律平稳的轻音乐过渡。

2）定制曲目：依据评估结果，为患者创建个性化音乐清单，涵盖不同功能，像助眠类选择如班得瑞的《安妮的仙境》；提振情绪选欢快的流行乐如周杰伦的《稻香》。

3）治疗过程：安排安静舒适、隔音良好的空间，患者可佩戴耳机全身心沉浸其中，每次 30 ～ 60min，每周 3 ～ 5 次，治疗师一旁观察并适时引导放松想象。

2. 叙事治疗　鼓励患者讲述自己的生命故事，将问题外化，使患者从新视角审视困境，挖掘自身内在力量与应对资源，重构积极的自我认同。实施步骤如下。

（1）营造氛围：创造温暖、信任、开放的环境，治疗师以专注倾听、眼神交流等姿态迎接患者分享。

（2）故事引出：用开放性问题引导，如"能讲讲最近生活里让你印象深刻的事儿吗"，让患者畅所欲言，治疗师认真记录关键节点。

（3）解构与重构：和患者一起剖析故事，找出问题对生活的影响细节，再引导发现过往克服困难的闪光点，重新编织故事走向，如"那次遇到挫折你用了'具体方法'，这次是不是也能试试类似的思路"。

3. 安宁疗护中的心理支持　面对绝症终末期患者，重点在于缓解身心痛苦，给予尊严与情感慰藉，满足心理需求，助其平和过渡。实施步骤。

（1）多团队协作：医师、护士、心理师、社工、志愿者组成团队，全方位照护，医师把控生理疼痛管理，心理师侧重心理疏导。

（2）陪伴与倾听：尊重患者对病情知晓的意愿，耐心倾听恐惧、遗憾等情绪宣泄，陪伴患者回顾人生高光时刻，制作纪念相册等留存记忆。

（3）家属支持：为家属提供哀伤辅导，组织互助小组，让家属在陪伴患者同时照顾好自身情绪，学习沟通技巧，如平和告知病情变化。

4. 积极心理学应用　聚焦个体优势、美德、乐观等积极品质，激发内在动力，培养正向思维与情绪，提升心理韧性。实施步骤如下。

（1）优势探寻：借助问卷、访谈挖掘患者性格优势如创造力、善良、坚韧等，如对职场受挫者强调其组织协调能力过往成就。

（2）感恩训练：布置每日感恩作业，写感恩日记或当面表达感谢，引导关注生活美好面，从微小处积累正能量。

（3）目标设定：结合优势与现实，帮患者制订可行目标，从短期康复小目标到长期生活愿景，如因病休学学生规划复学步骤，逐步恢复信心。

5. 放松训练　放松训练通常由临床专业治疗师实施，包括治疗师现场指导和患者积极参与，并且提供放松练习录音，使患者在课程之外也能练习。治疗的目的就是帮助患者在家里也能进行同样的放松练习。常规设置是治疗师为患者提供 2 ～ 3 节课的现场指导练习然后提供给患者放松指导的录音，让患者在每次课程中间利用自己的时间进行练习。并且要求患者将自己的放松练习记录下来，评估自己达到的放松程度。定期在身体内部进行这样的练习可以帮助患者夯实并掌握这项技术。放松训练的常用技术如下。

（1）腹式呼吸：腹式呼吸也称膈式呼吸，是一种深呼吸技巧，可以帮助放松身体，减轻压力，并提高肺活量。取仰卧位或舒适的冥想坐姿，放松全身。观察自然呼吸一段时间。右手放在脐部，左手放在胸部。吸气时，最大限度地向外扩张腹部，胸部保持不动。呼气时，最大限度地向内收缩腹部，胸部保持不动。循环往复，保持每一次呼吸的节奏一致。细心体会腹部的一起一落。经过一段时间的练习之后，就可以将手拿开，只是用意识关注呼吸过程即可。

（2）渐进式肌肉放松：肌肉紧张伴随着焦虑，减少这肌肉紧张会降低焦虑。技术包括收紧和放松所有主要的肌肉群（如手臂、腿、脸、腹部和胸部）。患者练习的时候按肌肉顺序逐步完成，闭上眼睛，每组肌肉需要30s（其中10s保持肌肉紧张，20s保持肌肉放松）。保持每组肌肉群逐步放松，直到患者觉得所有肌肉完全放松。在这个过程中，患者需要集中注意力，感受紧张和放松时的区别。深呼吸可以用于渐进式肌肉放松中，随着呼气过程释放肌肉张力有助于放松。经过持续的练习，患者不需要经过肌肉紧张的过程就可以自主地放松肌肉。暗示控制下的放松是在语言引导下学习肌肉放松。可以教会患者使用关键词来引导肌肉放松，比如"1、2、3，放松"。这种方式能够起作用是因为一旦掌握这项技术，这些关键词就可以引导患者进入放松状态。暗示成了激发放松反应的扳机，此时的放松反应也对暗示形成的条件反射。通过这种方法，患者可以形成适宜的应对反应。

（3）冥想：冥想可使人们更加关注积极的想法和画面，适用于帮助患者改变和调整生活方式。冥想最主要的目标是引导患者进入一种内心远离烦恼，变得平静与自由的状态。通常情况下，这项技术最开始的步骤是简单的放松过程，如渐进的肌肉放松。鼓励患者放松，清除杂念，让自己置身于一个平静和安宁的画面中。为了提高效果，要求患者关注"此时此地"，以忽略任何掠过大脑的想法和意念。一旦患者进入最佳放松状态，就可以引导患者想象一个"特殊的地方"。可以是患者熟悉的地方，或者能使患者平和与安静的地方。让患者在内心构建一个画面，让他（她）感到更安全，也可以让他（她）远离目前的忧虑。常用的"特殊地方"包含海边和平静的花园等。一旦患者大脑中形成生动的形象，就要求患者关注其他所有的感觉（如视觉、听觉、温度觉、嗅觉），以使想象的画面变得更真实。患者在放松过程中练习想象一个让自己能够放松的地方或"特殊地方"，这个特殊场景能够与放松反应形成固定的联结，进而变成引导患者进入放松状态的暗示。

6. 团体心理干预 团体心理治疗是在团体情境中为患者提供心理帮助的一种心理治疗方式。通过团体内人际交互的作用，在互动中通过观察、体验、学习来认识自我、探索自我和接纳自我，学习新的行为方式，调整和改善人际关系，良好地适应生活的过程。

（1）团体治疗常用的技术

1）与个别心理治疗相似的技术：倾听、共情、复述、反应、澄清、支持、解释、询问、面质、自我暴露等。

2）促进团体互动的技巧：阻止、联结、聚焦、引话、观察等。

3）团体讨论的技术：头脑风暴、耳语聚会、菲利普六六讨论法、揭示法等。

4）团体结束的技术：轮流发言；结对交谈；成员总结；作业分享；游戏活动；团队领导者总结。

（2）团体心理干预的流程

1）团体心理治疗方案的设计：根据团体成员的需求、团体的目标、预期的结果、团体领导者自身的特质等设计团体治疗方案和每次团体活动计划。

2）甄选团体成员：团体领导者在团体活动招募的报名者中筛选成员参加团体互动。

3）按照团体心理治疗方案开展团体心理治疗：团体心理治疗方案就像地图，引领团体达到目标。团体领导者依据设计的团体方案，周密地组织和实施团体计划，评估和不断改进团体方案。

4）协助团体成员总结团体经验：团体领导者在团体活动最后 2～3 次活动时提前告知团体结束时间，带领团体成员回顾团体历程，复习团体活动，回忆团体中的重要事件，回顾团体经验，系统整理团体心得、体会、收获。

5）团体心理治疗效果评估：通过行为计量法、标准化心理测验、调查问卷、团体成员日记、自我报告、观察记录等方法对团体目标达成的程度、成员在团体内的表现、团体特征、成员对团体活动的满意程度等进行评估，完成对团体心理治疗成效的评估。

参考文献

[1]　Pei F, Guan X, Wu J. Thymosin alpha 1 treatment for patients with sepsis. Expert Opin Biol Ther, 2018, 18(sup1):71–76.

[2]　Pei F, Liu Y, Zuo L, et al. Thymosin alpha 1 therapy alleviates organ dysfunction of sepsis patients: a retrospective cohort study. Explor Immunol, 2022, 2:200–210.

[3]　Wu J, Zhou L, Liu J, et al. The efficacy of thymosin alpha 1 for severe sepsis (ETASS): a multicenter, single-blind, randomized and controlled trial. Crit Care, 2013, 17(1):R8.

[4]　Liu Y, Pan Y, Hu Z, et al. Thymosin alpha 1 reduces the mortality of severe coronavirus disease 2019 by restoration of lymphocytopenia and reversion of exhausted T cells. Clin Infect Dis, 2020, 71(16): 2150 – 2157.

[5]　Wu M, Ji JJ, Zhong L, et al. Thymosin α_1 therapy in critically ill patients with COVID–19: A multicenter retrospective cohort study. Int Immunopharmacol, 2020, 88: 106873.

[6]　Joshi I, Carney WP, Rock EP. Utility of monocyte HLA – DR and rationale for therapeutic GM – CSF in sepsis immunoparalysis . Front Immunol, 2023, 14: 1130214.

[7]　Mathias B,Szpila BE,Moore EA,et al. A review of GM–CSF therapy in sepis. Medicine(Batimore),2015,94(50): e2044.

[8]　Meisel C, Schefold JC, Pschowski R, et al. Granulocyte–macrophage colony–stimulating factor to reverse sepsis – associated immunosuppression: a double – blind, randomized, placebo – controlled multicenter trial. Am J Respir Crit Care Med, 2009, 180(7): 640 – 648.

[9]　Orozco H, Arch J, Medina–Franco H, et al. Molgramostim (GM–CSF) associated with antibiotic treatment in nontraumatic abdominal sepsis: a randomized, double–blind, placebo–controlled clinical trial. Arch Surg, 2006, 141(2):150–153; discussion 154€.

[10] Pinder EM, Rostron AJ, Hellyer TP, et al. Randomised controlled trial of GM–CSF in critically ill patients

with impaired neutrophil phagocytosis. Thorax, 2018, 73(10):918–925.

[11] Torres LK, Pickkers P, Van der poll T. Sepsis−Induced Immunosuppression. Annu Rev Physiol, 2022, 84: 157–181.

[12] Werdan K, Pilz G, Muller−Werdan U, et al. Immunoglobulin G treatment of postcardiac surgery patients with score−identified severe systemic inflammatory response syndrome − the ESSICS study. Crit Care Med, 2008, 36(3):716–723.

[13] Corona A, Richini G, Simoncini S, et al. treating critically ill patients experiencing SARS − CoV − 2 severe infection with IgM and IgA enriched IgG infusion. Antibiotics (Basel), 2021, 10(8): 930.

[14] Liu D, Huang SY, Sun JH, et al. Sepsis − induced immunosuppression: mechanisms, diagnosis and current treatment options. Mil Med Res, 2022, 9(1): 56.

[15] Torres LK, Pickkers P, Van Der Poll T. Sepsis − induced immunosuppression. Annu Rev Physiol, 2022, 84: 157–181.

[16] Chang KC,Burnham CA,Compton SM,et al. Blockade of the negative co−stimulatory molecules PD−1 and CTLA−4 improves survival in primary and secondary fungal sepsis. Crit Care,2013,17(3)：R85.

[17] 孔灿，张恒，付涛．肿瘤代谢特征及其营养支持策略研究进展．医学综述,2022,28(12):2391–2396.

[18] 刘正才，杨西胜．脓毒症营养支持治疗策略．中华消化外科杂志,2019,18(10):920–923.

[19] 卢中秋，倪菁晶．重视脓毒症营养治疗．浙江医学,2022,44(4):339–344,354.

[20] Muscaritoli, M, Arends, J, Bachmann, P, et al. ESPEN practical guideline: Clinical Nutrition in cancer. CLIN NUTR, 2021, 40 (5): 2898–2913.

[21] Taylor, BE, McClave, SA, Martindale, RG, et al. Guidelines for the Provision and Assessment of Nutrition Support Therapy in the Adult Critically Ill Patient: Society of Critical Care Medicine (SCCM) and American Society for Parenteral and Enteral Nutrition (A.S.P.E.N.). JPEN−PARENTER ENTER, 2016, 40(2): 159–211.

[22] Astapenko, D, Černý, V. Surviving Sepsis Campaign: International Guidelines for Management of Sepsis and Septic Shock: 2021 ANESTEZIOL INTENZIV, 2021, 32 (4–5): 249–255.

[23] Norman, K, Pichard, C, Lochs, H, et al. Prognostic impact of disease−related malnutrition. CLIN NUTR, 2007, 27 (1): 5–15.

[24] Wischmeyer, PE. Nutrition Therapy in Sepsis. CRIT CARE CLIN, 2017, 34 (1): 107–125.

[25] 刘正才，杨西胜．脓毒症营养支持治疗策略．中华消化外科杂志,2019,18(10):920–923.DOI: 10.3760/ cma.j.issn.1673–9752.2019.010.006.

[26] 卢松，李懿，刘真君．肿瘤重症高级生命支持．重庆：重庆出版社，2024.

[27] 徐瑞华，万德森．临床肿瘤学．第 5 版．北京：科学出版社，2020.

[28] 张菲菲，蔡青青，徐丛剑．老年妇科恶性肿瘤患者的营养管理与心理支持．实用妇产科杂志，2024, 40(5): 344–348.

[29] 潘小容，莫霖，刘倩，等．家庭正向行为支持方案的构建及应用研究．中华护理杂志，2021, 56(11): 1618–1626.

[30] 曹小花，杨华．心理弹性与自我效能在恶性肿瘤患者主要照顾者社会支持与正性情绪间的中介效应．中国社会医学杂志,2019,36(5):480–483.

[31] 郭念锋．心理咨询师．第 2 版 (修订版)．北京：民族出版社，2012:7

[32] （美）沃森，（美）基桑．癌症患者心理治疗手册．唐丽丽译．北京：北京大学医学出版社，2016: 6.

[33] 高天．接受式音乐治疗方法．北京：中国轻工业出版社,2011.

[34] 郭彩琴，吴慧莉．宫颈癌合并梅毒患者的心理特征及健康需求分析．中国肿瘤,2003(4):27–28.

第10章

恶性肿瘤合并感染的中医药治疗

第一节 恶性肿瘤合并感染的特点、病机与传变

恶性肿瘤患者免疫功能低下，而很多抗肿瘤治疗又进一步降低机体的免疫功能，因此恶性肿瘤患者容易合并感染，若发生严重感染，不仅影响进一步抗肿瘤治疗，还有可能危及生命。虽然目前很多有针对性的抗菌药物，可以精准控制感染，但由于恶性肿瘤患者自身生理病理特点，易在抗菌治疗过程中，使原本虚衰的脏腑进一步受损，因此，中医以整体观念、辨证论治为理论基础，以阴阳平衡为目的，采用扶正与祛邪并用，随症加减，"实则攻之，虚则补之"，不仅可以提升患者的免疫功能，使其感染概率或感染程度降低，运用清热解毒、祛湿化痰等治则更可达到祛除实邪、抗菌消炎的目的。可以选择的中医药方法也较多，如传统的中药内服（如汤剂、丸剂、散剂、膏方等）、中药外用（如贴敷、药浴、熏蒸等）、针刺、艾灸、刮痧、拔罐、推拿等。

一、恶性肿瘤患者的特点

1. **脾胃虚衰** 脾为后天之本，气血生化之源，主运化水谷，转输精微，灌溉全身各脏腑组织器官，濡养四末百骸，五脏六腑，肌腠皮毛。胃为水谷之海，主受纳；脾主升清，胃主降浊，二者密切配合，共同完成食物的消化、吸收、输布，为各脏器的功能活动提供保障。恶性肿瘤患者经过各种抗肿瘤治疗，脾胃功能逐渐衰弱，运化水谷精微的能力下降，气血化生不足。李东垣认为脾胃有病则元气衰，元气衰则折人寿，并说："胃之腑病则十二经元气皆不足，凡有此病者，虽不变易它疾，已损天年"。因此脾胃功能虚衰，必然导致其他脏腑功能的衰弱，易受外来病菌侵袭发为感染。

2. **肺气虚衰** 肺主气司呼吸，主宣发肃降，通调水道，朝百脉主治节，外合皮毛，开窍于鼻。肺主一身之气，通过呼吸，吐故纳新，与自然界大气进行气体交换，以形成胸中之宗气，肺气通调，则气运于周身，气行则水散，故水道畅通。肺为储痰之器，恶性肿瘤患者合并呼吸道感染时产生的"有形之痰"更易阻滞气机。

气是维持人体生命活动的营养精微物质，其运动变化，显示出人的各种生理功能活动，气是人体功能活动能量和动力的来源，生命活动的根本。人体的气主要分为宗气、营气和卫气。恶性肿瘤患者宗气虚弱时易出现呼吸短弱，语言迟缓，声音低弱；同时，宗气弱致使全身气血循行缓慢，脏腑组织得不到充分的气血濡养，功能活动也就随之减弱。如果脾气虚弱，不能运化精微，从而发生胸脘烦闷、进食后困倦思睡、腹胀、四肢无力、饮食不纳而肌肉消瘦；进一步发展，气虚下陷，则可出现少气、小腹坠胀、

腹泄或里急后重，甚至脱肛、子宫脱垂、腹疝坠胀、大便滑脱不禁等症；如果脾的清气不升、浊阴不降，则可出现头晕眼花、呕吐泄泻等症。恶性肿瘤患者营血常不足，出现皮肤干涩皱褶，面色少华，四肢末端欠温，脏腑生理功能也相应低弱。卫气则体现水谷精微的防御功能，循行于经脉之外，散于胸腹之内、肌肉之间，内以温养脏腑，外以温养分肉，充实皮肤，滋养腠理，主司汗孔的启闭，保卫肌表，抵御外邪的入侵。肿瘤患者卫气虚弱，卫外固表能力减弱，津液不能内守而外泄，故自汗出，过动则气耗，稍事活动则诸症加重。同时，由于卫外功能低下，一旦外来病菌侵袭，则很易引起感染。

恶性肿瘤患者如果肺气不足，司呼吸的能力亦随之减弱，体内浊气常不能顺利排出，清气吸入不足，故人体全身之气，如元气、宗气、营气、卫气的化生、运行及其功能活动均受到影响；同时由于肺气虚衰，宣发作用也明显下降，卫气不足以散布于肌肤，防御外邪的功能减退。因此，恶性肿瘤患者很容易发生肺部感染，而一旦发生感染，排痰不畅，也极易迁延难愈。

二、恶性肿瘤患者合并感染的特点

按照感染的部位，可分为上、中、下三焦。上焦主要包括呼吸道、上消化道的感染和心肌炎等；中焦包括肝胆、胃肠的感染；下焦包括泌尿生殖系统的感染。全身还可包括淋巴结、骨与皮肤软组织、神经组织等的感染。

恶性肿瘤患者，如果本身就患有其他疾病，如慢性阻塞性肺病患者，在治疗肿瘤期间，更易患呼吸道感染。再者，恶性肿瘤患者，身体免疫功能低下或者其身体薄弱的部位容易受到致病菌或病毒的侵袭而发病，而一旦恶性肿瘤患者合并感染，其症状、病情易较非恶性肿瘤患者重，也较易发生传变而迁延难愈。

1. 实邪病理产物，痰饮内停　痰饮是机体水液代谢障碍所形成的病理产物，稠浊者为痰，清稀者为饮。痰饮可由外感六淫、七情内伤、饮食不节、劳逸所伤，引起脾、肺、肾及三焦等脏腑气化功能的失常，导致水液代谢障碍，水液内停而形成痰饮，与感染的炎性产物极其相似。古人讲难治、病变怪异的病称为"怪病"，并提出"怪病"皆属于痰，即"怪病多痰"。元代朱丹溪首先提出肿瘤的发生与痰有关，他在《丹溪心法》中提出："痰之为物，随气升降，无处不到，或在脏腑，或在经络，所以为病之多也""凡人身中有结核，不痛不仁，不作脓者，皆痰注也"。痰饮致病，病势迁延难愈，病程较长，也与肿瘤合并感染相似。

痰饮有广义和侠义之分，侠义的痰饮，特指咳吐之痰涎，广义的痰饮则指由水液代谢障碍所形成的病理产物。广义的痰饮，可以无处不到，流注于体内各个脏腑、经络而形成各种各样的痰证，如痰滞经络，结于体表局部，可形成痰核、瘰疬、阴疽、流注；痰结于内脏则为积聚；痰浊蒙蔽清窍而见头昏、目眩、头重、痴呆等；痰阻胸膈，可见胸闷、憋气、胸痛、咳嗽、多痰等；痰停于胃，可见恶心、呕吐、胃脘痞满等。

临床上对广义之痰证，多以化痰散结药治疗。而许多化痰散结的中药，如半夏、南星、山慈菇、瓜蒌等均有明确的抗癌、消炎的功效。

2. 恶性肿瘤患者合并感染多痰、多风、多瘀　恶性肿瘤患者虽以虚证多见，但合并感染过程中，也可"因虚致实"而出现实证，如肺虚失宣、脾虚水湿内停而渐生痰饮、心气鼓动无力、肝失疏泄而致血脉瘀滞等亦较为多见。痰和饮都是水液代谢障碍所形成的病理产物。一般以较清稀者称之为饮，较稠浊者称之为痰。痰饮为病，可无处不在；阻滞于经脉，可影响气血运行和经络的生理功能；停滞于脏腑时，则可影响脏腑的功能和气机的升降。

三、抗菌药物对机体的影响

抗菌药物多为寒凉，恶性肿瘤患者往往气血阴阳不足，如果阳虚之人，用寒凉药物，无疑是对身体雪上加霜。

寒为阴邪，易伤阳气。体质的壮羸、抗病能力的强弱，主要取决于阳气的盛衰。肿瘤患者正气本就虚衰，合并感染使用抗菌药物后阳气更加不足，寒邪致病临床多表现为寒冷、凝滞、收引、清澈等特点。如寒能使人气血凝滞，经脉流行不利而致病。寒邪所伤可引起毛孔收引，皮肤起粟粒，无汗，颤抖或痉挛，皮肤苍白，四肢寒冷，脉紧或弦，肌肉关节拘急不利或肢体蜷缩、肌肉关节疼痛等症。若感冒初起，鼻流清涕，属风寒，兼见咳痰稀薄，多为寒邪束肺；若泛吐清水冷涎，为胃受寒邪；小便清长，大便澄澈清冷者，多属虚寒；疝气腹痛，痛引少腹，得温痛减，多为阴寒等。

四、恶性肿瘤患者合并感染的病机与传变

疾病是否传变，主要取决于邪正双方力量的对比。正气方面，关键是脏腑之气的强弱。恶性肿瘤患者由于正气虚衰，脏腑薄弱，合并感染后更易传变，产生突变，各脏腑之间相互影响具有一定的规律，或按五脏生克乘侮关系传变，即"五脏有病，则各传其所胜"，或按脏腑表里互传，或邻近脏腑相传，或经络直接相通的脏腑之间互传。这种易传易变的特点主要表现为：一是外感逆传，常致突变。外感病邪若不按一般规律由表而里依次递传，呈现暴发性突变的，称作逆传。逆传是疾病的一种特殊传变形式，原因是邪气太盛或正气太虚，特点是来势凶猛，病情危重。恶性肿瘤患者由于真元亏损，阴阳衰残，若合并感染，就比较容易发生"逆传"。如恶性肿瘤患者合并感染，邪气可从卫分不经气分而直接传入营血，蒙蔽心包，以致在发病不久后就神志昏迷，临床表现为败血症，须予以高度重视。二是脏腑间传化，同患数病。主要指病邪在脏腑之间的传变容易且迅速。病邪在内脏之间的传变取决于脏腑之间生理上的联系和病理变化的具体情况。

《金匮要略·脏腑经络先后病脉证第一》谓"见肝之病，知肝传脾，当先实脾，四季脾旺不受邪，即勿补之"，指明脏腑之间的传变规律是邪实正虚则传，邪实正不虚则不传。如肝为风木，主疏泄，气易郁结；脾为湿土，主运化，气常不足。当患郁证时，肝气郁结适逢脾气不足，则邪传脾脏，致使脾不健运而纳呆腹胀、嗳气吞酸，甚至呕吐泄泻。恶性肿瘤患者各脏腑的功能均趋衰减，因而一脏有邪，其他各脏受邪发病的机会自然增多。恶性肿瘤患者因为同时患有数种不同的疾病，这些疾病的基本病理或相似，或截然不同，互相交织，互相影响，造成病证的寒热虚实、阴阳表里、脏腑经络和营卫气血变化错综复杂，主次难分，规律难寻。

第二节　中医药治疗恶性肿瘤合并感染的优势

抗感染治疗在肿瘤与非肿瘤患者之间并无显著性差异，但由于之前提到的很多恶性肿瘤患者自身脏腑存在虚衰的特点，因此，治疗恶性肿瘤合并感染时，以中医学理论为基础，注重整体，顾护脾胃，不仅能够增加抗感染疗效，同时减轻抗感染带来的副作用，中医药的参与具有显著优势。

一、中医药治疗恶性肿瘤合并感染的原理

很多人把癌症的治疗比作是一场战役，经历了削割式的治疗后，患者自身也受到了严重的、甚至是不可逆的损伤。此阶段，中医提倡的更多的是顾护胃气，正所谓"有胃气则生，无胃气则亡"，恶性肿瘤患者合并感染时，中医常以扶正为主，扶正法则是以扶助人体正气，提高机体免疫功能，以补助攻，从而达到修复机体的目的。所谓"正气存内，邪不可干"，也是同理，只有人体的阴阳、气血、脏腑、经络均处于平衡状态时，再做到顺应自然，起居规律，饮食合理，情志调达，才能够达到更好的疗效。

二、具有"抗炎"功效的常用中药

除了固本培元、益气健脾的中药外，还有很多直接具有抗炎作用的中药，多为清热解毒类，在恶性肿瘤患者合并感染中常用的中药如下。

1. 拳参　又名草河车，为蓼科多年生草本植物拳参的干燥根茎。其味苦、涩，性微寒，归肺、肝、大肠经，具有清热解毒、凉血止血、凉肝息风的功效；刘晓秋等学者在研究中发现拳参对金黄色葡萄球菌、大肠埃希菌、枯草芽孢杆菌、变形杆菌、产气杆菌、铜绿假单胞菌和肺炎链球菌均有一定的抑菌活性，单体中的没食子酸的抑菌性最强。还有多项研究表明拳参具有促进 T 淋巴细胞增殖，提高血清 IL-2 水平增强免疫力的作用。

2. 白花蛇舌草　为茜草科一年生本草植物白花蛇舌草的干燥全草。其味微苦、甘，性寒，归胃、大肠、小肠经，具有清热解毒、消痈、利湿通淋的功效；白花蛇舌草中已发现的萜类主要有三萜类和环烯醚萜类，药理研究显示具有抗癌、抗氧化和抗炎作用。还有研究表明白花蛇舌草中多糖成分和总黄酮成分都有增强机体免疫功能的作用。此外，白花蛇舌草能够影响体内白细胞，刺激 T 淋巴细胞、B 淋巴细胞、中性粒细胞、单核细胞等产生各类细胞因子，同时，各类细胞因子又能刺激各类免疫细胞的增殖、活化，进一步增强机体免疫效应，清除病变细胞或病菌，达到抗菌、抗炎及增强免疫活性的作用。

3. 黄芩　是一味应用广泛的清热中药。其味苦，性寒，归肺、胃、胆、大肠经，具有清热燥湿、泻火解毒的功效；黄芩具有抗菌、抗病毒、抗炎、抗过敏、镇静、降压、抗血栓、解热、解痉和利尿等作用。有研究表明黄芩及其提取物对流感病毒、流行性出血热病毒、乙型肝炎病毒等多种病毒具有抑制作用；黄芩及其所含黄芩素、黄芩苷等对多种炎症反应均有抑制作用。

4. 虎杖　为蓼科植物虎杖的干燥根茎及根。微苦，微寒，归肝、胆、肺经，具有清

热解毒、利胆退黄、祛风利湿、止咳化痰的功效；虎杖有明确的抗炎、抗氧化作用，有研究表明虎杖煎剂、虎杖苷对金黄色葡萄球菌、白色葡萄球菌、卡他球菌、甲型或乙型链球菌、大肠埃希菌、变形杆菌、铜绿假单胞菌、伤寒杆菌、福氏痢疾杆菌等均有一定的抑制作用；虎杖水煎液对多种病毒也有很好的抑制作用。

5. 射干　为鸢尾科植物射干的干燥的根茎。其味苦，性寒，归肺、胃经，具有消肿利咽、清热解毒的功效；射干有抗炎、解热及止痛作用，尚有明显的利尿作用。有研究表明射干对常见致病性真菌也有较强的抑制作用；对外感及咽喉疾患中的某些病毒（腺病毒、疱疹病毒等）也有抑制作用，对上焦感染效佳。

6. 黄柏　为芸香科多年生植物落叶乔木关黄柏、川黄柏的树皮和根皮。其味苦，性寒，归肾、膀胱、大肠经，具有清热燥湿、泻火解毒的功效；有研究表明黄柏煎剂对葡萄球菌、溶血性链球菌、肺炎双球菌、痢疾杆菌、炭疽杆菌、白喉杆菌有不同程度的抑制作用。对钩端螺旋体、多种皮肤真菌也有一定的抑制作用，对下焦、全身皮肤软组织、神经系统感染效佳。

7. 半枝莲　为唇形科植物半枝莲的干燥全草。其味辛、苦，性寒，归肺、肝、肾经，具有清热解毒、散瘀止痛、利尿消肿的功效；半枝莲具有抗炎、祛痰止咳平喘的作用。有研究表明半枝莲对金黄色葡萄球菌、痢疾杆菌、伤寒杆菌、变形杆菌、大肠埃希菌、铜绿假单胞菌有一定的抑制作用。

8. 金荞麦　为蓼科多年生草本植物金荞麦的干燥根茎及根块。其味辛、苦，性微寒，归肺、脾、胃经，具有清热解毒、排脓祛瘀的功效；金荞麦治疗肺痈咳痰浓稠腥臭或咳吐脓血，与肺部感染症状一致。金荞麦含有多种成分，药理作用除抗肿瘤外，还包括抗菌、镇咳、祛痰、抗炎、抗氧化、增强免疫功能、H_1 受体阻断等作用。对呼吸及消化系统感染效佳。

9. 八月札（又名预知子）　为木通科植物木通、白木通和三叶木通的果实。其味甘甜、辛凉，归胃、肝、膀胱经，具有疏肝理气、活血止痛、软坚散结、除烦利尿的功效；从八月札中分离出的化合物主要为三萜及其皂苷、氨基酸类物质。目前分离得到的三萜皂苷类化合物多以常春藤皂苷元和齐墩果酸为母核，三萜及其皂苷类物质，具有广泛的生物活性，如抗癌、抗菌、抗炎活性，还有部分成分具有抗真菌活性。

10. 白前　为萝藦科鹅绒藤属药用植物，其主要药用部分是根状茎和根。其味辛、甘，性微温，入肺经，具有降气、消痰、止咳的功效；刘洋等研究发现，白前主要化学成分为 β- 谷甾醇、C24-30 脂肪酸和三萜皂苷等。对呼吸系统、消化系统炎症有治疗作用，能够止咳祛痰、止泻、抗胃溃疡、镇痛、抗炎。

11. 莪术　为姜科多年生本草植物蓬莪术、广西莪术或温郁金的干燥根茎。其味辛、苦，温，归肝、脾经，具有破血行气、消积止痛的功效；莪术油是一个药理活性强的药物，莪术中所含挥发油主要为萜类物质，具有较好的抗肿瘤、抗菌、抗病毒、治疗腹泻、促进机体免疫力、改善胃动力等作用。

12. 茯苓　为多孔菌科植物茯苓的干燥菌核。其味甘淡、平，归心、脾、肺经，具有渗湿利水、益脾和胃、凝心安神的功效；现代药理研究发现茯苓有利尿、调节免疫、抗肿瘤、抗氧化、抗病毒、抗炎等作用。其中茯苓多糖和茯苓三萜，通过增强机体免疫、活化巨噬细胞、NK 细胞和 T 淋巴细胞、B 淋巴细胞，调节细胞因子分泌来发挥抗炎作用。

三、具有"抗炎"功效的其他中医疗法

1. 针刺调节肿瘤患者的免疫功能　针刺，是通过在经脉上选取一定穴位，用针刺加以刺激，调节人体的"气"和"血"从而达到协调人体阴阳，治疗疾病的目的。早在《黄帝内经》中就有针灸治疗肿瘤的记载，如《灵枢·九针论》中即有"八风之客于经络之中，为瘤病者也，故为之治针，必甬其身而锋其末，令可以泻热出血而癌病竭"。现存最早的针灸学专著《针灸甲乙经》中，也记述有用针刺方法治疗某些与肿瘤相类似的病症，如"饮食不下，膈塞不通，邪在胃脘，在上脘则抑而下之（即刺上脘穴），在下脘则散而去之（即刺下脘穴）。"

人体的免疫系统具有免疫监视、防御和调控作用。恶性肿瘤为逃避免疫系统的作用，常产生或分泌一些免疫抑制物质，以维持肿瘤细胞的正常生长和增殖。针灸具有良好的双向调节作用，可明显改善免疫功能。其作用途径是通过对细胞免疫和体液免疫发挥影响实现的。

细胞免疫是人体自身免疫机制中的主要免疫反应，主要由 T 细胞和 NK 细胞参与免疫过程，巨噬细胞也共同发挥作用。针灸调节细胞免疫抗肿瘤的机制在于使机体内源性的阿片样肽释放，释放的阿片样肽作用于淋巴细胞膜上的脑啡肽和内啡肽受体，从而激活淋巴细胞——主要是辅助性 T 淋巴细胞发挥作用。其在增殖和扩大克隆的过程中，合成和分泌 IL-2，使外周血液中 IL-2 增多，增多的 IL-2 又可使淋巴细胞分裂和增殖加速，这样的连锁反应使机体外周血液中 T 细胞总数及亚群增高，从而通过针灸疗法可以提高患者的细胞免疫功能，提高人体的抗病功能。

针灸能提高机体内 NK 细胞数量，同时也能提高 NK 细胞的生物活性。NK 细胞又称自然杀伤细胞，来源于骨髓淋巴干细胞，可直接杀伤肿瘤和病毒感染的靶细胞，因此在机体免疫监视和早期抗感染过程中起重要作用，此外，NK 细胞可分泌干扰素和肿瘤坏死因子等各种细胞因子，产生免疫调节作用。NK 细胞激活细胞因子，参与特定的 NK 细胞受体，内源性增强免疫功能。

有学者观察微波针灸对肿瘤的作用机制，取穴足三里、三阴交，对 49 例肿瘤患者做治疗前后的免疫功能测试，发现微波针灸后患者血清溶菌酶与白细胞升高呈正相关，T 细胞也有增高趋势，结果提示微波针灸确实有增强机体免疫功能的作用。

2. 艾灸温阳，有效纠偏　艾灸，既中医针灸疗法中的灸法，点燃用艾叶制成的艾炷、艾条为主，熏烤人体的穴位以达到保健治病的一种自然疗法，根据作用方式、部位及辅助药物等也分为了直接灸、悬灸、隔物灸、雷火灸、火龙灸等，当然，现代也有很多无烟灸，电子艾灸器 / 艾灸仪灸等。在中医中，艾灸具有温经散寒、行气通络、扶阳固脱的作用，能有效针对肿瘤的"虚""寒""痰""瘀""毒"进行治疗。

属寒性的抗炎药物应用后可引起寒邪入体，进一步损伤人体阳气，导致阳气不能达于四肢末端，寒凝络阻，血不荣筋，阳气亏损，温煦不足，推动无力，最终出现恶寒、胃脘疼痛、腹泻、夜尿频、小腹冷痛等脾肾阳虚表现，而艾灸可以扩张局部的毛细血管，加速血流的运行，从而起到促进血液循环的作用，艾灸气海、关元、中脘、肾俞，可有效温补肾阳，健脾益气，缓解抗炎药物的副作用，促进肿瘤患者机体功能的修复。

3. 穴位贴敷防治感染　穴位贴敷是将中药与中医经络理论融合在一起的治疗方法。该疗法是将中药制成粉、药膏等，贴敷在患者相应的穴位上，从而达到刺激穴位、治疗疾病的目的，传统穴位贴敷常用于支气管哮喘、体虚感冒、反复上呼吸道感染、慢性支气管炎、慢性阻塞性肺疾病、肺气肿、肺间质病变、变应性鼻炎、慢性咽炎等慢性炎性疾病。恶性肿瘤患者合并感染的防治，应用穴位敷贴均有一定的疗效。

4. 刮痧抗炎，直接起效　刮痧也是中医传统的疗法之一，主要以中医经络之皮部理论为基础，用牛角、玉石等器具在人体皮肤相应部位进行刮拭，以达到疏通经络、活血化瘀、调整阴阳的目的。

"少火生气"出自《素问·阴阳应象大论篇》，曰"壮火之气衰，少火之气壮。壮火食气，气食少火。壮火散气，少火生气"，此处"少火"指气味温和的药物，"生气"指能扶助正气。后世医家《张氏医通》认为，"火在丹田之下者，是为少火"；《证治汇补》认为，"火乃天地间真阳之气，天非此火，不能生物，人非此火，不能有生，故凡腐熟五谷，化精气神，皆赖此阳之火，名曰少火"；《质疑录》认为，"少火生人之元气，是火即为气，此气为正气，气为生人少火，立命之本也"。现代研究从能量的角度，认为"少火"是以能量代谢为基础的转化平衡系统，参与维持与平衡人体正常体温。"少火生气"就是通过调节细胞内果糖 –6– 磷酸激酶、乳酸脱氢酶、丙酮酸激酶及己糖激酶活性，使线粒体内合成能量的来源增加，提高机体的能量代谢。在肿瘤外治法的运用中，"少火生气"是基于温度而言，即低于杀死肿瘤细胞的温度，一般以 43℃ 为界限，刮痧后，刮痧部位的皮肤温度可上升 1℃ 左右，其周围皮肤温度也有相应上升，持续时间超过 60min。刮痧可使血清中特异性抗体 IgG 含量明显增加，以增强机体免疫力。刮痧还可通过提高胸腺指数、脾脏指数、脾淋巴细胞增殖转化能力、血清 IL-2 和 TNF-α 水平来发挥免疫改善作用。

有研究显示背部皮肤及软组织在受到刮痧板机械刮擦后，局部毛细血管紧张度与黏膜渗透性均发生改变，淋巴循环加速，内皮系统开始释放多种炎症趋化刺激因子，加速白细胞及粒细胞的成熟分化，使末梢白细胞计数增加，细胞吞噬作用增强，自体免疫水平提高。刮痧疗法可在一定程度上提升肿瘤患者化疗后外周血白细胞及中性粒细胞计数水平，起到抗炎作用。

第三节　导引在感染康复期间的应用

中医学中的导引是中国古代医学家们发明的一种养生术，主要通过呼吸、仰俯、手足屈伸的形体运动，使人体各部血液精气流通无阻，从而促进身体的健康。气功导引历史悠久，流派繁多。五禽戏、易筋经、太极拳、八段锦、气功、站桩等导引术拥有着不同的功效，当辨证选取或互为补充。五禽戏可用于感染康复期四肢部位功能的锻炼，有利于肢体活动能力的康复；站桩适用于恶性肿瘤患者合并感染体力恢复较慢者、下焦（泌尿生殖、下消化道）感染患者治疗后的恢复期；太极拳的适用范围较宽，男女老少均适宜练习；八段锦则流传最广，动作也相对简单，八段锦、太极拳动作轻柔，调整呼吸，对于全身感染、呼吸道感染的康复极其有利。

通过导引活动可以加速机体细胞的运动，增强机体活力，从而增强了机体细胞的抗感染能力。通过导引活动能够达到消除烦恼、疲劳，增进心肌的活力，促进机体的新陈代谢，改善消化功能，增进食欲，更有助于恶性肿瘤患者合并感染的治疗与康复。

一、导引的中医学理论依据

导引术以中医学的气血、脏腑经络为基本理论基础，以内经"阴平阳秘，精神乃治"为指导原则，通过借外气，助内气，使经气畅通，气血和畅。中医学认为，人体阴阳失调，气滞血瘀，日久可成积聚，发为癌症。蔡坛等认为通过练习气功导引等可使全身十二经脉和奇经八脉通畅，达到调整阴阳、调和营卫、行气活血及固本培元、驱邪外出的目的，有助于预防和治疗癌症与感染，对恶性肿瘤患者合并感染有治疗和康复的作用。肿瘤多由于致病因素的长期作用，导致机体阴阳失调，脏腑功能障碍，经络阻塞，气血运行失常，一旦合并感染，则气滞痰瘀等相互交结而形成，发为邪实正虚之证。在治疗上，主要是补益正气，清热解毒，活血化瘀，疏通经络气血，同时要兼顾人的形、气、神，这些是相互关联的一个整体。王卫卫等认为气功导引实质是对人体形、气、神的锻炼和调控，且意识的主导作用贯穿始终，做到形松意充、神气相合，使"形"与"神"长期稳定地处于对立统一体中，通过理气活血、补气强身，进而改善恶性肿瘤合并感染患者的心肺功能。

二、代表性传统导引术

（一）八段锦

在我国传统的导引术中，八段锦流传最广，对导引术的发展影响较大。八段锦有坐式八段锦与立式八段锦、南八段锦与北八段锦、文八段锦与武八段锦之分，其动作简单，场地与环境要求不高，深受喜爱，流传甚广。

国家体育总局健身气功管理中心委托北京体育大学新编八段锦，最后定名为《健身气功·八段锦》，并在全国积极推广，其动作简单，非常适合恶性肿瘤患者学习、锻炼。

（二）太极拳

太极拳是武术、艺术、中医、导引的完美结合，其拳术及派别最多，作为一种饱含东方包容理念的运动形式，其习练者针对意、气、形、神的锻炼，非常符合人体生理和心理的要求，对人体身心健康及群体的和谐共处，有着极其重要的作用。

导引在太极拳中的应用是把意与形相结合，引导气血在周身畅通，同时把拳术招式的形体运动与吐故纳新相结合，促进人体宗气的分布，在心肺的协同作用下，将宗气通过血脉输送至全身各脏腑，到达全身表里上下，肌肤内外，发挥其滋润营养的作用，对于恢复脏腑功能极其有效。

（三）五禽戏

五禽戏是我国传统导引术的重要功法之一，由华佗创编。华佗在《庄子》"二禽戏"的基础上创编的"五禽戏"，后由国家体育总局健身气功管理中心委托上海体育学院进行挖掘、整理与创新，编写出版《健身气功·五禽戏》，按照虎、鹿、熊、猿、鸟的顺序，共十组动作，效仿虎之威猛、鹿之安舒、熊之沉稳、猿之灵巧、鸟之轻盈，以达到疏通经络、强身健体的功效。

三、恶性肿瘤患者感染恢复期导引的注意事项

每天最佳运动或活动时间在上午和下午，但要避免饱餐后或饥饿时运动，以免出现不适；活动的环境宜选在安静、空气清新、温度适宜的地方，如公园、草地、田野等；运动量要循序渐进，不可过量，以微微出汗，没有胸闷、心悸为宜；活动前充分热身，做好准备活动，活动后放松；运动时要注意"吐纳"既呼吸，鼻吸清气，口吐浊气；遇到天气变化大或季节交替，以及空气质量欠佳的时候，要减少外出，尤其是早晚温差大的时候，避免诱发过敏性疾病及加重感染等。

参考文献

[1] 孙广仁，郑洪新 . 中医基础理论 . 北京：中国中医药出版社，2014:6.

[2] 林洪生 . 恶性肿瘤中医诊疗指南 . 北京：人民卫生出版社，2014.

[3] 田华琴 . 常见恶性肿瘤综合治疗学 . 北京：人民卫生出版社，2017.

[4] 张青，富琦 . 郁仁存常用抗肿瘤对药 . 北京：科学出版社，2017.

[5] 刘清国，胡玲，等 . 经络腧穴学 . 北京：中国中医药出版社，2016：6.

[6] 周建伟，谢慧君，黄蜀，等 . 腧穴证治学 . 成都：四川科学技术出版社，2016：6.

[7] 王启才，等 . 针灸治疗学，北京：中国中医药出版社，2009:11.

[8] 唐照亮，宋小鸽，等 . 灸疗抗炎免疫作用的实验研究 . 中国针灸，1997(4):233-235.

[9] 张雪 . 基于 IL-6/STAT3 信号通路探讨麦粒灸对非小细胞肺癌炎症微环境的影响 . 南京中医药大学，2016.

[10] 徐晓华，李可欣，等 . 从"壮火食气"论肿瘤外治法的应用 . 中医杂志 ,2019,60(7):628-630.

[11] 杜娟，宋萌萌，等 . 通补法穴位贴敷治疗肺癌咳喘 (痰湿瘀阻型) 临床研究 . 光明中医，2019,34(14):2202-2204.

[12] 殷向怡 . 中医穴位贴敷治疗肿瘤的机理研究和临床应用 . 世界最新医学信息文摘，2015,15(77):104-105.

[13] 汪海东，冯强，等 . 中医学"火"的现代理解概说 . 中医杂志 ,2016,57(23):2052-2056.

[14] 邱林，赵群菊，等 . 从能量代谢角度探讨肾气丸少火生气作用机制及其方证相关性 . 湖南中医杂志 ,2018,34(6):154-156.

[15] 简力 . 刮痧对皮肤免疫系统的调节作用研究 . 南京：南京大学 ,2015.

[16] 曾进，吕明庄，凌香力 . 刮痧疗法对慢性疲劳大鼠免疫功能的影响 . 中医药临床杂志，2013, 25(2):162-164，189.

[17] 易健敏 . 刮痧升高肿瘤患者外周血粒细胞的临床观察 . 北京：北京中医药大学 ,2014.

[18] 蔡坛 . 导引养生功在肿瘤防治中的康复医疗作用 . 按摩与导引，1987(5):14-15.

[19] 王卫卫，于子凯，魏玉龙 . 基于《杂病源流犀烛》编创的"肿瘤调治功法"阐释 . 世界中西医结合杂志 ,2017,12(3):309-312.

[20] 方晋平，高玫，等 . 气功心理疗法在肿瘤防治中的作用 . 康复与疗养杂志，1996(3):45-47.

[21] 廖巧静 , 陈梅，等 . 太极拳对恶性肿瘤病人生理机能影响的文献质量研究 . 护理研究 , 2018, 32(5): 783–786.

[22] 郝洁 , 杨宇飞 . 恶性肿瘤中医康复的研究进展 . 世界科学技术 – 中医药现代化 , 2015, 17(12): 2485– 2489.

[23] 程井军 , 李欣，等 . 中西医结合肿瘤康复治疗 . 西安：世界图书出版公司，2019.

第11章

恶性肿瘤合并感染的预防

恶性肿瘤患者在接受放、化疗等治疗时，免疫系统常受到显著抑制。这种免疫功能的下降使得患者易受各种感染的威胁，尤其是细菌、病毒和真菌等病原体的侵袭。研究表明，感染不仅会延缓肿瘤治疗的进程，还可能导致严重的并发症，甚至危及生命。因此，对于恶性肿瘤患者而言，实施有效的感染预防策略显得尤为重要。

根据现有文献，感染在恶性肿瘤患者中的发生率显著高于一般人群，这与其接受的治疗方式密切相关。例如，化疗和放疗会导致白细胞减少，从而使患者更容易感染。同时，感染的发生不仅影响患者的生存率，还会增加医疗费用和住院时间。因此，了解感染的风险因素及其预防措施，对于改善患者的预后至关重要。

本章旨在探讨恶性肿瘤患者的感染预防措施，包括手卫生、环境卫生、疫苗接种和抗生素的合理使用等。分析这些措施的实施效果，以提高恶性肿瘤患者的生活质量和生存率。

一、感染风险评估

（一）恶性肿瘤患者的免疫功能变化

恶性肿瘤患者的免疫功能通常受到肿瘤本身及其治疗的显著影响。肿瘤细胞通过多种机制抑制宿主的免疫反应，例如通过分泌免疫抑制因子、诱导 T 细胞耗竭和改变免疫细胞的功能等，从而使患者对感染的易感性增加。此外，化疗和放疗等治疗手段也会导致骨髓抑制，降低白细胞计数，尤其是中性粒细胞的数量，进一步削弱机体的免疫防御能力。因此，恶性肿瘤患者在接受治疗期间，其免疫系统的动态变化需要进行密切监测，以便及时识别感染风险并采取相应的预防措施。

（二）感染风险因素分析

恶性肿瘤患者的感染风险因素多种多样，主要包括患者的基础疾病、治疗方式、营养状态及存在的并发症等。研究表明，糖尿病、慢性肺病等基础疾病会显著增加感染的风险。此外，化疗期间的免疫抑制状态、使用广谱抗生素及住院时间的延长也都是重要的感染风险因素。营养不良则可能导致机体免疫功能的进一步下降，从而增加感染的发生率。因此，综合考虑这些因素，有助于对恶性肿瘤患者的感染风险进行全面评估，并制订个性化预防策略。

（三）早期识别和监测的重要性

在恶性肿瘤患者中，早期识别和监测感染风险至关重要。研究显示，早期的感染识别能够显著改善患者的预后和生存率。通过定期监测患者的体温、白细胞计数及其他生化指标，可以及时发现感染的早期迹象，从而采取相应的干预措施。此外，应用现代技术如人工智能和大数据分析，可以提高感染风险的预测准确性，帮助临床医师做出更为精准的决策。因此，建立一套完善的早期识别和监测机制，对于降低恶性肿瘤患者的感染风险具有重要的实际意义。

二、抗生素的合理使用

抗生素的合理使用是现代医学中至关重要的课题。随着抗生素的广泛应用，抗生素耐药性问题日益严重，影响了临床治疗效果和公众健康。因此，合理使用抗生素，不仅能提高治疗效果，还能延缓耐药性的产生。

（一）预防性抗生素的应用

预防性抗生素的应用在外科手术和高风险患者中尤为重要。例如，在口腔和颌面外科手术中，预防性使用抗生素可以显著降低术后感染的发生率。此外，研究表明，在全关节置换手术中，单剂量和24h抗生素给药在预防关节假体感染方面效果相当，这为临床提供了新的指导。然而，预防性抗生素的使用必须基于个体化评估，避免不必要的抗生素使用，以减少耐药性风险。因此，制订明确的使用指南和加强医务人员的教育是提高预防性抗生素使用合理性的关键。

（二）抗生素耐药性问题

抗生素耐药性是全球公共卫生面临的重大挑战之一。耐药性细菌的传播不仅增加了治疗难度，还导致了更高的医疗成本和更长的住院时间。研究表明，抗生素的过度和不当使用是耐药性产生的重要原因。为应对这一问题，各国已制订多项抗生素管理策略，包括合理使用抗生素的指南、监测抗生素使用情况及耐药性的发展趋势等。此外，公众教育也是减少抗生素耐药性的重要措施，提升公众对抗生素使用的认识，有助于降低不必要的抗生素需求。

（三）个体化抗生素方案的制订

个体化抗生素方案的制订是实现抗生素合理使用的重要策略。根据患者的具体情况、感染类型及病原体的耐药谱，制订个体化的治疗方案，可以有效提高治疗效果并减少耐药性风险。例如，通过使用生物标志物（如降钙素原）来指导抗生素的使用，可以减少不必要的抗生素处方，降低耐药性发生的概率。此外，临床医师的知识水平和对抗生素使用的态度也对个体化方案的制订有重要影响，因此，加强医务人员的培训和教育是提高抗生素合理使用的重要措施。通过个体化的抗生素治疗方案，我们可以更好地应对感染，提高患者的治疗效果，同时减少抗生素耐药性的发展。

三、疫苗接种

（一）常见疫苗的适应性

疫苗的适应性是指其在特定人群或环境中的有效性和安全性。不同疫苗针对不同的病原体，其适应性受到多种因素的影响，包括年龄、性别、健康状况及地理区域等。例如，针对流感的疫苗在老年人群中的适应性可能较低，因为他们的免疫系统通常较弱，导致疫苗的免疫反应不如年轻人强烈。此外，针对特定人群的疫苗接种策略也在不断发展，例如针对高风险人群（如医护人员和慢性病患者）的优先接种策略，以提高群体免疫力。在 COVID-19 疫苗接种中，研究表明疫苗的适应性不仅与个体的生理特征相关，还与社会经济因素、疫苗的接种率等密切相关。因此，评估疫苗的适应性需要综合考虑多种因素，以确保疫苗能在特定人群中发挥最佳效果。

（二）疫苗接种的时机与效果

疫苗接种的时机对其效果有着重要影响。研究表明，在特定的时间窗口内接种疫苗可以显著提高免疫反应。例如，儿童时期的疫苗接种可以有效预防多种传染病，确保儿童在成长过程中获得足够的免疫保护。此外，针对流感和新冠病毒等季节性疾病，接种疫苗的最佳时机通常是在流行季节开始前的几周，以确保在病毒传播高峰期前产生足够的抗体。同时，疫苗接种的效果也受到接种间隔、剂量及个体免疫状态的影响。研究显示，合理安排疫苗接种的时间和剂量，可以有效提高疫苗的免疫效果和持久性。因此，制订科学合理的疫苗接种时间表是提高疫苗接种效果的关键。

（三）免疫治疗与疫苗接种的结合

免疫治疗与疫苗接种的结合为治疗多种疾病提供了新的思路。近年来，研究发现将免疫治疗与疫苗接种相结合，可以增强对某些疾病的免疫应答。例如，在癌症治疗中，使用疫苗来激活患者的免疫系统，同时应用免疫检查点抑制剂，可以显著提高治疗效果。此外，针对传染病的免疫治疗策略，如使用细菌黏膜免疫疗法，已被证明能够增强疫苗的免疫原性，提供更好的保护效果。这种结合策略不仅可以提高疫苗的有效性，还能延长免疫记忆的持续时间，从而为患者提供更长期的保护。然而，这种结合策略的实施仍需进一步研究，以评估其安全性和有效性。因此，免疫治疗与疫苗接种的结合为未来的疾病防治开辟了新的方向。

四、个人防护措施

（一）手卫生和个人卫生的重要性

手卫生是预防感染传播的关键措施之一。研究表明，良好的手卫生习惯可以显著降低医院内感染和社区传播的风险。根据一项调查，护士的手卫生信念与其实际操作之间存在显著关联，强调了教育和培训在提高手卫生遵守率中的重要性。此外，儿童的上呼吸道感染的预防也依赖于个人和家庭的卫生措施，家长的知识和态度直接影响到儿童的卫生实践。在 COVID-19 疫情期间，手卫生的重要性被进一步凸显，公众对手卫生的认知和实践也得到了显著提升。因此，推广手卫生和个人卫生的教育，尤其是在医疗和社区环境中，是保障公众健康的基础。

（二）使用口罩和防护服的必要性

在应对传染病疫情时，口罩和防护服的使用被认为是有效的个人防护措施。研究表明，口罩能够有效阻挡病毒的传播，尤其是在空气传播的情况下。在 COVID-19 大流行期间，研究表明，公众对佩戴口罩的接受度显著提高，这在一定程度上减缓了病毒的传播。此外，防护服的使用在医疗工作者中尤为重要，它能够提供必要的身体保护，防止感染和交叉污染。然而，长时间穿戴防护装备可能导致皮肤不适和其他健康问题，因此在使用时应考虑到舒适性与安全性的平衡。综上所述，口罩和防护服的合理使用是保护个人及他人健康的重要环节。

（三）家庭环境的安全管理

家庭环境的安全管理是预防疾病传播的重要组成部分。研究发现，家庭卫生和安全措施的实施能够有效降低传染病发生率。对于老年人和慢性病患者而言，家庭环境的安全管理尤为重要，能够降低跌倒和其他意外伤害的风险。此外，家庭成员之间的卫生习惯和相互照顾的态度也对家庭环境的安全性产生重要影响。通过开展家庭卫生教育和风险评估，能够帮助家庭成员识别潜在的安全隐患，从而采取有效的预防措施。总之，增强家庭环境的安全管理意识，对维护家庭成员的健康至关重要。

五、营养支持与健康教育

（一）营养不良对感染风险的影响

营养不良是影响免疫系统功能的重要因素，能够显著增加感染的风险。研究表明，营养不良患者在感染发生后的恢复速度较慢，且并发症发生率更高。营养不良导致的免疫功能下降，使得机体对病原体的抵抗能力减弱，从而增加了感染的风险。例如，严重营养不良的患者在手术后的感染率显著高于营养良好的患者。此外，慢性病患者如糖尿病、慢性阻塞性肺疾病等，因其基础代谢和免疫反应受损，营养不良会进一步加重病情，导致更高的感染风险。因此，针对营养不良的早期识别和干预显得尤为重要，以降低感染发生率和改善临床预后。

（二）营养支持策略

营养支持策略的实施对于改善患者的营养状态及降低感染风险至关重要。针对不同类型的患者，营养支持可以采用不同的方式，包括口服营养补充、肠内营养和静脉营养等。肿瘤患者应保持日常健康饮食习惯，多食新鲜的瓜果蔬菜，补充优质蛋白、维生素和膳食纤维。忌口过度辛辣、刺激、油腻、过烫等不健康食物。选择正确的烹调方式，远离烧烤、油炸类、烟熏类食物。对于重症患者，早期肠内营养被认为是最优选择，可以有效维持肠道屏障功能，降低感染的发生率。此外，个体化的营养评估和干预策略也应被纳入临床实践中，通过定期监测患者的营养状态，及时调整营养支持方案，以确保其能满足患者的生理需求和病理状态。

（三）患者及其家属的健康教育

健康教育是提高患者及其家属对营养支持重要性认识的关键环节。通过健康教育，患者及其家属能够更好地理解疾病与营养之间的关系，从而提高其遵循营养支持方案的积极性。教育内容应包括营养不良的识别、营养支持的目的及如何在日常生活中进行合理的饮食选择。此外，利用现代信息技术，如在线教育平台和移动应用程序，可以使健康教育更加便捷和高效。研究表明，患者的健康素养水平与其健康结果密切相关，良好的健康教育能够显著改善患者的健康管理能力和生活质量。因此，系统的健康教育应成为营养支持策略的重要组成部分，以促进患者的全面康复。

此外，患者适当的体育锻炼及健康的心理也是教育的内容。在病情稳定的情况下可以进行适量的体育锻炼。体育锻炼不仅能增加血液中的白细胞，还能改善新陈代谢、提高免疫功能。建议患者可以循序渐进地尝试一些轻柔适中的有氧运动，比如散步、八段锦、太极拳。心理困扰一直是肿瘤幸存者中普遍存在的问题，可能表现为持续性的心境低落、悲观厌世、睡眠障碍等。长期不良的情绪会影响到肿瘤患者免疫功能，应及时与家属及医师沟通交流、调整疏导，使患者保持健康的心理。

参考文献

[1] Valentine JC, Hall L, Spelman T, et al. Burden and clinical outcomes of hospital-coded infections in patients with cancer: an 11-year longitudinal cohort study at an Australian cancer centre. Support Care Cancer, 2020, 28(12):6023-6034.

[2] Magadze TA, Nkhwashu TE, Moloko SM, et al. The impediments of implementing infection prevention control in public hospitals: Nurses' perspectives. Health SA, 2022, 27:2033.

[3] Zucker R, Lavie G, Wolff-Sagy Y, et al. Risk assessment of human mpox infections: retrospective cohort study. Clin Microbiol Infect, 2023, 29(8):1.

[4] Gao Y, Chen M, Cai M, et al. An analysis of risk factors for carbapenem-resistant Enterobacteriaceae infection. J Glob Antimicrob Resist, 2022, 30:191-198.

[5] Dammling C, Abramowicz S, Kinard B. Current concepts in prophylactic antibiotics in oral and maxillofacial surgery. Oral Maxillofac Surg Clin North Am, 2022, 34(1):157-167.

[6] Guan X, Tian Y, Song J, et al. Effect of physicians' knowledge on antibiotics rational use in China's county hospitals. Soc Sci Med, 2019, 224:149-155.

[7] Abell IR, McCaw JM, Baker CM. Understanding the impact of disease and vaccine mechanisms on the importance of optimal vaccine allocation. Infect Dis Model, 2023, 8(2):539-550.

[8] Winkelmann A, Loebermann M, Barnett M,et al. Vaccination and immunotherapies in neuroimmunological diseases. Nat Rev Neurol, 2022, 18(5):289-306.

[9] Sahiner P. Is there a relationship between nurses' hand hygiene beliefs, practices and ethical sensitivity?. Appl Nurs Res, 2024, 78:151813.

[10] Leung MW, O'Donoghue M, Suen LK. Personal and household hygiene measures for preventing upper

respiratory tract infections among children: a cross–sectional survey of parental knowledge, attitudes, and practices. Int J Environ Res Public Health, 2022, 20(1):229.

[11] Kirsch F, Lindemann AK, Geppert J, et al. Personal protective measures during the COVID–19 pandemic in Germany. Int J Infect Dis, 2022, 121:177–183.

[12] Dresen E, Modir R, Stoppe C. Nutrition support for patients on mechanical circulatory support. Curr Opin Anaesthesiol, 2024, 37(1):24–34.

[13] Liu Z, Zhang Y, Pei Y, et al. Prevalence and prognostic significance of malnutrition in patients with brain metastasis. Cancer Epidemiol Biomarkers Prev, 2023, 32(5):718–725.

[14] Lesser MNR, Lesser LI. Nutrition support therapy. Am Fam Physician, 2021,104(6):580–588.

[15] Li Y, Liu H. Application strategy and effect analysis of nutritional support nursing for critically ill patients in intensive care units. Medicine (Baltimore), 2022, 101(38):e30396.

[16] Balbinot P, Pellicano R, Testino G. Health education, patients, and caregivers. Minerva Med, 2023, 114(6): 880–881.